图书在版编目（CIP）数据

《结直肠癌规范化诊疗：国际进展与中国实践荟萃 / 陈功，邱萌，张俊主编．—长沙：中南大学出版社，2014.12

ISBN 978－7－5487－1262－6

Ⅰ．结…　Ⅱ．①陈…　②邱…　③张…　Ⅲ．①结肠癌－诊疗　②直肠癌－诊疗　Ⅳ．R735.3

中国版本图书馆 CIP 数据核字（2014）第 297538 号

AME 科研时间系列医学图书 001
结直肠癌规范化诊疗：国际进展与中国实践荟萃
陈功　邱萌　张俊　主编

□丛书策划　汪道远　昌　兰　陈海波
□责任编辑　郭　征　李　媚　王嘉慧
□责任印制　易建国
□版式设计　谢础圆　林子钰
□责任校对　刘　琴
□出版发行　中南大学出版社
社址：长沙市麓山南路　邮编：410083
发行科电话：0731-88876770　传真：0731-88710482
□印　装　湖南印美彩印有限公司

□开　本　710×1000　B5　□印张 26　□字数 584 千字
□版　次　2015 年 2 月第一版　□ 2015 年 2 月第 1 次印刷
□书　号　ISBN 978－7－5487－1262－6
□定　价　115.00 元

编者风采

主编：

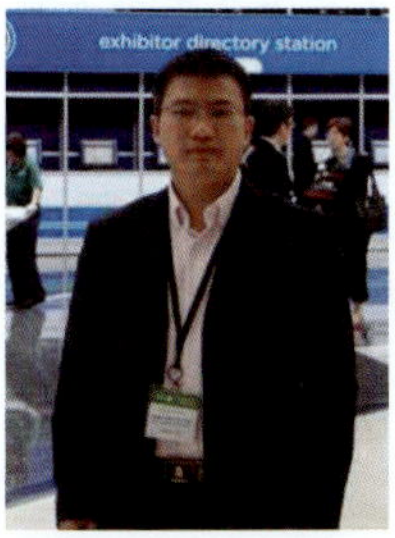

陈功　中山大学肿瘤医院结直肠科副主任医师，硕士生导师，擅长结肠癌、直肠癌外科手术和化疗等综合治疗，以及胃肠道间质瘤(GIST)的诊治。现任中国抗癌协会临床肿瘤学协作专业委员会(CSCO)青年医师沙龙召集人，中国大肠癌专业青年委员会副主任委员，ESMO会员，广东省抗癌协会大肠癌专业委员会委员。

1998年硕士毕业于中山医科大学临床医学系七年制，毕业后留院工作至今，2003年获博士学位，2005年12月获聘副主任医师。2001年~2003年赴澳大利亚Adelaide大学伊丽莎白女王医院从事访问学者工作，并获澳大利亚南澳“2002大肠与癌症研究基金”资助，从事结直肠癌淋巴结微转移的分子研究。2009年首届CSCO“星光大道”全国年轻医生学术演讲第一名。2010年被遴选为“CSCO-哈佛英才计划”第一批学员，赴美国哈佛大学麻省总医院进修“结直肠癌多学科综合诊治”培训课程。在SCI收录杂志Disease of Colon and Rectum 发表论文1篇，参与国内杂志发表论文约20篇，参与MASCOT、AVANT、GIST等国际多中心临床试验。自2007年以来参与美国NCCN指南(结直肠癌和胃癌)中国版研讨会翻译工作。

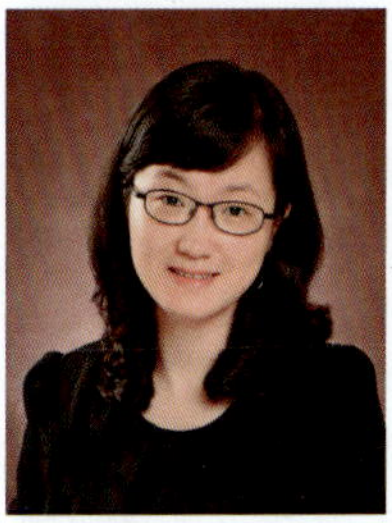

邱萌　四川大学华西医院腹部肿瘤科副主任医师，现任中国抗癌协会临床肿瘤学协作专业委员会(CSCO)青年专家委员会委员，四川省化疗专委会姑息学组秘书，西部消化道肿瘤临床研究协作组秘书，ESMO会员。1997年本科毕业于华西医科大学临床医学系，毕业后留校至华西医院肿瘤中心，2007年调整至腹部肿瘤科工作至今，在职攻读完成硕博学位。目前临床主攻方向为消化道肿瘤内科治疗和综合治疗，研究方向为靶向治疗的耐药机制，已负责了包括国家自然科学基金、吴阶平研究基金、CGOG临床研究基金等多项科研项目。作为华西医院肿瘤专业组GCP主要研究人员和秘书，负责和参与了近三十项I-III期国际、国内临床肿瘤药物研究。以第一作者和通信作者先后在Cancer Chemother Pharmacol、PLoS One等国际期刊发表SCI论文5篇、MEDLINE论文2篇，此外参编肿瘤学专科教材2部。

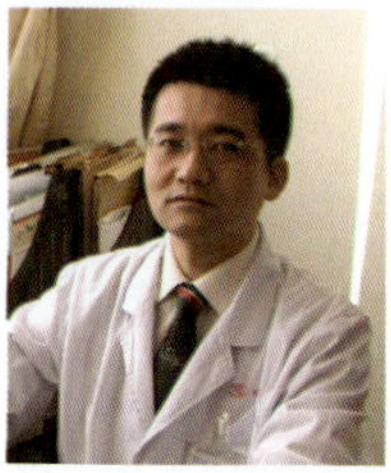

张俊　副教授，医学博士，硕士生导师。上海交通大学医学院附属瑞金医院肿瘤放化疗科副主任、外八病区主任。卫生部肿瘤规范化诊疗专家委员会肿瘤化疗组委员、卫生部《胃癌诊疗规范》、《结直肠肿瘤诊疗规范》专家组成员。中国抗癌协会(CACA)胃癌专业委员会青年学组副组长，中国抗癌协会大肠癌专业委员会委员，中华医学会外科学分会青年委员。中国抗癌协会临床肿瘤学协作专业委员会(CSCO)青年专家委员会副主任委员。中华医学会肿瘤学分会胃肠肿瘤学组委员。上海市医学会肿瘤靶分子专业委员会副主任委员。主持国家自然科学基金2项。主要研究重点为胃肠肿瘤的靶向治疗与化学治疗。

副主编：

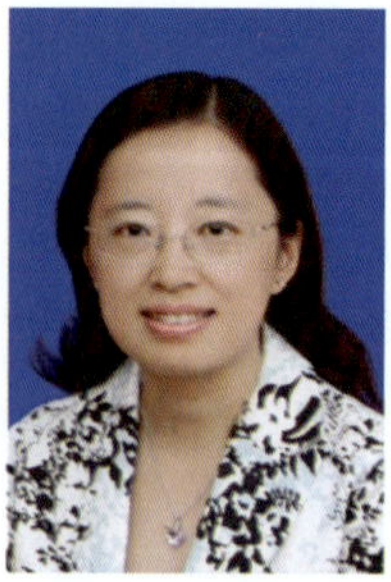

袁瑛　浙江大学医学院附属第二医院肿瘤内科副主任，硕士生导师，肿瘤学博士。担任中国抗癌协会大肠癌分会委员、青年委员会副主任委员、遗传性大肠癌学组副组长；中国临床肿瘤协会(CSCO)青年专家委员会委员、中华医学会肿瘤学分会青年委员、浙江省抗癌协会化疗专业委员会常委、肿瘤标志物专业委员会副主任委员、抗癌药物专业委员会副主任委员、大肠癌专业委员会常委兼秘书；浙江省免疫学会理事、肿瘤免疫专业委员会副主任委员；浙江省医学会疼痛分会委员。

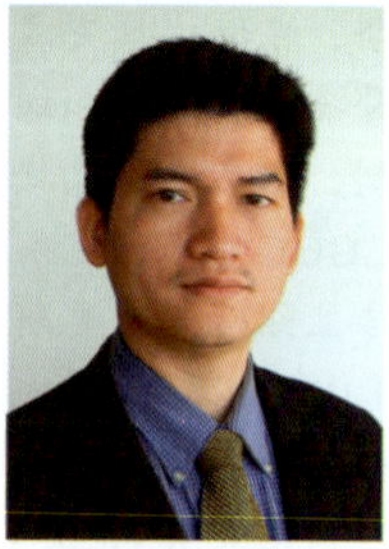

黄鼎智　专业方向：消化道肿瘤内科治疗。天津医科大学附属肿瘤医院消化肿瘤内科副主任，肿瘤内科学博士，副教授，硕士研究生导师，天津市抗癌协会胃癌专业委员会常委，CSCO青年专家委员会委员，中华肿瘤防治杂志、中国肿瘤临床审稿专家。

编委：

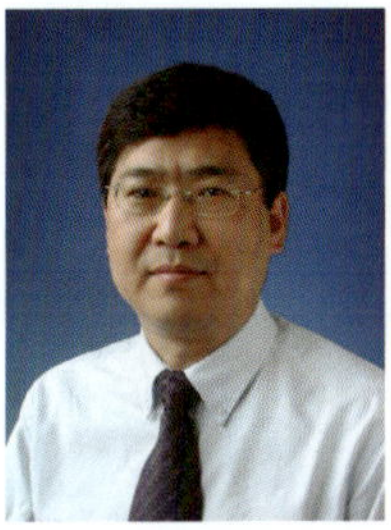

邢宝才　医学博士，教授，主任医师，博士生导师。北京大学肿瘤医院肝胆胰外一科主任，外科教研室主任。社会兼职：中国抗癌协会肝癌专业委员会常委、中华外科学会肝脏外科学组委员、中华肿瘤学会肝癌学组委员、中国抗癌协会大肠癌肝转移学组委员、中国抗癌协会胆道肿瘤委员会常委、中国抗癌协会胰腺癌专业委员会委员、卫生部肿瘤规范化治疗专家委员会委员、北京抗癌协会理事、北京抗癌协会肝胆胰肿瘤委员会主任委员、北京肿瘤学会委员、北京大学肝癌中心副主任、北方肝癌专家委员会副主任。

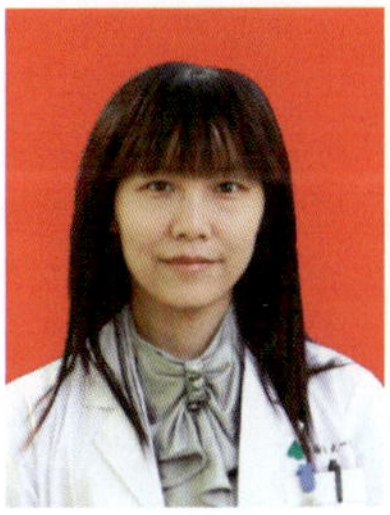

刘静　中国医科大学附属第一医院肿瘤内科副教授、副主任医师，硕士研究生导师。中华医学会内科学分会青年委员、中国抗癌协会胃癌专业委员会青年委员、辽宁省抗癌协会大肠癌专业委员会及肿瘤生物治疗专业委员会委员。主要从事消化道肿瘤耐药机理的研究以及化疗为主的综合治疗。

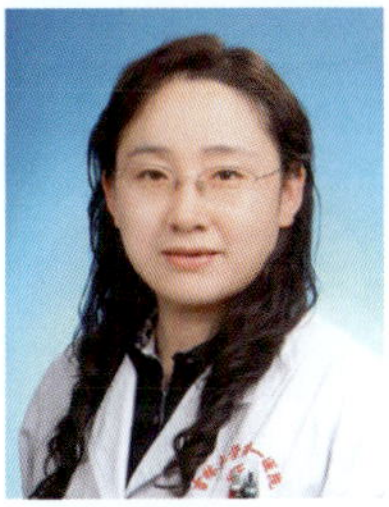

王畅　医学博士，副教授，副主任医师。主要从事胃肠道肿瘤的内科诊治工作。现为中华医学会肿瘤学分会青年委员、CSCO青年专家委员会委员、中国抗癌协会肿瘤营养与支持委员会青年委员、吉林省老年学学会老年肿瘤专业委员会委员。共发表文章20余篇，参与承担课题10余项。

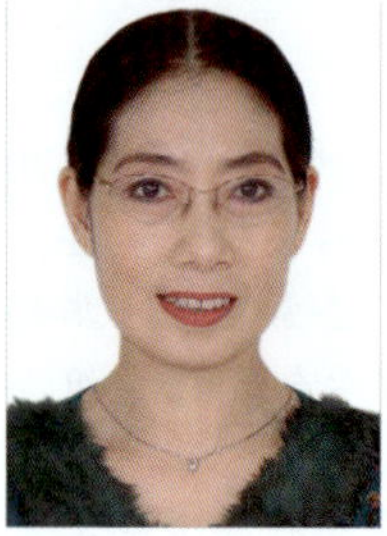

蔡晓虹　四川省肿瘤医院肿瘤内科主任医师，全国肿瘤内科化疗专委会委员、世界疼痛医师协会中国分会癌痛专业委员会委员、四川省化疗专委会委员、四川省肺癌专委会委员、《肿瘤预防与治疗》编委。擅长常见恶性肿瘤化疗，特别是肺癌、消化道肿瘤、乳腺癌、恶性淋巴瘤等常见肿瘤疾病。

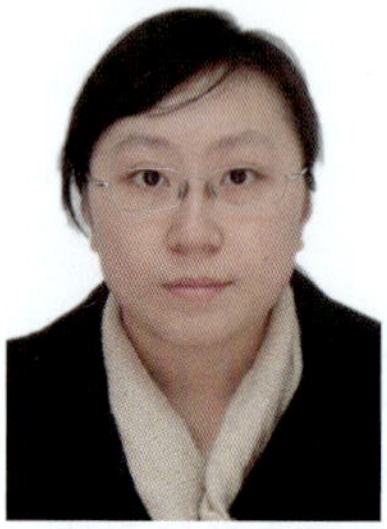

陈烨　四川大学腹部肿瘤科主治医师。2008年医学硕士毕业于四川大学华西临床医学院肿瘤学专业。毕业后留校工作至今。参与了多项国际、国内肿瘤药物临床研究及国家自然科学基金的研究工作。现以第一作者在国际、国内多种杂志上发表论文10余篇。

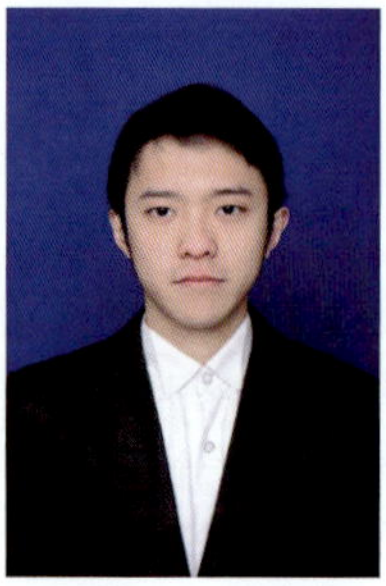

成科　四川大学华西医院腹部肿瘤科主治医师。2007年硕士毕业后于华西医院肿瘤中心工作至今。主要从事胃肠道及泌尿生殖系统肿瘤的诊疗工作，参与多个国内国际临床研究工作，在国内外期刊发表论文数篇。

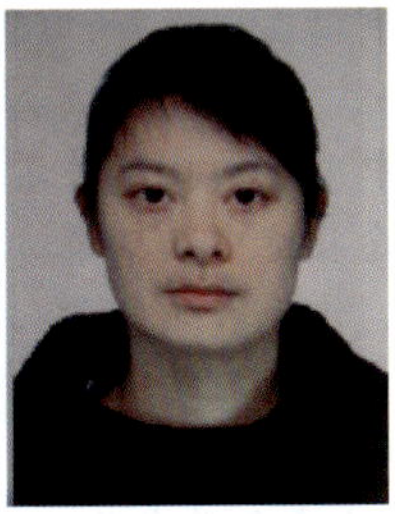

王辛　博士，四川大学华西医院肿瘤中心腹部肿瘤科主治医师。主要从事肿瘤放疗工作，专长于三维适形/调强放射治疗、立体定向放射治疗、图像引导放射治疗(IGRT)、呼吸门控等技术。发表论文20余篇。负责了国家自然科学基金青年基金项目1项，参与多项国家及四川省纵向课题及GCP项目。

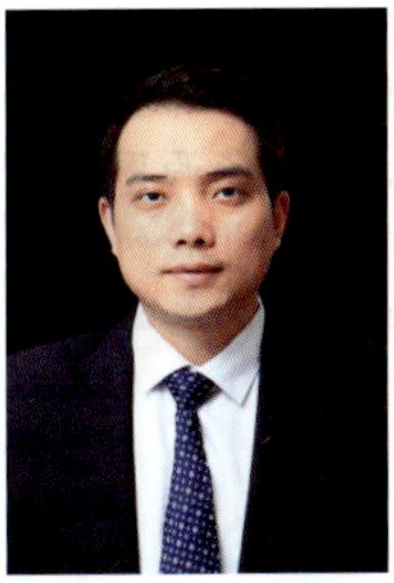

李勇　中山医科大学微创外科硕士，肿瘤学博士，胃肠外科副主任医师。曾师从我国著名微创外科、肿瘤外科专家，经过腹腔镜手术、肿瘤规范化治疗的严格训练，并取得资格、学位。熟练掌握了胃肠外科各种疾病的治疗，研究方向胃肠肿瘤规范化治疗及营养支持治疗、腹腔镜微创手术治疗。主持广东省科技厅课题一项，参与多项胃癌、结直肠癌的国家级和省级研究课题，获卫生部二等奖一项，2010年获《中华外科杂志》全国青年外科医生五十强，2011年中国外科周(CHINESE SURGICAL WEEK)青年外科医生手术视频比赛全国第二名，2012大中华腹腔镜结直肠外科学院手术达人秀全国第二名。参加MASCOT，AVANT等多个国际多中心临床研究，担任国内两项多中心临床试验PI单位秘书。CSCO青年委员会委员，广东省医学会结直肠外科分会委员，广州市抗癌协会胃癌专业委员会常委。

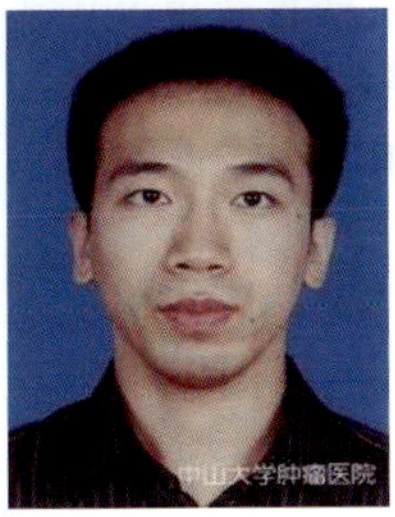

张荣欣　医学博士，毕业于中山大学，主治医师。就职中山大学肿瘤防治中心结直肠科。CSCO青年专家委员会秘书，《中华临床医师杂志》特约编辑。在Ann Oncol，Int J Colorectal Dis等杂志上发表第一作者文章4篇。

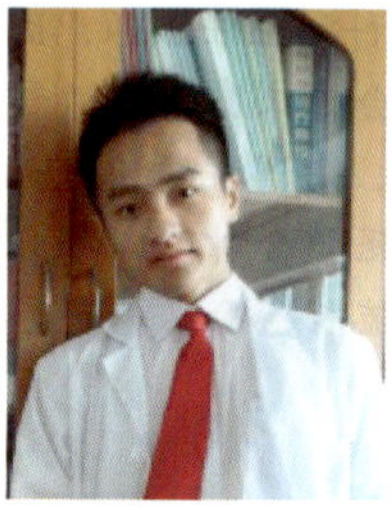

郑楚发 2013年毕业于广东医学院，获医学学士学位。现在中山大学附属第二医院攻读普通外科硕士研究生。坚持“做人要知足，做事要知不足，做学问要不知足”的医学求知信念，在学好医学知识、做好临床工作的同时，积极参与学术科研。曾承担省级创新实验项目1项、校级科研项目2项(重点项目1项)，至今发表论文多篇。

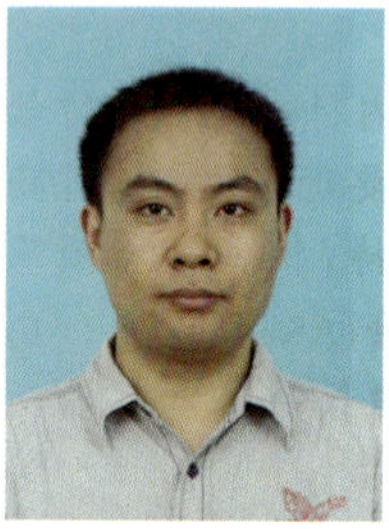

李民 博士，主治医师，讲师。2008年至2013年在华中科技大学同济医学院附属协和医院硕博连读取得外科学博士学位。曾前往香港科技大学唐本忠院士课题组从事荧光探针和纳米载体的研究。毕业后留院从事肝胆外科和疝外科方向。主要致力于肝胆疾病和疝的基础与临床研究，以及生物材料在生物医学领域的应用研究。

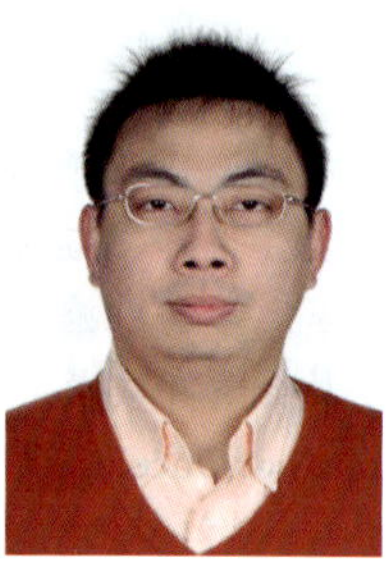

李江 硕士研究生毕业于中南大学湘雅医学院，现就职于中日友好医院检验科，主管技师，主要从事临床生化与免疫学测定的方法学及临床应用、临床检验质量控制等。先后参与由美国国立卫生院资助的“中国健康与营养调查”国际合作项目、科技部“十二五”科技支撑计划项目和首都发展科研专项，并作为访问学者赴美国北卡大学人口中心进修生物统计学。现发表SCI论文3篇，核心期刊十余篇，参与翻译编写专业指南书籍3部。

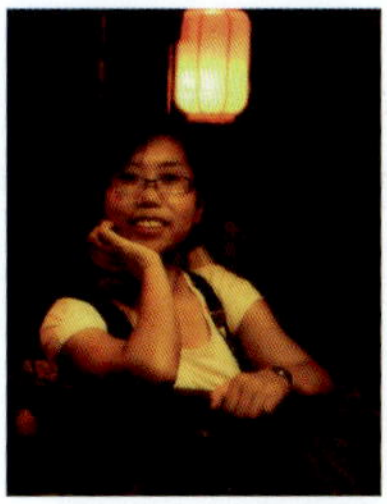

文凤　四川大学华西医院肿瘤科在读研究生，来自蜀南竹海、五粮液之乡、万里长江第一城的四川省宜宾市。读研期间主要从事肿瘤内科治疗和分子靶向治疗的学习，以及肿瘤发病机制、信号通路和小分子药物治疗的基础研究，尤其是结直肠癌、胃癌和肺癌的研究。已在Annals of Oncology、Cancer Science、Anti-cancer drugs、Colorectal Disease 等杂志上发表SCI论文几篇。学习之余喜欢旅游、摄影和运动。活在当下，"做好眼前事、珍惜眼前人"是我目前的人生格言，希望与各位同仁共勉之。

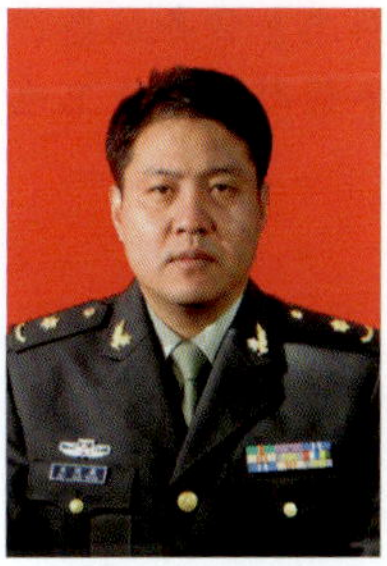

吴国强　副主任医师，医学博士，硕士生导师，主要从事胃肠道肿瘤及疝的微创及综合治疗，现为美国胰腺学会(APA)会员，全军普通外科学专业学术委员会糖尿病学组委员、全军结直肠病学专业学术委员会微创及内镜学组委员，辽宁省医学会肠外内营养学专业学术委员会委员，辽宁省医疗事故鉴定专家库成员，以第一作者发表论文十余篇，其中SCI 3篇，EI 2篇，参与出版多部专著，参与获得军队科技进步二等奖一项，承担省自然基金一项。曾作为军医专家组副组长在非洲工作一年半，为时任赞比亚总统实施手术。

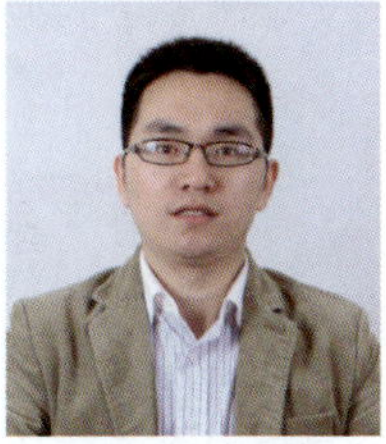

林振宇　华中科技大学同济医学院附属协和医院肿瘤中心住院医师，在读医学博士，美国阿肯色大学洛克菲勒癌症中心访问学者。2010年临床医学七年制毕业于华中科技大学同济医学院，主要从事肺癌及胃肠道肿瘤的信号通路研究，参与了多项国家科研基金项目，在Journal of Controlled Release，Cancer Letters等杂志上以第一作者身份发表多篇SCI学术论文。

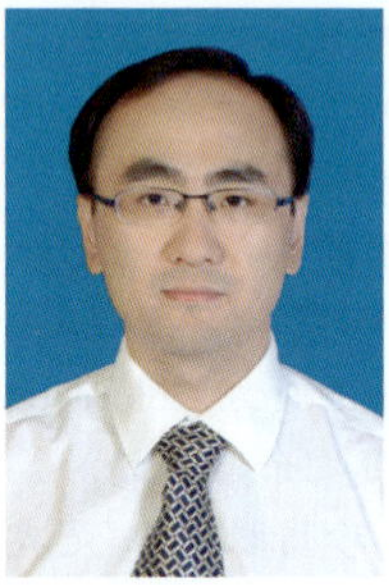

顾劲扬　医学博士，博士后，讲师，南京大学医学院附属鼓楼医院肝胆外科(国家重点学科、国家临床重点专科)主治医师。主攻研究研究：(1)干细胞技术在生物人工肝治疗重症肝衰竭中的基础研究与临床转化；(2)胆管细胞性肝癌肿瘤微环境的基础与临床研究；(3)循证医学在肝胆外科诊疗中的决策意义。迄今为止，作为第一作者发表SCI论文10篇；国内核心期刊论文近30篇，副主编人民卫生出版社论著《实验技术中的获与惑》，参编《Sherlock肝胆病学(第12版)》及《临床运动疗法学》。参与申请4项国家发明专利和3项实用新型专利。目前主持国家自然科学基金青年基金、中国博士后基金、江苏省自然科学基金青年基金、江苏省卫生科研计划项目青年基金、江苏省博士后科研资助计划等8项课题。现担任Journal of Gastroenterology and Hepatology Research审稿人、《中华医药杂志》常务编委、《中国组织工程研究》外审专家。2011年荣膺南京市卫生青年人才称号。

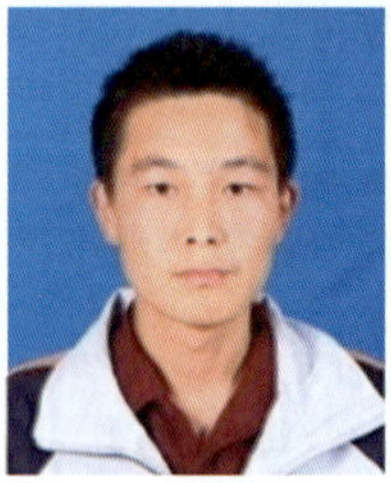

丁超　南京大学医学院临床医学八年制在读博士，专业方向普通外科，导师李宁教授，现于南京军区南京总医院实习。自幼仰慕"耐得住寂寞，经得起诱惑"的医学前辈，如今有幸经常聆听"精诚大医"黎介寿院士的谆谆教诲。在读期间一直参与临床与基础研究，但只能说略有成果，临床经验和科学思想仍需向各位前辈学习。

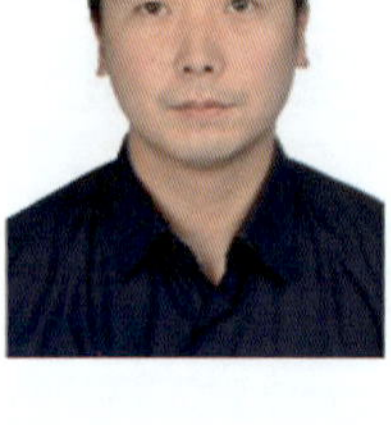

刘小军　主治医师，博士，兰州大学第一医院肿瘤内科工作。为中国抗癌协会临床肿瘤专业委员会(CSCO)会员，甘肃省抗癌协会分子靶向治疗专业委员会委员，擅长各种恶性肿瘤，特别是消化道肿瘤的化疗、分子靶向治疗、姑息治疗及止痛治疗。长期从事恶性肿瘤的分子病理学研究，目前主持科研课题3项，参与国家自然科学基金2项，参与甘肃省科技厅重大项目1项目，在肿瘤专业学术期刊发表科研论文10余篇。热衷于医学翻译、网络编辑等工作。

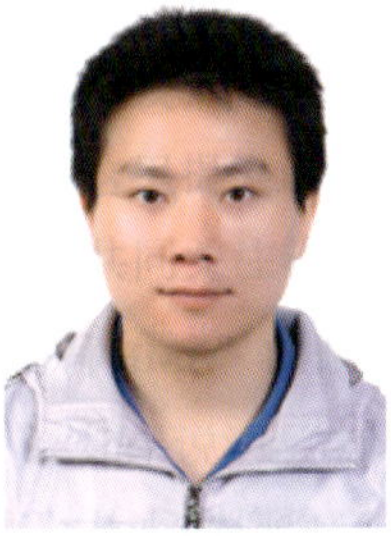

李亮　在读硕士研究生。本科毕业于南昌大学医学院，专业临床医学，于2012年9月就读西安交通大学医学部硕士研究生，专业外科学，研究方向胃肠肿瘤。学习期间阅读了大量英文文献，对专业领域英语有熟练掌握，在课题组经常承担文献翻译工作，得到指导教授的高度认可。

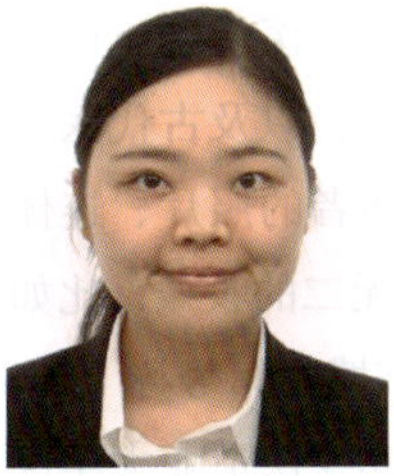

刘燕　本科毕业于南京医科大学临床医学系，目前在复旦大学附属华东医院消化科研究生在读，主要研究结肠癌，已发表综述一篇。

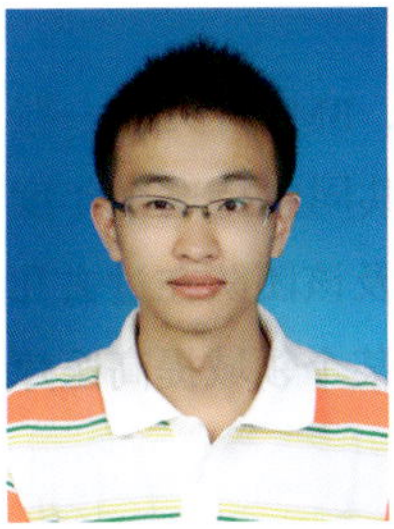

葛晓龙　南京大学医学院8年制在读博士，现于南京军区南京总医院学习，专业方向为普通外科，主要研究胃肠外科疾病方面。曾参加南京大学创新计划国家级项目的相关研究，曾于2012年赴澳大利亚西澳大学学习交流，在校期间获校级优秀学生及多项奖学金等荣誉。

校对：

董腾慧　于潍坊医学院就读临床医学本科，后于郑州大学就读消化内科硕士研究生，现于解放军医学院解放军总医院(301)就读消化内科博士研究生，主要研究方向消化道肿瘤的表观遗传学调控。

序（三）

据全球癌症中心数据显示，结肠癌已成为全世界最常见的癌症之一，其全球发病率已达到每年 17.2/100,000 人，全球年龄标准化死亡率达到每年 8.4/100,000 人。在男性群体中，结直肠癌是排名在肺癌、前列腺癌之后的第三高发肿瘤，而在女性群体中，仅排在肺癌和乳腺癌之后。

诊治不规范是影响我国当前结直肠癌预后的一个重要因素。长期以来，我国多参考美国国立综合癌症网络 (NCCN) 发布的结直肠癌诊治指南，该指南代表了国际上对结直肠癌的最佳诊治建议，但由于人种和我国国情的差异，实际操作上常常受限。2010 年 10 月，卫生部首次颁布了《结直肠癌诊疗规范》并组织专家团队前往全国多地巡讲。但是，当前我国结直肠癌领域缺乏多中心前瞻性随机对照 (RCT) 研究，缺乏多中心、大样本、前瞻性的结直肠癌数据库，缺乏高水准的转化研究平台，使得规范的个体化诊疗缺少数据支持，难以实施。我很高兴看到 CSCO 青委会的众多年轻医生翻译的这个 CCO 特刊，代表了对结直肠癌目前诊疗热点的国际规范，相信对推动我国结直肠癌规范化治疗会有一定帮助。

本书中，有一个章节专门介绍结肠癌辅助化疗患者终点数据库 (ACCENT)。临床试验设计正在变得越来越复杂，从患者身上获取的信息也越来越多，但即使是从规模最大的、获取数据最丰富的临床试验中，我们获取的信息也是有限的。单个的临床试验因为样本量的有限，地域性差异和研究关注问题狭窄及其他原因导致其具有与生俱来的局限性。现实中，我们常常对于某一疾病的相似治疗同时开展多项临床研究，这些研究纳入了存在微小差异的患者人群或来自不同国家的患者人群。来自美国 Mayo Clinic 的 Daniel Sargent 教授和他的同事建立该数据库来研究早期结肠癌，将单个临床试验所收集的数据合并起来，以回答那些单独临床试验不能解答的重要疾病问题。其数据库目前包括 25 个结肠癌辅助化疗研究中超过 33,000 患者的数据，这个项目已经促进了评价辅助化疗获益新标准的发展。相信通过对这个项目的深入了解，将给我国结直肠癌多中心临床协作研究的发展具有一定的启发作用。

在强调规范化治疗、多学科综合治疗和个体化治疗的今天，本书的出版将帮助我们更好的认识大肠癌的诊治，促进临床诊治和研究。我祝贺本书的正式出版。

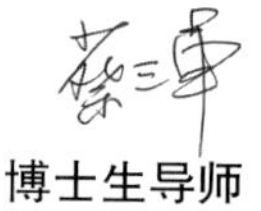

蔡三军 教授，博士生导师

复旦大学附属肿瘤医院大肠外科主任

中国抗癌协会大肠癌专业委员会主任委员

序（四）

结直肠癌是目前世界上第三常见肿瘤和癌症第四常见致死原因。随着近几年生活方式的改变，我国结直肠癌发生率不断上升。我国72个肿瘤登记地区2009年结直肠癌平均发病率为29.44/10万，死亡率为14.3/10万，上海市、广州市、沈阳市和浙江嘉善县发病率居前，分别达58.98/10万、47.46/10万、43.65/10万和41.61/10万。几乎全国所有肿瘤登记地区的结直肠癌发病率均在上升。

在过去的30年中，中国结直肠癌研究领域取得一系列振奋人心的成果，涌现出郑树教授等一批优秀的学者。结直肠癌具有较缓慢的自然病程和较明确的癌前病变，因而适宜于筛查。早诊筛查通过发现结直肠癌的癌前期病变和早期癌，能提高早诊率，从而早治提高结直肠癌生存率，有效降低结直肠癌发病率，最终使结直肠癌死亡率明显下降。郑树教授在结直肠癌早期诊断方面提出独特见解，建立的无症状高危人群筛查诊断早期结直肠癌方案，已被列为全国筛查指南，并率领全国同行制定了结直肠癌诊治规范方案。在郑教授的领导下，通过近30年来在结直肠癌高发现场（海宁、嘉善）的防治研究，将二地区建设成为卫生部指定的“全国大肠癌早诊早治示范基地”，并使两地的大肠癌发病率及死亡率下降近1/3。

但我国的结直肠癌诊治水平与世界先进水平相比，仍有一定差距，结直肠癌专科化发展滞后，多学科综合治疗团队的诊疗模式尚未普及。非常高兴的是，CSCO青委会的众多年轻医生翻译的这个 *Chinese Clinical Oncology* (*CCO*) 特刊，代表了对结直肠癌目前诊疗热点的国际规范，并在书中选取展示了20个富有特色的来自国内临床实践的典型病例。每个病例均详尽地分析了临床治疗策略的选择和循证依据的支撑，以及医者对诊治过程的深入思考，将理论与实践柔性结合的同时，展现了中国结直肠癌临床实践的现状。相信，这本书的出版，将会促进中国结直肠癌多学科综合治疗模式的推广与普及，在一定程度上推动我国结直肠癌专科化发展。

希望本书的译者、作者等一批优秀的中青年医生，能够通过激情影响和感染更多的年轻医生，共同立志于推动结直肠癌事业的发展。梦想是一定要有的，万一实现了呢？

张苏展 教授，博士生导师

浙江大学医学院附属第二医院肿瘤中心主任

浙江大学肿瘤研究所所长

中国抗癌协会大肠癌专业委员会前主任委员

序（五）

结直肠癌是严重威胁我国居民健康的常见恶性肿瘤，目前全国的发病率及死亡率都呈上升趋势，预计在未来不久，广州居民结直肠癌的发病率将位列所有恶性肿瘤的第二位。

随着经济的发展，结直肠癌的诊疗出现了很多新的技术、新的抗癌药物，包括靶向药物，但如何规范化的应用这些诊疗技术、治疗手段，是保证结直肠癌患者疗效的重要前提。目前我国的结直肠癌诊疗还面临民众防癌健康意识薄弱、早诊率低、相当医院手术不规范、辅助化疗及晚期姑息化疗不规范等现象，亟需从防癌宣传、早诊早治入手，并进一步规范包括手术、放化疗在内的一切治疗手段。

CCO的这期结直肠癌诊疗特刊，涵盖了目前国际上对该领域关注的临床热点问题，撰稿专家都是国际知名学者，他们多是NCCN、ESMO等国际知名指南的专家组成员，这些文稿对了解日前结直肠癌的国际动态、规范我们的临床实践行为很有帮助。我很高兴看到CSCO青委会的众多年轻医生翻译了这个特刊，并在书中配发了20个富有特色的来自国内临床实践的典型病例，结合理论对这些病例进行了剖析，很适合从事结直肠癌诊疗工作的义务人员尤其是年轻医生阅读，相信对推动我国结直肠癌规范化治疗会有一定帮助。

我热烈祝贺该书出版。

潘志忠 教授，博士导师
中山大学肿瘤防治中心结直肠科主任
中国抗癌协会大肠癌专业委员会副主任委员
广东省抗癌协会大肠癌专业委员会主任委员

前言

与世界顶尖结直肠癌专家踏上寻知之旅：

早期结直肠癌的病因与治疗

我很荣幸您能阅读这些与早期结直肠癌病因与治疗相关的文章。这些文章主题的选择主要依据是知名作者提出的一些让大家感兴趣的话题。

考虑到结直肠癌的家族性和遗传性是一个全球性的难题，首篇将是由 Henry T. Lynch, M.D. 和 Trudy G. Shaw, M.A. 著的“结直肠癌的实用遗传学”，这是再合适不过的了，因为 Dr. Lynch 就是因以他名字命名的遗传性非息肉性结直肠癌这一综合征而被大家所熟知。这篇文章可以让执业医师受益良多，因为在这篇文章里，作者将阐述这些基因缺陷对结直肠癌以及多种相关的结肠外肿瘤，尤其是子宫内膜癌患者筛查和治疗的影响。另外，作者还将讨论家族性腺瘤性息肉病，一种与息肉形成相关的常见综合征。

遗传因素并不是结直肠癌的唯一致病因素。本书中，Drs. Ningqi Hou，Dezheng Huo，James J. Dignam 将探讨环境因素和饮食因素在结直肠癌发生发展中的作用。另外，作者将阐述积极的化学预防措施，包括摄取大蒜素、维他命 B6 以及镁，采取积极的生活方式，保持正常的体重和腰围，避免或减少摄入红色肉类以及烟酒。这些措施不仅能够降低罹患结直肠癌的风险，同时，可降低结直肠癌患者术后复发的风险，无论患者是否接受辅助化疗。

迄今为止，手术切除仍然是治愈早期结直肠癌的最主要方法。因此，我们还收录了一篇由 Drs. Najjia Mahmoud 和 Cary B. Aarons 撰写的关于结直肠癌外科手术演化与进展的文章。在这篇文章中，作者讨论了结直肠癌经腹腔镜切除、直肠癌全系膜切除、转移癌的切除与早期直肠癌的局部切除手术。

正如 Drs. Amanda B. Cooper 和 Steven A. Curley 在文中阐述的那样，结直肠癌肝转移的手术治疗为晚期患者的治愈提供了可能。同时，作者强调在进行肝转移灶切除时，手术技巧固然重要，但患者人群的选择、影像学评估、对疾病自然史的认识以及多学科协作下的手术方案同样甚至更加重要。

在结肠癌辅助治疗领域，正如 David N Church，Rachel Midgley 和 David J Kerr 医生所说，淋巴结阴性的 II 期结肠癌患者依旧是讨论最多的话题。大多数 II 期结肠癌患者是可以通过手术方式达到治愈的，但是辅助化疗在一小部分特定的患者中能够降低复发率及死亡率。除外标准的临床病理学特征，一些更新的预后指标有助于我们更好地判断患者预后，例如：基因表达谱以及一些预测性指标，如微卫星不稳定性（它提示患者预后良好，同时可能对 5-FU 耐药）。

专刊中，孙伟劲医生和我一起讨论 III 期结肠癌。在这个人群中，辅助化疗的风险 / 获益比已得到广泛认可，但需进一步讨论的是患者人群的选择以及使用氟尿嘧啶单药还是联合化疗的决策。尽管目前的研究正致力于寻找最佳的化疗持续时间以保证疗效、降低毒副反应，但是当前标准的联合化疗方案依旧还是氟尿嘧啶联合奥沙利铂的 XELOX 方案或 FOLFOX 方案，伊立替康、贝伐珠单抗与西妥昔单抗的加入对比氟尿嘧啶的标准方案均未能提高疗效。

Dr. Daniel Sargent 和他的同事，Drs. Lindsay A. Renfro 以及 Qian Shi，提出了一个非凡的计划——建立结肠癌辅助化疗患者终点数据库 (ACCENT) 来研究早期结肠癌。其数据来源于许多类似的临床研究。ACCENT 数据库现在包括 25 个结肠癌辅助化疗研究中超过 33,000 患者的个人数据。这项合作已经促进了评价辅助化疗获益新标准的发展，包括确立 3 年无病生存率作为结肠癌辅助化疗临床研究标准的主要研究终点。

最后要介绍的是出自 Dr. Bruce Minsky 之笔的《直肠癌治疗展望》。他强调了直肠癌患者中的一个重要亚组人群，这个人群需要完美的手术技巧、合理选择的放疗以降低局部复发率以及是否化疗和化疗时机的决策。全肠系膜切除依旧被强调是标准术式，同时更新的治疗趋势包括高位直肠癌 (直肠上 1/3) 治疗中放疗的摒弃，以及将手术置于最后而不是最前的新辅助化疗模式。

我希望读者们可以享受这段阅读旅程，同时可以从这些早期结直肠癌领域的世界性思想领袖身上有所收获，并将之应用到自己日常的临床实践中。

Daniel G. Haller[1,2], M.D, FACP, FRCP

[1]Abramson Cancer Center; [2]Perelman School of Medicine at the University of Pennsylvania, Philadelphia, PA, USA

(Email: daniel.haller@uphs.upenn.edu.)

doi: 10.3978/j.issn.2304-3865.2013.06.02

Disclosure: The author declares no conflict of interest.

（翻译：董智，李健；审校：张杨珩）

Cite this article as: Haller DG. Causes and management of early colorectal cancer. Chin Clin Oncol 2013;2(2):11. doi: 10.3978/j.issn.2304-3865.2013.06.02

目　录

第二部分：中国实践荟萃

第一章：结直肠癌实用遗传学

Henry T. Lynch, Trudy G. Shaw

Department of Preventive Medicine and Public Health, Creighton University, Omaha, NE, USA
Correspondence to: Henry T. Lynch, M.D. Department of Preventive Medicine, Creighton University, 2500 California Plaza, Omaha, NE 68178, USA. Email: htlynch@creighton.edu.

摘要：遗传性结直肠癌 (CRC) 的基因型和表型都具有高度的异质性。最常见的遗传性结直肠癌综合征是 Lynch 综合征，约占所有结直肠癌的 3%。息肉综合征，如家族性腺瘤性息肉病 (FAP)，所占的比例相对较少。家族性结直肠癌具有明确的家族史，在所有结直肠癌中约占 20%。全世界每年结直肠癌的新发病例数超过一百万，而每年的死亡人数超过 600,000，因此结直肠癌的遗传性和家族性成为一个重要的公共卫生问题。

Lynch 综合征归因于 DNA 错配修复基因（如 MSH2、MLH1、MSH6、PMS2 基因）的种系突变。Lynch 综合征相关的结直肠肿瘤具有起病早和好发于近端结肠的特点，因此在 20 至 25 岁之间就要开始进行结肠镜监测，每隔一年复查一次直至 40 岁，此后每年复查一次。除了结直肠癌，Lynch 综合征患者还容易罹患其他结肠外恶性肿瘤，最常见的是子宫内膜癌，其次是卵巢癌、胃癌、肾盂癌、输尿管癌、小肠癌、肝胆管癌、胰腺癌、由 Turcot 综合征转变的多形性成胶质细胞瘤、由 Muir-Torre 综合征转变的皮脂腺瘤，还有最近确定与之相关的乳腺癌和前列腺癌。

最常见的息肉综合征是由 APC 基因突变引起的家族性腺瘤性息肉病。患者会罹患多发的结肠腺瘤，如果没有得到及时治疗就会发展成结直肠癌。息肉切除术后需要追踪复查结肠镜，若出现多发性结肠腺瘤需要进行预防性结肠切除术。息肉综合征肠外表现包括硬纤维瘤、肝母细胞瘤、甲状腺癌和髓母细胞瘤。其他息肉综合征包括错构瘤息肉综合征，如幼年性息肉病、Peutz-Jeghers 综合征（黑斑息肉综合征）、Cowden 综合征和 Bannayan-Ruvalcaba-Riley 综合征。

关键词：结直肠癌 (CRC)；遗传学；Lynch 综合征；家族性腺瘤性息肉病 (FAP)；息肉病综合征；MYH(MUTYH) 突变；基因

概论

据估计2013年美国结直肠癌的发病人数为142,820，死亡人数为50,830(1)。2008年世界范围内其发病人数约为1,234,000，死亡人数约为608,000(2)。新发结直肠癌中大约3%(每35例中有1例)是由最常见的遗传性结直肠癌综合征——Lynch综合征(LS)引起的(3)。息肉综合征如家族性腺瘤性息肉病(FAP)引起结直肠癌的比例相对较少。图1显示了各类不同遗传性结直肠癌综合征的异质性。

家族性结直肠癌是指某个个体有一个或更多(某些定义界定为两个或更多)一级亲属和/或二级亲属是结直肠癌患者，这意味着其罹患结直肠癌的风险约增加了2倍。从这种定义来看，家族性结直肠癌占到总结直肠癌发病人数的约20%。

Lynch 综合征

错配修复突变

LS是一种常染色体显性遗传病。LS在LS患者中已经被证实的突变的错配修复(MMR)基因LS(4)：MLH1(5)，位于染色体3p21.3；MSH2(6,7)和MSH6(8)，均位于2p21；以及PMS2(9)，位于7p22。MLH1或MSH2占到LS患者突变基因的约90%，另外约10%的突变基因为MSH6。

携带有MLH1或MSH2基因突变的个体，在其一生中罹患结直肠癌的风险高达80%(10)。其中70%的结直肠癌发生在近端结肠至脾曲的位置。该人群平均的诊断年龄为45岁，而一般人群的诊断年龄为63岁。LS经常出现多发的同时和异时结直肠癌，如果没有发现其他结肠的转移病灶而未进行次全结肠切除术，只进行局限性手术(右半结肠切除术或节段性切除术)，30%的患者在10年内都会出现第二个癌症；即使进行了全结肠切除术，直肠癌的风险依旧很高。Rodriguez-Bigas等人(11)报道说有12%的LS患者在进行全结肠切除术后的12年内出现了直肠癌。

LS患者所罹患的结直肠癌通常是低分化的，并伴有黏液腺癌和印戒细胞癌的特征，具有类似Crohn病的反应，并且肿瘤常伴有大量淋巴细胞浸润。但通过积极干预，由这种综合征引起的结直肠癌的生存率也可以得到提高(12-14)。

发生于结肠外的癌症

LS患者也常罹患发生于结肠外的癌症(15)，其中子宫内膜癌是最常见的。患有LS的女性患者一生中有20%~60%的风险罹患子宫内膜癌(10,16)。同样，罹患胃癌、卵巢癌、肾盂癌、输尿管癌、小肠癌、肝胆管癌及胰腺癌的风险也大大增加。同时，也发现Turcot综合征的患者更容易罹患多形胶质母细胞瘤(17)。而Muir-Torre综合征的患者在患有结直肠癌和其他体内恶性病的同时容易并发良性和恶性的皮脂腺肿瘤(18)。最近，分子遗传学证据证实LS突变携带者罹患的乳腺癌和前列腺癌并不是自然发生的，而是LS肿瘤谱中的一部分(19)。

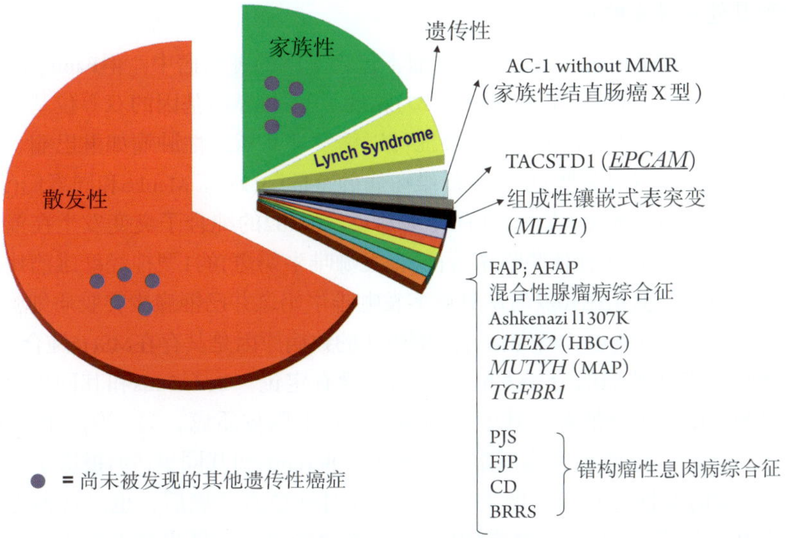

图1　遗传性结直肠癌综合征基因型和表现型的异质性。缩写：AC-1：阿姆斯特丹标准-1；MMR：错配修复；FAP：家族性腺瘤性息肉病；AFAP：衰减型家族性腺瘤性息肉病；HBCC：家族性乳腺癌-结直肠癌综合征；PJS：PJ综合症；FJP：家族性幼年性息肉病；CD：Cowden's病；BRRS：Bannayan-Ruvalcaba-Riley综合征。(Revised with permission from Lynch *et al.* Cancer 2004;100:53-64.)

基因型－表型异质性

LS与其他常染色体显性遗传病不同，具有显著的基因型和表型异质性(20-22)。MSH2突变型较MSH1突变型更容易发生结肠外的癌症。一项研究证实在138个LS家族中有79个存在基因突变，其中34个带有MLH1突变，40个带有MSH2突变，5个带有MSH6突变。在这项研究中，Vasen等(23)发现，MSH2突变携带者在其一生中罹患任何部位肿瘤的风险都要显著高于MLH1突变携带者(P<0.01)。在不同的部位中，MSH2突变携带者罹患泌尿道肿瘤的风险显著增高(P<0.05)。

MSH6突变携带者发生结直肠癌的风险要低于MSH2和MLH1突变携带者，而携带有MSH6突变的女性罹患子宫内膜癌的风险要高于MSH2和MLH1突变携带者。在一项针对20个MSH6种系突变家系的研究中，Herdriks等(24)比较了MSH6突变携带者和MLH1/MSH2突变携带者之间罹患癌症风险的差异。他们总共统计了146例MSH6突变携带者，其中结直肠癌的累积危险度在男性中为69%，而在女性中只为30%。到70岁为止，女性子宫内膜癌的风险为71%。在所有LS相关肿瘤中，MSH6突变携带者的患病风险要显著低于MLH1或MSH2突变携带者(P=0.002)。女性MSH6突变携带者罹患结直肠癌的风险要显著低于MLH1和MSH2携带者(P=0.0049)，而子宫内膜癌的患病风险则要远高于另外两种突变基因携带者(P=0.02)。

儿童癌症和其他不寻常的肿瘤

通常认为儿童癌症和血液系统恶性肿瘤不包含于LS的肿瘤谱中。但Bandipalliam (25), de Vos和其同事(26)，以及Scott和其同事(27)发现了一种MMR基因的双等位基因失活后引起的综合征，这种隐性MMR缺陷的综合征可以诱发“儿童恶性肿瘤如淋巴瘤、白血病、脑和胃肠道肿瘤以及具有某些1型神经纤维瘤病的特征”(28)。Menko和同事们(29)也注意到最近有一些证据证实MMR基因MLH1，MSH2，PMS2的纯合子突变发生在罹患血液系统恶性肿瘤、实体瘤和具有某些临床特征(多发咖啡牛奶斑)的1型神经纤维瘤病的儿童中(30-37)，其中的一个患儿在10岁时即具有多发咖啡牛奶斑并已罹患少突胶质细胞瘤，随后在其12岁时又出现了直肠癌，研究估计这例患儿的致病原因是其存在MSH6纯合子突变。

常见LS肿瘤谱外肿瘤的分子发病机制仍然没有定论。Broaddus和其同事(38)发现了两例年轻的MSH2突变携带者，其中一例34岁患肾上腺皮质癌，另一例女性携带者39岁患甲状腺未分化癌，这两种肿瘤通常与LS无关。Berends和其同事(39)报道了一例携带有MSH2家族突变的女性，在患上卵巢癌和三个异时性结直肠癌后，也发现罹患了肾上腺皮质癌。在1966年报道的Lynch家族N中(40)，渊源者也证实罹患肾上腺皮质癌。其他报道也发现LS中存在的罕见肿瘤，包括一例具有LS家族史的MSH2突变携带者发生了恶性纤维组织细胞瘤(41)，另一例具有LS家族史的男性MLH1突变携带者在发生早发结直肠癌的30年后又患上了乳腺浸润性导管癌(42)。目前的困境依然是这些肿瘤是否与MMR基因的缺陷相关，以及是否单独由MMR基因的缺陷诱发。

上皮细胞黏附分子 (EPCAM) 和 LS

没有特定的MMR基因突变的LS家族，决定其表现型的潜在分子缺陷是位于MSH2基因5'端的上皮细胞黏附分子(EPCAM)基因突变(43-45)。EPCAM 3'端的缺失导致了该种系的组织特异性甲基化和其他完整MSH2基因的沉默。

Ligtenberg等(45)首先对这些家族进行了描述。携带EPCAM突变的个体，其罹患的肿瘤具有高度微卫星不稳定性(MSI)，并且虽然没有可识别的MSH2基因突变，肿瘤组织的免疫组化(IHC)仍显示其存在大量MSH2蛋白的缺失(43,45)。大约19%的LS家族后代缺乏MLH1/MSH2基因突变，而存在EPCAM突变与LS表现型共分离现象(43)。Kuiper等(46)认为MSH2缺陷引起的LS家族中，EPCAM缺失占到约2.3%。

EPCAM基因的表达主要局限于上皮组织。该类基因突变引起的表型与MSH2突变携带者的表型不同。值得注意的是，EPCAM基因突变在癌症中的表达似乎只存在于结直肠癌中，而很少存在于大部分预期由MSH2突变引起的子宫内膜癌中。但需要注意的是，如果有EPCAM基因缺失延伸或接近MSH2基因，该携带者罹患子宫内膜癌的风险与那些MSH2突变携带者相当。确定EPCAM基因缺失的准确边界对此类家族的治疗至关重要。EPCAM缺失携带者的结直肠癌发病率与MSH2突变携带者相当。

有一项研究对包含超过700个个体的家族进行分析(47)。结果确定这个家族携带有一种EPCAM缺失突变，在超过35年的观察中，这个家族的50个成员确诊为结直肠癌。这充分证实EPCAM缺失突变作为单一突变事件对结直肠癌的发生具有潜在的影响(47)。

家族性大肠癌 X 型

如上所述，在符合LS临床标准的家族中有约60%的成员存在确定的MMR种系突变。Lindor等学者(48)研究了这类家族中的161个谱系中的3,422个亲属，通过肿瘤检测把是否携带MMR的成员分为携带组(A组)和不携带组(B组)。结果显示A组罹患LS相关癌症的风险增加，而B组只增加了罹患结直肠癌的风险[SIR，2.3；95%置信区间(CI) 1.7~3.0]，并比A组的患病范围更小(SIR，6.1；95% CI 5.2~7.2) (P<0.001)。这些学者认为这样的家族可能并不能归入LS中，而应该被独立命名为“家族性大肠癌X型”(48)。

有类似的研究(49,50)评估了临床定义为LS但缺乏MSI的家族的特征。通过对个体的研究发现其比携带有MSI的那些个体，确诊结直肠癌的年龄更大。而其罹患的肿瘤不常见于近端结肠，有较少明确的分化型和粘蛋白，存在较多的非整倍体DNA。他们很少表现为多发的癌症，并且结直肠癌和子宫内膜癌的发病率较低。

IHC 和 MSI

随着分子遗传学的进展，通过证实肿瘤中是否存在MSI，和(或)通过IHC确认MMR蛋白是否缺失，可以帮助诊断LS。LS可以通过确认其带有MMR基因中的一个种系突变加以确诊。理想条件下，可以对符合LS的临床病理学特征的家族中的高危个体进行此项分子生物学检测。

受LS影响的个体的所有细胞都携带有MMR基因的非功能性等位基因；如果野生型等位基因缺失或失活，细胞将不再修复DNA复制过程中不可避免出现的DNA错配，从而导致MSI现象，使细胞中出现不同长度的获得性的微卫星(一个核苷酸或一对核苷酸的多重重复区域)。因此，MSI的检测被用来筛查MMR缺陷相关的结直肠癌。然而，必须注意的是，10%~15%的散发结直肠癌也会出现MSI，其中大多数是由于获得性的MLH1启动子高甲基化引起的(51)。BRAF突变的检测可以很好地替代甲基化检测来确诊非LS的MLH1沉默。

当怀疑肿瘤中有高度MSI(MSI-H)时，可以通过IHC染色明确其中是否存在MMR基因MLH1和MSH2的蛋白产物，从而确证其是否是LS患者。例如，Marcus等学者(52)发现38例MSI-H肿瘤中有37例都缺乏MLH1或MSH2的表达，而34例微卫星稳定(MSS)的肿瘤均有完整的染色。

所有结直肠癌患者的分子遗传学筛查

目前已有的条件可以确定患者罹患LS相关癌症的风险并得出罹患该综合征的相对频率，因此是否需要对所有结直肠癌患者进行相关检测就成为了新的问题。Hampel等学者(3)调查了500例连续结直肠癌患者，发现其中18例(3.6%)符合LS的临床诊断标准。这些患者罹患的结直肠癌都带有MSI。通过免疫组化，这18例患者中有17例(94%)最终确诊为LS。进一步研究发现其中只有8例(44%)在50岁以前确诊，并只有13例(72%)患者符合MSI检测的修订版Bethesda指南。这些研究者指出，这意味着如果只通过Bethesda指南来进行筛查，28%的LS突变携带者将被漏诊。

基因组应用实践和预防评估(EGAPP)工作组(53)支持Hampel等学者的发现(3)，并推断通过基因检测的手段来降低结直肠癌先证者和他们的高危亲属和(或)受LS影响的患者的患病率和死亡率是一个可靠精确并经济有效的措施。使用免疫组化进行初步的诊断检测是最有效的筛查方法，因为其降低了对LS所有四个基因进行测序的必要，只需对缺乏MMR蛋白的特定的基因进行测序。

Ladabaum等学者(54)探讨了Markov模型在诊断LS上的成本效益，这个模型针对性别、年龄来进行筛查，并对先证者和其亲属的差异效应进行研究。目标人群由所有新确诊结直肠癌的患者和其亲属组成。由第三方监测机构对目标人群进行终身监测。收益评估的指标包括生命年数，癌症例数和死亡例数以及花费伴随的增量成本效益比。结果考虑了目前种系突变检测、筛查和预防性手术的比率，最终得出"……降低了7%~42%的结直肠癌死亡率和1%~6%的子宫内膜癌和卵巢癌死亡率。通过肿瘤检测手段，对所有结直肠癌患者优先进行BRAF突变检测后再进行免疫组化，可以带来每生命年$36,200的增量成本效益比"。

这些研究者推断结直肠癌基因检测普查可以在可接受的成本下为LS的诊断带来实质利益。对携带LS突变的女性开始进行规律筛查，并根据基因检测的结果来选择一种低风险的妇科手术，其中基因检测的有效性取决于有LS高危亲属的参与。在随后的评论中(55)，Burt指出这些方法的成本效益是"……发现一个病例的致病突变后，检测的敏感性与进行特异突变检测的亲属数目有关。有趣的是，肿瘤检测的成功已经引导一些公共机构和政府卫生组织来建议对所有患结肠癌的患者和所有患子宫内膜癌的患者进行MSI或IHC的检测，从而筛选出一定的人群进行LS的相关基因检测"(56-58)。

这样的方法难以在大多数社区临床机构对癌症预防和控制的临床实践中实现。然而，快速发展的分子遗传学专业检测中心和不断增加的遗传咨询师群体，以及分子遗传学技术的不断进展，可以为高危的家系提供越来越多的个人遗传学筛查服务。图2描述了LS的诊断路径。

结直肠癌的预防：结肠镜检查

LS的确诊具有很重要的临床意义。对携带有该突变的人群进行结直肠癌监测是十分有效的预防手段，并且与不监测相比更加经济(59,60)。

因为LS患者在年轻时就可能罹患结直肠癌，并且好发于近端结肠，因此在种系突变携带者和家系中可能增加罹患结直肠癌风险的个体中，20岁到25岁之间就需要开始进行全结肠镜检查。因为LS可以加速肿瘤的形成，患者需要至少每1~2年进行一次结肠镜检查(20,61)。目前建议那些未经过基因检测的高危患者每隔一年进行结肠镜检查，而LS种系突变患者或基因突变携带者需每年进行结肠镜检查。

Järvinen和其同事(59)通过一项时间跨度超过15年的对照临床试验说明了结肠镜筛查

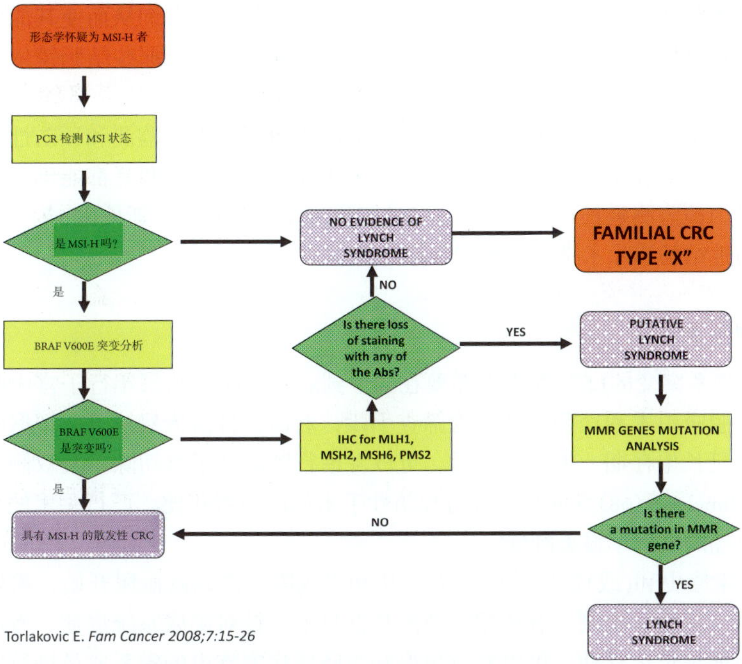

图2 LS的诊断路径。Reprinted with permission from Gatalica & Torlakovic. Fam Cancer 2008;7:15-26。

在LS中的益处(59)。根据是否进行筛查的22个LS家系的高危成员均分为两组，分析比较结直肠癌的发病率。筛查组中结直肠癌患者共有8例(6%)，而对照组中有19例(16%；P=0.014)，筛查降低了62%的结直肠癌发病率。所有筛查组的结直肠癌都局限于局部并且没有引起死亡，而对照组中有9例因结直肠癌死亡。通过试验结果可以推断在LS家系中，每隔三年的结肠镜筛查不止能降低一半的结直肠癌风险，预防结直肠癌引起的死亡，并降低LS家系中总死亡率约65%。但即使在筛查组中，由于存在相对更高的结直肠癌发病率(虽然没有人死亡)，因此需要更短的筛查间隔时间。Vasen等学者(62)发现LS患者在常规结肠镜筛查后3年半之内发现有5例间断出现的肿瘤，这一结果支持了缩短结肠镜筛查间隔时间的设想。

在这个问题的讨论中，Church(63)认为正常上皮或漏诊的腺瘤在3年内即可进展为间断出现的结直肠癌。更重要的是结肠镜对直径<5 mm的息肉的漏诊率高达29%(64)。因此需要让患者知道结肠镜筛查并不是完美的，有时预防性结肠切除术也是一个值得商榷的选择(65,66)。

手术措施

对LS患者实施结肠次全切除术作为预防措施依旧存在争议，但携带种系突变的患者应该选择手术替代终身结肠镜监测。必须对患者提供遗传学咨询从而使其能更好地评估不同治疗策略之间的利弊。Church(66)和Lynch(65)都建议对于那些结肠镜依从性差的患者，可以选择预防性手术。

Syngal和其同事(67)调查了携带种系突变的LS患者通过内镜监测和预防性结肠切除术可以延长预期寿命和质量调整预期寿命。与无干预检测对比，两者都能延长突变携带者预期寿命，内镜监测延长13.5年，而25岁时行预防性结直肠切除延长15.6年。随着年龄的增加，预防性结肠切除术带来的获益逐渐降低。

妇科筛查和手术治疗

携带有种系突变的LS女性患者需要在30岁到35岁之间开始每年行子宫内膜癌筛查。推荐子宫内膜吸引术和经阴道超声为筛查手段；然而，目前依然缺乏有证据的数据支持此项筛查能延长生存期。生育完成后，可以考虑行预防性子宫切除术及双侧输卵管卵巢切除术。Schmeler等(68)发现与未曾行预防性手术的LS患者相比，已行手术的患者子宫内膜癌和卵巢癌的发病率显著降低。

有肾癌家族史和(或)血尿的LS患者，从30岁或第一次确诊血尿开始，需要每年行超声检查和尿液细胞学检测。有证据支持的数据显示，针对泌尿系统癌症、胃癌和小肠癌症的筛查不能延长生存期。可以对有胃癌和小肠癌症家族史的家系成员进行定期上消化道内镜检查。亚洲的LS患者患胃癌的频率更高。

家族性腺瘤性息肉病

家族性腺瘤性息肉病(FAP)是一种常染色体显性遗传病。其发病率为1/6,000到1/13,000。Powell和其同事预计在美国有超过50,000个以上的家系可以从这种疾病的遗传咨询中获益(69)。患者携带有位于染色体5q21-q22的APC基因的种系突变(70-74)。大约有1/3的FAP患者无家族史，并可能表现为新的突变。大量关于APC基因突变已经被描述，80%的突变都造成了蛋白的截短。截短突变的位置和表型之间具有一定的相关性(以下详述)。

受影响的个体存在多发的结肠息肉，如果不治疗，将不可避免地会发展为结直肠癌。腺瘤通常在青少年中后期开始出现；95%的突变携带者在35岁之前都会出现腺瘤。90%以上的FAP患者会出现十二指肠腺瘤，但这种腺瘤只有约5%的癌变机率。至少50%的患者会出现胃息肉；大多数的胃息肉是胃底腺息肉，但也有胃腺瘤。然而，西方FAP患者罹患胃癌的风险没有明显升高。相比之下，日本和韩国的FAP患者家系罹患胃癌的风险增加了3~4倍(75)。

FAP的肠外表现包括硬纤维瘤、肝母细胞瘤、甲状腺癌、髓母细胞瘤和其他的一连串的良性病，如皮脂腺或表皮样囊肿、脂肪瘤、骨瘤、多生牙、先天性视网膜色素上皮细胞肥大和鼻咽纤维血管瘤。脑肿瘤，特别是髓母细胞瘤，是FAP的Turcot综合征变体的一种特征(17)。

FAP的衰减型(AFAP)特别难以诊断(76-78)。AFAP患者可能只有少量腺瘤(一些患者只有1到2个，其他的有几十个)，并且常常在右半结肠，这两种特征使其容易和LS混淆。出现腺瘤的时间较经典的FAP晚(35-40岁)，同样结肠癌的发病时间也晚(55岁)。上消化道表现(胃底腺息肉和十二指肠腺瘤)与经典的FAP一样，或者可能体积更大，但发作频率与经典的FAP一致。目前发现大多数AFAP家系在APC基因的近端附近出现突变，也有部分存在APC最末端突变。

FAP可以进行基因检测。如果在一个受影响的家系成员发现一种突变，该家系中的其他高危成员可以很容易进行该突变检测。不推荐在10岁以下的儿童中进行基因检测。如果没有在患者的家系成员中找到突变，则考虑检测被认为不能提供信息；在这种情况下阴性的检测结果不能排除FAP。

目前没有进行相应的随机对照临床试验证实筛查和治疗策略的有效性。然而，以下的建议得到了大家的认可：患者或高危的个体应该从10~12岁开始进行每年一次的软式乙状结肠镜检查。在家族史提示AFAP的情况下需要进行结肠镜检查，这是因为腺瘤通常好发于近端，但筛查开始时间可以更晚(20岁)。一旦发现多发腺瘤，可考虑进行预防性结肠切除术。但对于AFAP患者，如果可以行息肉切除术，可暂时推迟行预防性结肠切除术。预防性结肠切除术后，依然需要继续行直肠和肛门的内镜监测。建议最迟在20岁以前进行基线的内镜检查，除非症状出现每两到三年进行内镜随访。建议每年进行甲状腺触诊；为早期发现肝母细胞瘤，有FAP风险的6岁前的儿童应该每6个月进行血清甲胎蛋白检查。

一旦发现十二指肠腺瘤，可行的情况下应进行内镜下摘除。但通常因为腺瘤数量众多，难以全部摘除；在这种情况下，谨慎的做法是每年对非常可疑病变进行活检监测。有希望通过化学预防来帮助控制十二指肠腺瘤，但目前的结果尚不支持[Hawk和其同事综述(79)]。

硬纤维肿瘤非常难以治疗。这些侵袭性的软组织肿瘤特征性在腹壁或肠系膜上出现，并且常常会持续复发(80,81)。由于手术治疗可能启动硬纤维瘤的发病机制导致复发，手术治疗的困难导致以下建议：只有有症状的硬纤维肿瘤才能进行手术切除(82)。硬纤维瘤可能在特定的FAP家系中大量发生(81,83,84)。

MYH(MUTYH) 突变和结直肠癌

MUTYH是位于染色体1p上的DNA的碱基切除修复基因。这个基因的突变容易导致常染色体隐性遗传的结肠息肉病，受影响的个体平均会出现55个腺瘤(85)并有大约60%的风险罹患结直肠癌(86)。这种被称为MUTYH相关息肉的疾病(MAP)非常罕见，在总人口中约每10,000例出现1例，而在具有FAP表现型的人群中发病率达到5% (85)。据估计总人口中有1.5%的个体是MUTYH突变杂合子携带者(86)。

Nielsen等学者(86)结合了文献报道的40例Dutch MAP患者的数据以用来构建Markov模型，从而得到经济有效的MAP家系遗传筛查方法，这种方法提出在MAP家系中发现配偶是杂合子时，需要该配偶的子孙进行基因检测。他们建议对选择基因检测的配偶和/或孩子提供遗传咨询。双等位基因MUTYH突变在10%~25%的患者发现并具有以下特点“……出现十个到几百个腺瘤，并且在1%的患者发现结直肠癌。多于10个腺瘤的患者目前可提供MUTYH突变分析。MAP患者的兄弟姐妹有25%的风险具有遗传的双等位基因突变并适合基因检测”(86)，这样的患者群体中，发现有10%~25%的患者存在双等位基因突变。MAP患者平均在50岁时出现10个到100个腺瘤；建议他们在25岁时开始结肠镜筛查。

幼年性息肉病综合征(JPS)

散发的幼年性息肉相对常见，在一项21岁以下患者的尸检研究中发现患病率为1%(87)，而其他的研究估计在儿童中患病率为2%(88)。这种息肉通常单发，并且不会增加罹患结直肠癌的风险(88,89)。

幼年性息肉病综合征(JPS)是一种罕见的常染色体显性遗传病，其特点是胃肠道多发幼年性息肉和胃肠道癌症风险增高。SMADH4和BMPR1A共同突变约占到JPS病例的50%~60%，多种候选基因被研究解释该病的其他病例(88)。

JPS的临床诊断需要对幼年性息肉进行组织学确诊，加上以下的任何一项表现：结直肠内出现5个以上的幼年性息肉、胃肠道任意部位出现幼年性息肉或有幼年性息肉病家族史。由于Cowden综合征和Bannayan-Riley-Ruvalcaba综合征有类似的息肉但会带来一系列非常不同的病变，因此即使有多发的幼年性息肉和息肉病家族史，诊断JPS依旧需要谨慎(90)。

3个不同的JPS变种已经被描述：婴儿型JPS，罕见，并通常在婴儿期致命，主要表现为腹泻、蛋白丢失性肠病和脱发；结直肠幼年性息肉；胃肠道弥漫性JPS(广义幼年性息肉病)。然而，后两种可能是同种疾病预后较好的临床表现。已有研究报道了少见的肠外异常表现，包括：脑积水、甲状舌管囊肿、法洛氏四联症、主动脉缩窄、特发性肥厚性主动脉瓣狭窄和肠旋转不良。

幼年性息肉可以在结直肠(98%)、胃(14%)、十二指肠(2%)和小肠中出现(7%)(91,92)。虽然息肉是良性的，但JPS患者罹患结直肠癌的风险增加。经过Järvinen的评估，JPS患者一生中罹患结肠癌的累积风险达到了50% (93)；美国爱荷华大学的一项JPS家系研究也基本支持这个数据，这项研究中收入的29例JPS受影响家系中，有16例(55%)罹患胃肠道癌症(94)，其中11例罹患结肠癌而6例罹患胃癌。

受影响的个体需要进行定期的内镜监测。Scott-Conner和其同事(92)建议在15岁开始进行胃肠镜检查，每3年进行一次直到发现病变。如果一个家系携带SMADH4或BMPR1A突变，高危个体可以进行基因检测从而确定胃肠镜监测是否必要。数量不多的息肉可以通过息肉切除术治疗，每年均需要做内镜检查直到患者无息肉为止。如果结肠上有多发息肉，并且内镜可以对直肠病灶加以清除，则考虑行次全结肠切除术，否则就需考虑行全结肠切除术。对患有大量息肉的年轻儿童，在青春期以前，可以把常规结肠内镜下切除最大的息肉作为临时的方法(94)。多发的胃息肉，特别是出现不典型增生时，可以考虑立即行胃切除术。

Peutz-Jeghers 综合征（班茨－杰格斯综合征、黑斑息肉综合征或黑斑息肉病，PJS）

PJS是一种常染色体显性遗传病，致病基因位于染色体19p13.3(95,96)。该综合征的相关基因STK11(也称为LKB1)编码一种丝氨酸苏氨酸激酶(95)。该基因的异常(如非激活)形式可能导致细胞生长和分化的失控。不是所有的PJS家庭都与19p13.3相关，据此推测也有其他位点与PJS综合征相关(97,98)。PJS的发病率约为1/200,000(99)。

PJS的诊断需要组织学上确诊有错构瘤结构的黑斑息肉型(Peutz-Jeghers类型)息肉。由于这种息肉可以在未患有PJS的个体中存在，临床诊断至少还需要满足以下两点：小肠息肉的PJS家族史；唇、口腔黏膜、手指和脚趾的色素沉着斑(100)。

整个胃肠道均可出现黑斑息肉型息肉。PJS引起的胃肠道息肉最常见于小肠，胃和结肠中也常出现；而食管息肉罕见。息肉经常多发，但数量上通常只有几十个而不会有几百个。黑斑息肉型息肉还会在呼吸道粘膜和尿道中发现。首次被Peutz研究的Dutch家族成员中的一例患者出现了严重的鼻息肉并最终进展成鼻腔癌(101)。

PJS罹患恶性肿瘤的风险增加。Giardiello和其同事(100)通过对31例PJS患者的研究发现其罹患癌症的相对风险是一般人群的18倍，这些患者罹患的恶性肿瘤包括胰腺癌4例，乳腺癌2例，胃癌2例，肠癌2例，肺癌2例和子宫内膜癌1例。Spigelman和其同事(102)对72例PJS患者的回顾性研究，发现其罹患恶性肿瘤的风险比一般人群高13倍。上述PJS患者罹患的肿瘤包括结肠癌、胃癌、小肠癌、卵巢癌、输卵管癌、甲状腺癌和肺癌。梅奥医学中心的研究者(103)在34例PJS患者中发现其罹患癌症的相对风险为9.9，其罹患的癌症包括结肠癌7例，乳腺癌6例，肺癌3例和宫颈癌2例。梅奥医学中心团队发现女性有特别高的乳腺癌和妇科癌症发病率，从而使女性罹患癌症的相对危险度升高到18.5，而男性只有6.2。

Peutz对其研究的Dutch家族的数据进行了更新，进一步的发现证实了PJS的癌症倾向(101)。在22例受影响的个体中，7例罹患了癌症(3例结肠癌，1例胃癌，1例非特异性胃肠道癌，1例乳腺癌和1例鼻腔癌)。所有罹患癌症患者都在50岁以前死于癌症。几乎每一个女性PJS患者都将有累及卵巢的环状小管性索瘤(SCTAT)。至少有三分之二的病例出现双侧肿瘤(相比，散发的SCTAT病例基本都是单侧的)。一种不常见的宫颈癌—微偏腺癌(恶性腺瘤)，也是PJS的特征疾病。这种罕见肿瘤占所有宫颈腺癌的1%~3%，但在一系列研究中受PJS影响的27例女性中，有4例都罹患这种肿瘤(104)。

由圣马克息肉注册组织(St. Mark's polyposis Registry)(105)倡导的监测规程包括每年检测血红蛋白；女性患者每年行盆腔超声检查，所有患者每年胰腺超声检查。具有女性化特征的男性也需进行睾丸超声检查。并建议进行一年两次的胃肠镜和小肠X线摄片。

常规的乳房X线摄片和宫颈刮片是关键监测方法。Tomlinson和Houlston (106)建议从20岁开始行上消化道内镜、结肠镜和小肠X线摄片，从25岁开始行乳房X线摄片。

胃肠道息肉可能与消化道出血、梗阻或肠套叠相关。采用保守切除(息肉套圈切除)，避免了小肠过度节段切除术后带来的短肠综合征。

区分JPS、Cowden综合征、Bannayan-Ruvalcaba-Riley综合征和PJS十分困难(90)。

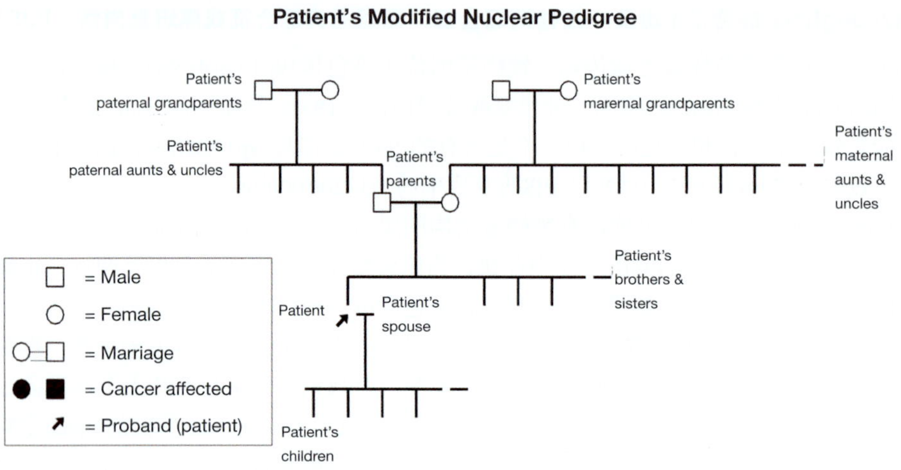

图3 临床使用的简单、经过修正的核心家系图谱。From Lynch HT, et al. Surv Dig Dis 1984;2:244-60. Reproduced by permission。

家系研究的重要性

一个结直肠癌患者可能最终诊断为具有潜在遗传性癌症综合征。该个体可能发现在数个MMR基因中带有其中一个突变而被确诊为LS，带有APC基因突变而引起FAP，或带有其他基因突变相关的一个更不常见的综合征。诊断可以通过高度怀疑具有结肠癌和结肠外癌症患者的家族史中，或者像LS那样，通过MSI或IHC检测得出。诊断一个患者个体是否罹患遗传性结直肠癌综合征的意义可能更多在于对其潜在的高危亲属进行相应的突变检测从而明确高危亲属的诊断。不带有家族突变的亲属可以不再为自己存在较高的癌症风险而焦虑，并且不需为不必要的临床监测花费更多的金钱，承担更多的与监测相关的风险。那些发现带有阳性突变的患者，可以从临床监测中获益，并且可能通过预防性的手术治疗降低癌症相关的发病和死亡风险。

但是在现实中，只有极少数结直肠癌患者的高危亲属从相应的检测中获益。这个问题也同样存在于其他癌症综合征中，如由BRCA种系突变引起的遗传性乳腺和卵巢癌综合征(HBOC)。

通常结直肠癌患者的一级亲属会重视自己的遗传倾向(兄弟姐妹、父母及子女)，这些家系成员都比较希望进行基因检测。但亲缘关系较远的亲属通常不会去重视基因检测和遗传咨询，因此无法对这些亲属进行相应的筛查。这样的区别很好理解，因为大部分人与一级亲属更多并积极寻求他们的福利。而较远亲缘的亲属联系较少并且也不会去关注他们的健康状况。

Waston等学者(107)研究了Creighton的LS家系和HBOC家系，研究显示基因检测的结果可以明确家系成员中罹患癌症的风险状态，包括没有经过检测的成员。1,408个家系成员的检测使2,906个个体明确了自己的携带者风险状态。他们中有60%都没有接受检测，但由于其他亲属的检测明确了他们自己的风险状态。携带者风险状态从不确定到确定(从高危携带者到携带者或者非携带者)带来了89%的改变，影响了癌症预防的建议。

由于当前研究对家系的其他成员缺乏足够的关注，特别对一级亲属以外血缘更远的亲属缺乏关注，可能使家系成员丧失了癌症预防、适当的遗传咨询和DNA检测的机会。获得明确的家族史(图3)，从而实施适当的筛查和DNA检测来进一步确定家系成员的突变状态，随后再进行适当的治疗干预，可以提供高度针对性的癌症预防管理。

致谢

声明：所有作者均无利益冲突。

参考文献

1. Siegel R, Naishadham D, Jemal A. Cancer statistics, 2013. CA Cancer J Clin 2013;63:11-30.
2. Ferlay J, Shin HR, Bray F, et al. GLOBOCAN 2008, Cancer Incidence and Mortality Worldwide: IARC CancerBase No. 10 [Internet]. Lyon, France: International Agency for Research on Cancer, 2010. Available online: http://www-dep.iarc.fr/. Accessed: August 30, 2012.
3. Hampel H, Frankel WL, Martin E, et al. Feasibility of screening for Lynch syndrome among patients with colorectal cancer. J Clin Oncol 2008;26:5783-8.
4. Peltomäki P. Lynch syndrome genes. Fam Cancer 2005;4:227-32.
5. Bronner CE, Baker SM, Morrison PT, et al. Mutation in the DNA mismatch repair gene homologue hMLH1 is associated with hereditary non-polyposis colon cancer. Nature 1994;368:258-61.
6. Fishel R, Lescoe MK, Rao MR, et al. The human mutator gene homolog MSH2 and its association with hereditary nonpolyposis colon cancer. Cell 1993;75:1027-38.
7. Leach FS, Nicolaides NC, Papadopoulos N, et al. Mutations of a mutS homolog in hereditary nonpolyposis colorectal cancer. Cell 1993;75:1215-25.
8. Miyaki M, Konishi M, Tanaka K, et al. Germline mutation of MSH6 as the cause of hereditary nonpolyposis colorectal cancer. Nat Genet 1997;17:271-2.
9. Nicolaides NC, Papadopoulos N, Liu B, et al. Mutations of two PMS homologues in hereditary nonpolyposis colon cancer. Nature 1994;371:75-80.
10. Vasen HF, Wijnen JT, Menko FH, et al. Cancer risk in families with hereditary nonpolyposis colorectal cancer diagnosed by mutation analysis. Gastroenterology 1996;110:1020-7.
11. Rodríguez-Bigas MA, Vasen HF, Pekka-Mecklin J, et al. Rectal cancer risk in hereditary nonpolyposis colorectal cancer after abdominal colectomy. International Collaborative Group on HNPCC. Ann Surg 1997;225:202-7.
12. Lynch HT, Lynch PM, Lanspa SJ, et al. Review of the Lynch syndrome: history, molecular genetics, screening, differential diagnosis, and medicolegal ramifications. Clin Genet 2009;76:1-18.
13. Lynch HT, Lynch JF, Attard TA. Diagnosis and management of hereditary colorectal cancer syndromes: Lynch syndrome as a model. CMAJ 2009;181:273-80.

Nat Genet 2009;41:112-7.
46. Kuiper RP, Vissers LE, Venkatachalam R, et al. Recurrence and variability of germline EPCAM deletions in Lynch syndrome. Hum Mutat 2011;32:407-14.
47. Lynch HT, Riegert-Johnson DL, Snyder C, et al. Lynch syndrome-associated extracolonic tumors are rare in two Gastroenterol 2011;106:1829-36.
48. Lindor NM, Rabe K, Petersen GM, et al. Lower cancer incidence in Amsterdam-I criteria families without mismatch repair deficiency: familial colorectal cancer type X. JAMA 2005;293:1979-85.
49. Llor X, Pons E, Xicola RM, et al. Differential features of colorectal cancers fulfilling Amsterdam criteria without involvement of the mutator pathway. Clin Cancer Res 2005;11:7304-10.
50. Valle L, Perea J, Carbonell P, et al. Clinicopathologic and pedigree differences in amsterdam I-positive hereditary nonpolyposis colorectal cancer families according to tumor microsatellite instability status. J Clin Oncol 2007;25:781-6.
51. Cunningham JM, Christensen ER, Tester DJ, et al. Hypermethylation of the hMLH1 promoter in colon cancer with microsatellite instability. Cancer Res 1998;58:3455-60.
52. Marcus VA, Madlensky L, Gryfe R, et al. Immunohistochemistry for hMLH1 and hMSH2: a practical test for DNA mismatch repair-deficient tumors. Am J Surg Pathol 1999;23:1248-55.
53. Evaluation of Genomic Applications in Practice and Prevention (EGAPP) Working Group. Recommendations from the EGAPP Working Group: genetic testing strategies in newly diagnosed individuals with colorectal cancer aimed at reducing morbidity and mortality from Lynch syndrome in relatives. Genet Med 2009;11:35-41.
54. Ladabaum U, Wang G, Terdiman J, et al. Strategies to identify the Lynch syndrome among patients with colorectal cancer: a cost-effectiveness analysis. Ann Intern Med 2011;155:69-79.
55. Burt RW. Who should have genetic testing for the Lynch syndrome? Ann Intern Med 2011;155:127-8.
56. Teutsch SM, Bradley LA, Palomaki GE, et al. The Evaluation of Genomic Applications in Practice and Prevention (EGAPP) Initiative: methods of the EGAPP Working Group. Genet Med 2009;11:3-14.
57. Mvundura M, Grosse SD, Hampel H, et al. The cost-effectiveness of genetic testing strategies for Lynch syndrome among newly diagnosed patients with colorectal cancer. Genet Med 2010;12:93-104.
58. Vasen HF, Möslein G, Alonso A, et al. Recommendations to improve identification of hereditary and familial colorectal cancer in Europe. Fam Cancer 2010;9:109-15.
59. Järvinen HJ, Aarnio M, Mustonen H, et al. Controlled 15-year trial on screening for colorectal cancer in families with hereditary nonpolyposis colorectal cancer. Gastroenterology 2000;118:829-34.
60. Dove-Edwin I, Sasieni P, Adams J, et al. Prevention of colorectal cancer by colonoscopic

surveillance in individuals with a family history of colorectal cancer: 16 year, prospective, follow-up study. BMJ 2005;331:1047.
61. Jass JR, Stewart SM. Evolution of hereditary non-polyposis colorectal cancer. Gut 1992;33:783-6.
62. Vasen HF, Nagengast FM, Khan PM. Interval cancers in hereditary non-polyposis colorectal cancer (Lynch syndrome). Lancet 1995;345:1183-4.
63. Church J. Hereditary colon cancers can be tiny: a cautionary case report of the results of colonoscopic surveillance. Am J Gastroenterol 1998;93:2289-90.
64. Rex DK, Cutler CS, Lemmel GT, et al. Colonoscopic miss rates of adenomas determined by back-to-back colonoscopies. Gastroenterology 1997;112:24-8.
65. Lynch HT. Is there a role for prophylactic subtotal colectomy among hereditary nonpolyposis colorectal cancer germline mutation carriers? Dis Colon Rectum 1996;39:109-10.
66. Church JM. Prophylactic colectomy in patients with hereditary nonpolyposis colorectal cancer. Ann Med 1996;28:479-82.
67. Syngal S, Weeks JC, Schrag D, et al. Benefits of colonoscopic surveillance and prophylactic colectomy in patients with hereditary nonpolyposis colorectal cancer mutations. Ann Intern Med 1998;129:787-96.
68. Schmeler KM, Lynch HT, Chen LM, et al. Prophylactic surgery to reduce the risk of gynecologic cancers in the Lynch syndrome. N Engl J Med 2006;354:261-9.
69. Powell SM, Petersen GM, Krush AJ, et al. Molecular diagnosis of familial adenomatous polyposis. N Engl J Med 1993;329:1982-7.
70. Bodmer WF, Bailey CJ, Bodmer J, et al. Localization of the gene for familial adenomatous polyposis on chromosome 5. Nature 1987;328:614-6.
71. Leppert M, Dobbs M, Scambler P, et al. The gene for familial polyposis coli maps to the long arm of chromosome 5. Science 1987;238:1411-3.
72. Kinzler KW, Nilbert MC, Su LK, et al. Identification of FAP locus genes from chromosome 5q21. Science 1991;253:661-5.
73. Nishisho I, Nakamura Y, Miyoshi Y, et al. Mutations of chromosome 5q21 genes in FAP and colorectal cancer patients. Science 1991;253:665-9.
74. Powell SM, Zilz N, Beazer-Barclay Y, et al. APC mutations occur early during colorectal tumorigenesis. Nature 1992;359:235-7.
75. Wallace MH, Phillips RK. Upper gastrointestinal disease in patients with familial adenomatous polyposis. Br J Surg 1998;85:742-50.
76. Spirio L, Otterud B, Stauffer D, et al. Linkage of a variant or attenuated form of adenomatous polyposis coli to the adenomatous polyposis coli (APC) locus. Am J Hum Genet 1992;51:92-100.
77. Spirio L, Olschwang S, Groden J, et al. Alleles of the APC gene: an attenuated form of familial polyposis. Cell 1993;75:951-7.

78. Lynch HT, Smyrk T, McGinn T, et al. Attenuated familial adenomatous polyposis (AFAP). A phenotypically and genotypically distinctive variant of FAP. Cancer 1995;76:2427-33.
79. Hawk E, Lubet R, Limburg P. Chemoprevention in hereditary colorectal cancer syndromes. Cancer 1999;86:2551-63.
80. Lynch HT, Fitzgibbons R Jr, Chong S, et al. Use of doxorubicin and dacarbazine for the management of unresectable intra-abdominal desmoid tumors in Gardner,s syndrome. Dis Colon Rectum 1994;37:260-7.
81. Lynch HT, Fitzgibbons R Jr. Surgery, desmoid tumors, and familial adenomatous polyposis: case report and literature review. Am J Gastroenterol 1996;91:2598-601.
82. Rodriguez-Bigas MA, Mahoney MC, Karakousis CP, et al. Desmoid tumors in patients with familial adenomatous polyposis. Cancer 1994;74:1270-4.
83. Lynch HT. Desmoid tumors: genotype-phenotype differences in familial adenomatous polyposis--a nosological dilemma. Am J Hum Genet 1996;59:1184-5.
84. Lynch HT, Thorson AG, McComb RD, et al. Familial adenomatous polyposis and extracolonic cancer. Dig Dis Sci 2001;46:2325-32.
85. Sieber OM, Lipton L, Crabtree M, et al. Multiple colorectal adenomas, classic adenomatous polyposis, and germ-line mutations in MYH. N Engl J Med 2003;348:791-9.
86. Nielsen M, Hes FJ, Vasen HF, et al. Cost-utility analysis of genetic screening in families of patients with germline MUTYH mutations. BMC Med Genet 2007;8:42.
87. Helwig EB. Adenomas of the large intestine in children. Am J Dis Child 1946;72:289-95.
88. Brosens LA, Langeveld D, van Hattem WA, et al. Juvenile polyposis syndrome. World J Gastroenterol 2011;17:4839-44.
89. Nugent KP, Talbot IC, Hodgson SV, et al. Solitary juvenile polyps: not a marker for subsequent malignancy. Gastroenterology 1993;105:698-700.
90. Eng C, Ji H. Molecular classification of the inherited hamartoma polyposis syndromes: clearing the muddied waters. Am J Hum Genet 1998;62:1020-2.
91. Desai DC, Neale KF, Talbot IC, et al. Juvenile polyposis. Br J Surg 1995;82:14-7.
92. Scott-Conner CE, Hausmann M, Hall TJ, et al. Familial juvenile polyposis: patterns of recurrence and implications for surgical management. J Am Coll Surg 1995;181:407-13.
93. Järvinen HJ. Juvenile gastrointestinal polyposis. Prob Clin Surg 1993;10:749-57.
94. Howe JR, Mitros FA, Summers RW. The risk of gastrointestinal carcinoma in familial juvenile polyposis. Ann Surg Oncol 1998;5:751-6.
95. Jenne DE, Reimann H, Nezu J, et al. Peutz-Jeghers syndrome is caused by mutations in a novel serine threonine kinase. Nat Genet 1998;18:38-43.
96. Hemminki A, Tomlinson I, Markie D, et al. Localization of a susceptibility locus for Peutz-Jeghers syndrome to 19p using comparative genomic hybridization and targeted linkage

analysis. Nat Genet 1997;15:87-90.
97. Olschwang S, Markie D, Seal S, et al. Peutz-Jeghers disease: most, but not all, families are compatible with linkage to 19p13.3. J Med Genet 1998;35:42-4.
98. Mehenni H, Blouin JL, Radhakrishna U, et al. Peutz-Jeghers syndrome: confirmation of linkage to chromosome 19p13.3 and identification of a potential second locus, on 19q13.4. Am J Hum Genet 1997;61:1327-34.
99. Schreibman IR, Baker M, Amos C, et al. The hamartomatous polyposis syndromes: a clinical and molecular review. Am J Gastroenterol 2005;100:476-90.
100. Giardiello FM, Welsh SB, Hamilton SR, et al. Increased risk of cancer in the Peutz-Jeghers syndrome. N Engl J Med 1987;316:1511-4.
101. Westerman AM, Entius MM, de Baar E, et al. Peutz-Jeghers syndrome: 78-year follow-up of the original family. Lancet 1999;353:1211-5.
102. Spigelman AD, Murday V, Phillips RK. Cancer and the Peutz-Jeghers syndrome. Gut 1989;30:1588-90.
103. Boardman LA, Thibodeau SN, Schaid DJ, et al. Increased risk for cancer in patients with the Peutz-Jeghers syndrome. Ann Intern Med 1998;128:896-9.
104. Young RH, Welch WR, Dickersin GR, et al. Ovarian sex cord tumor with annular tubules: review of 74 cases including 27 with Peutz-Jeghers syndrome and four with adenoma malignum of the cervix. Cancer 1982;50:1384-402.
105. Spigelman AD, Arese P, Phillips RK. Polyposis: the Peutz-Jeghers syndrome. Br J Surg 1995;82:1311-4.
106. Tomlinson IP, Houlston RS. Peutz-Jeghers syndrome. J Med Genet 1997;34:1007-11.
107. Watson P, Narod SA, Fodde R, et al. Carrier risk status changes resulting from mutation testing in hereditary non-polyposis colorectal cancer and hereditary breast-ovarian cancer. J Med Genet 2003;40:591-6.

(翻译：袁瑛，陈佳琦，胡涵光；审校：董腾慧)

Cite this article as: Lynch HT, Shaw TG. Practical genetics of colorectal cancer. Chin Clin Oncol 2013;2(2):12. doi: 10.3978/j.issn.2304-3865.2013.03.04

第二章：结直肠癌的预防和饮食管理

Ningqi Hou, Dezheng Huo, James J. Dignam

Department of Health Studies, University of Chicago, Chicago, IL, USA
Correspondence to: James J. Dignam. Department of Health Studies, University of Chicago, Chicago, IL, USA. Email: jdignam@health.bsd.uchicago.edu.

目的：本系统综述主要关注结直肠癌 (CRC) 预防中的饮食和生活方式等危险因素，以及针对高危人群的化学预防。

材料与方法：检索 1980 年至 2013 年 PubMed 上与结直肠癌相关的膳食组成，生活方式和化学预防剂的英语文章以及他们的参考文献。分析寻找最重要的临床信息，尤其重视有用的随机研究和荟萃分析。

结果：令人信服的证据表明，摄入大蒜、维生素 B6 和镁，积极生活，保持健康的体重和腰围，避免或减少摄入红肉、饮酒、吸烟，以及女性激素替代疗法可显著防范结直肠癌的发生。关于水果和蔬菜摄入 (纤维素和叶酸)、鱼和 ω-3 脂肪酸、硒、乳制品、钙和维生素 D，目前证据尚不统一。对于高危人群，阿司匹林已被证明可以防止大肠腺瘤和 CRC 的发生发展，但其最小有效剂量仍不清楚。

结论：在普通人群中可以通过干预饮食和生活方式来预防结直肠癌，阿司匹林则可能是适宜高危人群的化学预防剂。

关键词：结直肠癌 (CRC)；饮食；生活方式；预防；化学预防；阿司匹林；高危人群；荟萃分析

背景

结直肠癌(CRC)是最常见的癌症之一，全世界每年大约有100万新发病例，60万人死于该病(1)。世界各地的发病率差异显著，以澳大利亚和新西兰，欧洲和北美的发病率最高，而非洲和中南亚最低(图1)(2)。西方国家结直肠癌发病率很高，通常认为这与西方的生活方式相关。然而，经济转型国家的发病率一直呈上升趋势，包括东欧，亚洲大部分地区，和部分南美洲国家(3)。

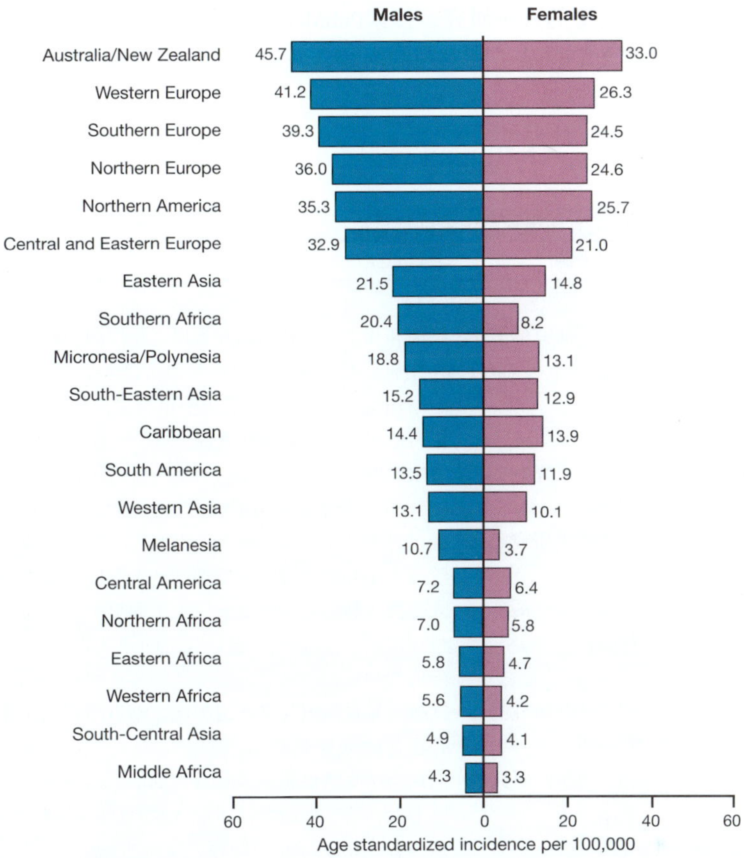

图1 以性别和地域划分，经过年龄纠正的结直肠癌发病率。来源：Jemal et al. Global cancer statistics. CA Cancer J Clin 2011;61:69-90。

尽管与遗传易感性相关的疾病发病率显著增加(如遗传性非息肉性结肠癌，HNPCC；家族性腺瘤性息肉病，FAP)，但大部分结直肠癌是散发的而非家族性的。饮食和生活方式在结直肠癌发生发展中的作用一直是关注和研究的焦点，特定的饮食成分、加之过度热量摄入、体重增加、缺乏体力活动、吸烟、酗酒均被认为可致患癌风险增加(4,5)。不同国家之间的发病差异，以及低发病国家移民来到高发病国家后发病率上升证实了环境因素在结直肠癌发病中的重要作用(6)。一项研究显示，在结直肠癌的发病中饮食因素可能占了近50%，而家族史的促成作用仅有10%左右(7)。因此，健康的饮食和生活方式被视为结直肠癌一级预防的基本要素(8)，本综述旨在总结这些变化的风险因素的最新证据。化学预防是干预改变肿瘤风险的一个主要的措施，借助安全、经济的药物，这种方法对于结直肠癌也是可行的。我们也将就CRC的化学预防做相关的综述。

本综述评价和总结了结直肠癌中饮食、生活方式及其化学预防的相关科学证据。以关键词流行病学研究、动物研究、大型病例对照研究与队列研究、随机对照实验(RCTs)

和荟萃分析及其相关类型的人类研究，搜索PubMed数据库的英文文献，重点关注近十年的研究文献。我们在文中总结了所发现的内容，并按证据的水平和来源列出了关键内容(见表1)。

表1 饮食与生活方式中的结直肠癌危险因素证据总结

危险因素	证据来源	观点总结
令人信服/相对一致		
红肉	观察性研究的荟萃分析(多数为前瞻性研究)	红肉和加工肉类在140 g/d天摄入量以内，其摄入与风险之间存在剂量-反应关系；最高与最低摄入量对比，结直肠癌风险增加约20%；这种关联男性更明显；其消耗频率比总消耗量可能更为重要；避免烧制肉类
维生素B6	前瞻性研究的荟萃分析	维生素B6摄入(统计学差异无显著性)和血清磷酸吡哆醛水平(统计学差异有显著性)与结直肠癌风险负相关
大蒜	小型随机研究	经过12个月高剂量成熟大蒜提取物的使用，结直肠癌患者的腺瘤大小和数量都明显受抑；新发腺瘤减少了29%
	观察性研究的荟萃分析	大蒜摄入和结直肠癌发病风险之间呈负相关关系，高低摄入量相比(平均16 g/周，各研究之间存在差异)，可以使发病率降低约30%
镁	大型队列研究的荟萃分析	镁摄入量最高组与最低组相比，结直肠癌风险降低10%，且存在剂量-效应关系
酒精	60个观察性研究的荟萃分析	酒精与结直肠癌患病风险具有剂量-反应关系：相较于从不饮酒者，适度饮酒者(2-3次/天)结直肠癌风险增加21%，重度饮酒者(≥4次/天)结直肠癌风险增加52%
肥胖	31个观察性研究的荟萃分析	腰围每增加2厘米，结直肠癌风险增加4% (95% CI 2%~5%)
体育锻炼	观察性研究的荟萃分析	参与体育活动的人群较久坐人群的结直肠癌风险降低了约20%
吸烟	多于100个观察性研究的荟萃分析	吸烟者患结直肠癌的风险是那些从来不抽烟人群的1.18倍，且存在剂量-效应关系。结直肠癌的患病风险可以在戒烟后立即显现
激素替代治疗	观察性研究的荟萃分析	近期接受HRT的人群，结直肠癌风险较无治疗者减少了33%；HRT的保护作用是短暂的，并在停止使用后消失
	随机研究	接受雌激素和孕激素治疗的妇女比接受安慰剂的妇女结直肠癌风险降低44% (95% CI 19%~62%)

续 表1

续表1

危险因素	证据来源	观点总结
可能的/证据并不一致		
水果和蔬菜(纤维素)	观察性研究	许多观察性研究报道了膳食纤维与结直肠癌发病之间呈负相关关系，尽管也有少数队列研究显示并无相关关系
	大型队列研究的荟萃分析	结论不一致。两者之间的负相关较弱，纤维素可使结直肠癌风险降低10%
	随机试验	无相关性
水果和蔬菜(叶酸)	病例对照研究	降低结直肠腺瘤风险的最小血清叶酸浓度应高于8.0 ng/mL
	队列研究	高膳食叶酸可以使患结直肠腺瘤的风险减少40%(最高vs.最低四分位数)；无论长期和短期的叶酸摄入都可降低结直肠腺瘤风险
	随机或假随机研究的荟萃分析	证据不一致；多数荟萃分析显示无意义结果
鱼和ω-3脂肪酸	纵向队列研究	(ω-3脂肪酸)22年的随访研究显示结直肠癌患病风险显著降低
	观察性研究	(鱼)证据不一致
	观察性研究的荟萃分析	对比最高与最低的鱼类消耗量，结直肠癌患病风险降低了12%
	随机试验	食用6个月富含油类的鱼或瘦肉进行干预，结肠隐窝内的细胞凋亡和有丝分裂并无明显差别
硒	随机研究	补充硒降低结直肠癌发病，但在之后的随访中该结果逐渐弱化并失去统计学意义
	观察性研究和临床试验的荟萃分析	对于女性而言，硒和结直肠癌发病风险的之间没有相关性，但在男性中呈负相关关系
乳制品/钙	观察性研究的荟萃分析	饮食中高摄取钙和维生素D可降低结直肠癌发病风险
	随机研究的荟萃分析	既往有腺瘤病史的患者钙摄入，可以减少腺瘤复发，但是对于普通人群并无获益
维生素D	纵向研究的荟萃分析	维生素D与结直肠癌发病风险负相关关系，但目前仅限于小样本数据

膳食和营养成分

红肉

红肉是否为结直肠癌的诱因一直是学术界争论的热点。大量证据表明，长期食用红肉或加工肉类可能会增加结直肠癌风险(9-11)。最近的一项包含了21个前瞻性研究的荟萃分析显示，食用红肉和加工肉类增加了结直肠癌的发病风险[相对危险度，RR=1.22，95%可信区间(CI) 1.11~1.34]，高四分位区间较低四分位区间的CRC发病率呈线性上升(RR=1.14，95% CI 1.04~1.24)，相应的肉类摄取量从100 g/d增加至140 g/d的高水平(12)。同年，另一项包含25个前瞻性研究的荟萃分析显示食用红肉和加工肉类与不同部位的相关性肿瘤是相似的(结肠癌：RR=1.11，95% CI 1.03~1.19，直肠癌：RR=1.19，95% CI 0.97~1.46)，但不同性别之间存在差异男性(RR=1.21，95% CI 1.04~1.42)和女性(RR=1.01，95% CI 0.87~1.17) (13)。另一项包括队列研究和病例对照研究(共22个)的荟萃分析表明红肉的食用频率而非总消耗量与结直肠癌的高发病率相关(14)。此外，加工方法也非常重要，煮熟的肉类或肉类与火焰直接接触的方式最易导致结直肠癌高发，这可能是由于烹饪过程中产生了致癌的杂环胺(15,16)。其他合理的生物学机制如红肉摄入后在胃肠道形成内源性亚硝基化合物，而白肉摄入则不会(17)。

水果和蔬菜（纤维素和叶酸）

许多观察性研究报道了膳食纤维与结直肠癌发病风险之间具有负相关性，相对的降低率可以达到40% (18-22)，尽管一些大型队列研究显示这种相关性很小，无统计学差异(23-25)。一项汇总13个前瞻性研究的荟萃分析表明在纠正年龄因素后的分析中，结直肠癌发病风险与膳食纤维摄入呈负相关，然而在合并其他膳食风险因素后相关性消失，包括红肉、酒精、叶酸、奶制品总量等(26)。最近的一项荟萃分析显示的剂量-效应关系表明膳食纤维总量10 g/d可使结直肠癌的相对危险度降至0.90 (95% CI 0.86~0.94) (27)。然而，两个随机试验发现，高膳食纤维摄入并不影响结直肠腺瘤的复发(28,29)。

食物中的叶酸或叶酸盐(来自膳食补充和食物强化)是DNA合成，修复和甲基化的必需品。尤其是在细胞快速分裂和生长阶段，如怀孕和婴儿时期。叶酸也被认为有助于防止DNA畸变进而导致肿瘤发生。人类不能从头合成叶酸，因此它必须通过饮食供应以满足人们的日常需求，新鲜水果和蔬菜是叶酸的主要来源。针对叶酸补充剂与癌症风险的数据越来越多，但是争论仍持续存在。护士健康研究和小麦麸纤维随机试验的二次分析均报道高膳食叶酸可以使患结直肠腺瘤的风险减少40% (最高*vs.* 最低四分位数) (30,31)。护士健康研究和卫生专业随访研究进一步表明，无论长期和短期的叶酸摄入都可降低结直肠腺瘤风险(32)。至于剂量，一项筛查疑似患者的病例对照研究显示，降低结直肠腺瘤风险的最小血清叶酸浓度应高于8.0 ng/mL (33)。另一项综合了3个随机或假随机试验的荟萃分析也同样得出结论，叶酸营养状况与结直肠癌发病风险呈负相关(34)；然而，近期的一项包含15个随机试验的荟萃分析却显示，补充叶酸与结直肠癌发病之间并无显著联系(35)。另一项包括3个大型随机试验的荟萃分析则显示对具有腺瘤病史的患者补充叶酸，同样无明显获益(36)。

大蒜

大蒜的特点是具有高含量的有机硫化合物和黄酮类化合物。大蒜中的烯丙基硫成分约占其干重的1% 左右，有助于饮食健康(37,38)。大蒜还含有其他成分，如黄酮类化合物、硒等均被认为具有抗氧化性能和抗癌活性。临床前调查提供了令人信服的证据显示大蒜和相关的含硫化合物可以在多个器官中抑制致癌物诱导的肿瘤(39)。一项包含37例结直肠癌患者的小样本随机对照研究发现：(I)经过12个月高剂量成熟大蒜提取物的使用，结直肠癌患者的腺瘤大小和数量都明显受到抑制(40)；(II)减少了29% 的新发腺瘤(41)。一项包含4个病例对照和3个队列研究的荟萃分析证实了大蒜摄入和结直肠癌发病风险之间的负相关关系，高低摄入量相比(平均16 g/周，各研究之间存在差异)，可以降低约30%的发病率(42)。

鱼和 ω–3 脂肪酸

已有实验室和动物模型研究指出长链n-3脂肪酸在结直肠癌的发展中起保护作用，推测其作用机制可能是抑制环氧合酶-2(COX-2)活性和产生花生四烯酸衍生类花生酸类物质(40-42)。一项针对美国男性的前瞻性研究显示，对比最高与最低四分位数的n-3脂肪酸含量，结直肠癌患病风险显著降低(优势比OR=0.74，95% CI 0.57~0.95) (43)。鱼是长链n-3脂肪酸的主要膳食来源。一些观察性研究发现了食用鱼类和结直肠癌患病风险之间呈负相关关系(10,43-45)，而其他一些研究则没有发现这种关系(46-48)。最近的一项包含22个队列研究和19个病例对照研究的荟萃分析显示，对比最高与最低的鱼类消耗量，结直肠癌患病风险降低了12% (OR=0.88，95% CI 0.80~0.95) (49)。然而，一项多中心随机对照试验研究显示食用6个月富含油类的鱼或瘦肉进行干预，结肠隐窝内的细胞凋亡和有丝分裂并无明显变化(50)。

维生素 B6

维生素B6广泛分布于食品，尤以肉类、全麦制品、蔬菜、坚果和香蕉含量丰富。维生素B6参与了近100个酶促反应，其中包括与DNA合成和甲基化相关的1-碳基团转移(51)。因此，维生素B6缺乏可能导致DNA合成、修复和甲基化的畸变，进而增加结直肠癌风险。维生素B同样也通过减少细胞增殖、血管生成、氧化应激、炎症反应、一氧化氮合成等作用抑制结直肠癌发生(52,53)。一项针对前瞻性研究的荟萃分析，其中包含9个有关维生素B6摄入和4个有关血清5'-磷酸吡哆醛(PLP，维生素B6的主要活性辅酶形式)水平的研究，汇总显示这些物质与结直肠癌患病风险的关系。对比维生素B6的摄入量和血清PLP水平，最高组与最低组的相对风险度分别为0.90 (95% CI 0.75-1.07)和0.52 (95% CI 0.38-0.71) (54)。

乳制品、钙和维生素 D

体外和体内的研究表明，饮食中钙和维生素D的高摄入可降低结直肠癌发病风险，其机制包括减少上皮细胞在毒性物质中的暴露，通过细胞内的钙离子活动抑制小肠黏膜和上皮细胞增殖(55)；维生素D的保护作用则通过减少上皮细胞增殖来实现(56)。尽管已有大量关于钙、维生素D与结直肠癌患病风险的流行病学研究，但众多流行病学研究及汇集分析的结果并不一致，这些膳食成分对于CRC仍缺乏明确的作用。总体而言，来自观察性研究的结果发现钙的摄入量并没有实质上降低结直肠癌的风险(57,58)，特别是更可靠的大型前瞻性研究也证实了这点(57)。一项针对多个观察性研究的荟萃分析结果支持钙和牛奶/奶制品(钙和维生素D的丰富来源)与结直肠癌风险具有负相关关系(59,60)。从随机试验的数据来看，那些既往有腺瘤病史的患者接受1,200~2,000 mg/d钙摄入，可以减少腺瘤复发(RR=0.80，95% CI 0.69~0.94)，但是对于普通人群并无获益(RR=0.62，95% CI 0.11~3.40) (59)。值得注意的是，在这两项针对普通人群的临床试验中，其统计学效力都是相当有限的(59)。

1980年，Garland推测在高纬度地区由于紫外线辐射弱，导致了维生素D水平较低，进而引起了令人关注的地域性结直肠癌死亡率。流行病学研究目前仅限于小样本数据，但仍可见维生素D与结直肠癌发病风险负相关(57,61-64)。荟萃分析显示，相较于血清25 (OH)维生素D浓度≤12 ng/mL的人群，血清浓度≥33 ng/mL的人群结直肠癌发病风险降低了50%；血清25 (OH)维生素D浓度每增长20 ng/mL(65)，其相对危险度为0.57 (95% CI 0.43~0.76) (66)。

硒

作为人体必需的微量元素，硒在预防癌症方面的作用已经受到越来越多的关注，其可能的抗癌机制包括细胞凋亡(67)、DNA氧化损伤的保护(68)及增加免疫功能(69)。然而，硒和结直肠癌风险之间的流行病学研究尚无定论。许多观察性研究支持硒对结直肠癌的预防作用(70-72)，但结论并不一致(73,74)。一项包含12个观察性研究和2个临床试验的荟萃分析报告，对于妇女而言，硒和结直肠癌发病风险的之间没有相关性，但在男性中呈负相关关系(OR=0.68，95% CI 0.57~0.82) (75)。有一项针对补硒预防皮肤癌的大型随机试验，二次分析表明，被随机分配服用硒(200 μg/d)的受试者其结直肠癌发病率减少了58% (95% CI 0.18~0.95) (76)，尽管在之后的随访中该结果逐渐弱化并失去统计学意义(77)。一项包含3个针对多种营养素预防结直肠癌的随机试验的荟萃分析显示，相较于低血硒人群，高血硒受试者OR为0.66 (95% CI 0.50~0.87) (78)。然而，这些试验都不是将硒作为一种受试干预因素，且所有受试者都接受过近期结肠镜腺瘤切除术，具有高腺瘤风险(79)。

镁

许多食物都富含镁，尤以香料、坚果、谷物、咖啡、可可、茶叶和绿叶蔬菜含量较多。镁参与了多种生化反应并调节相关细胞功能，在基因组稳定性和DNA的合成中具有至关重要的作用(80)。流行病学研究表明，镁可降低结直肠癌风险，但研究结果并不一致。一项包含338,979受试者和8,000例结直肠癌患者的荟萃分析显示，对比镁摄入量最高组与最低组，RR为0.89 (95% CI 0.79~1.00)，且存在剂量-效应关系(81)。

膳食模式、肥胖和相关机制

膳食模式概括了食物总体情况或关键膳食成分(包括食物、食物种类及其营养成分)的情况(82)，其可以利用诸多膳食成分的组合效应提供额外的观点。流行病学证据表明，健康的膳食模式，例如增加水果和蔬菜摄入及降低红肉和加工肉类的摄入，有助于预防结直肠腺瘤和癌症的发生，而一个不健康的膳食模式，例如摄入较多的红肉和加工肉类，土豆和精制碳水化合物，则可能增加的结直肠癌风险(83)。对于总膳食量以及由此产生的后果(例如肥胖)与结直肠癌和其他肿瘤的关系，引起了研究者极大的兴趣(84)。因为这些风险因素是可控的，它们也被视为癌症预防工作的关键(85)。结肠癌被认定与肥胖相关；两个大型前瞻性队列研究证明肥胖者[体重指数(BMI)>30 kg/m^2] 的结肠癌风险是正常体重个体(BMI 18.5-24.9 kg/m^2)的1.5倍(86,87)。前瞻性随访了超过90万美国成年人的癌症预防研究II同样发现，肥胖者的结肠癌相关死亡风险增加了1.5~1.8倍，说明结肠癌发病率的增加可能就来自确诊后的死亡率(88)。一项包含31个观察性研究的荟萃分析报道，BMI每增加2 kg/m^2，结直肠癌发病风险增加7% (95% CI 4%~10%)，腰围每增加2 cm，结直肠癌风险增加4% (95% CI 2%~5%) (89)。另一项荟萃分析表明，BMI与结直肠癌风险的负相关关系，结肠癌比直肠癌明显，男性比女性明显(90)。最近的一些研究试图探索在癌症初期的诊断和治疗后，将控制肥胖作为“二级预防”的措施。Meyerhardt (91)和Dignam (92)的研究结果发现，针对II期和III期结肠癌患者的多中心临床试验中，肥胖者的复发和死亡率更高。随后研究的重点放在了结肠癌患者的膳食组成上，研究显示“西方”饮食模式含有相对较高的红肉和加工肉类，成品粮和糖分，并指出这些膳食成分的高消耗显著提高了复发和死亡风险(93)。最近的研究揭示了西方饮食习惯和血糖的作用(94)。这项研究发现，高碳水化合物的摄入和血糖负荷增加了结直肠癌的复发和死亡率。这一现象适用于所有体型，肥胖者更为显著。之前的报道提示西方饮食模式可伴有结直肠癌发病率升高(95)。然而妇女健康膳食试验(一项针对绝经后妇女进行的大型随机试验)表明，在8年的随访中，低脂肪的膳食模式并未降低结直肠癌风险(96)。

学者们进行了大量的研究试图阐明肥胖导致结肠癌发病率升高的潜在机制，其中之一便是代谢和胰岛素相关途径(97-104)。胰岛素，胰岛素样生长因子(IGF)，胰岛素样生长因子结合蛋白被视为可以通过结肠黏膜的促有丝分裂作用和其他机制导致结肠癌的发生。在一项前瞻性巢式病例对照研究中，Ma等发现男性中IGF-1水平最高的五分位区间较最低的五分位区间，结直肠癌风险增加了2.5倍(101)。在女性中，针对护士健康队列研究的分析发现，IGF-1水平高四分位区间较低四分位区间人群的风险高出2倍(102)。这项研究，以及Kaaks等(103)的调查和Ma等(104)最近的研究还观察到结直肠癌的风险增加与C-肽(胰岛素分泌的标志物)水平增长相一致。有趣的是，在一项队列研究中，通过增加胰岛素样生长因子结合蛋白的存在而减少IGF的暴露，可以显著降低结肠癌死亡率(105)。这些特殊途径揭示了癌症和肥胖之间具有相关性的推测。

显然，肥胖的一个重要原因是缺乏体育活动。体育活动与结直肠癌之间的关联已为人熟知，大量的研究显示参与体育活动的人群较久坐人群的结直肠癌风险降低了约20%(106,107)。这一数据在近端结肠和远端结肠肿瘤中都得到了证实，且程度相似(107)。要想证明体育活动的直接作用，主要的困难在于如何排除诸如肥胖及合并症等相关因素对于结果的影响。已有随机对照试验发现了阳性结果，另一些试验则在进行中；这些研究大多聚焦于结直肠癌的幸存者(临床事件减少)或生物标志物(预防研究)，以期待其运用价值(108-110)。

其他常见的生活方式

酒精

酒精消耗是已知最重要的癌症原因之一，它可能是通过乙醛的基因毒性效应(111)及干扰叶酸吸收(112)来实现。最近一项来自27个队列和34个病例对照研究的荟萃分析显示，酒精与结直肠癌患病风险具有剂量-反应关系(113)：相较于从不饮酒者，适度饮酒者(2~3次/d)结直肠癌风险增加21%，重度饮酒者(≥4次/d)结直肠癌风险增加52%。这些结果与其他的汇集分析相一致，无论结肠癌或者直肠癌的风险均增加(114-116)。

吸烟

吸烟已被证明可以导致许多肺外癌症，但吸烟和结直肠癌之间的关联仍然存在争议。一项汇总了106个观察性研究的荟萃分析估计，吸烟者患结直肠癌的风险是那些从来不抽烟人群的1.18倍(95% CI 1.11~1.25)，且存在剂量-效应关系(117)。另一项荟萃分析则报告，吸烟持续时间和起始年龄与结直肠癌发病率也显著相关(118)。最近的一项研究报告指出，近端结肠和直肠癌的患病风险可以在戒烟后立即下降，而远端结肠癌的风险降低要到戒烟后约20年才能显现(119)。

激素替代疗法 (HRT)

雌激素/孕激素替代治疗被用于控制绝经后症状或者防止激素缺乏引起的相关疾病，如骨质疏松症等。现有的证据表明HRT可以导致结直肠癌患病风险降低，但机制仍不清楚。病例对照研究显示接受激素替代疗法的人群，患结直肠癌风险显著降低(120,121)。大型队列研究也显示了接受HRT的人群，患病风险适度降低(122)，但是缺乏剂量-效应关系(123)。进一步的研究显示，年龄大于65岁，BMI<30 kg/m^2，经常使用阿司匹林或布洛芬的女性，这种相关性更为明显(124)。一项荟萃分析指出，近期接受HRT的人群，结直肠癌风险减少了33% (RR=0.67，95% CI 0.59~0.77)，但与是否既往接受HRT，以及HRT的使用时间没有相关关系(125)。其他的研究也支持HRT的保护作用是短暂的，并在停止使用后消失(124)。妇女健康倡议试验发现，接受雌激素和孕激素治疗的妇女比接受安慰剂的妇女结直肠癌风险降低44% (95% CI 19%~62%)，但是治疗组的

结直肠癌患者病情更晚期(126)。该试验随后的报告称，单纯雌激素治疗和安慰剂组相比，结直肠癌的发病率没有显著差异(127)。

结直肠癌的化学预防

使用特定的物质或化合物，或化学预防剂来预防结直肠癌及其前体状态，如果这种干预是安全和经济有效的，则具有巨大的潜力。目前研究的焦点是合理安全的药物，而非营养元素。二十多年来，来自观察性研究(128-133)和大型随机试验(134-137)的数据显示阿司匹林和其他非甾体类抗炎药(NSAIDs)可以防止结肠腺瘤和结直肠癌的发生发展，并减少疾病的复发(136-139)。一项包含17个病例对照研究的荟萃分析显示，规律服用阿司匹林与结直肠癌患病风险之间存在负相关关系(OR=0.62，95% CI 0.58-0.67)，尽管队列研究显示的数据差异没有这么明显，这可能与两项研究对于阿司匹林的使用不同所造成的(140)。随机试验的证据也并不一致。两项在具有结直肠癌或腺瘤病史的患者之间进行的试验表明，低剂量阿司匹林对新发腺瘤具有化学预防作用(136,137)。然而在健康的个体中，两项大型试验(医生健康研究和妇女健康研究)在随访了10年之后表明，低剂量阿司匹林对于结直肠癌的发病没有影响，这可能是由于剂量不足造成的(134,141,142)。最近的4项关于阿司匹林试验的长期随访结果表明，在经过5年或更长时间规律服用每天至少75 mg (75-300 mg)阿司匹林后，结直肠癌风险降低了50% (143)。阿司匹林因其众所周知的心血管益处和安全有效的数据已成为最有可能用来作为化学预防剂的非甾体类抗炎药物(144)。其他传统的非甾体抗炎药，特别是选择性COX-2抑制剂如塞来昔布，已证实可以引起家族性腺瘤性息肉病腺瘤的消退，并推荐给具有结直肠癌高风险的患者(138,139)，但考虑到其潜在的心血管事件，现阶段还不能推荐常规使用。1990年提出结直肠腺瘤/癌防治计划(CAPP)，CAPP1旨在观察200名患有家族性腺瘤性息肉病的年轻成年人，CAPP2则是第一项针对1,000名患有HNPCC (又称Lynch综合征)的成年人进行的大规模基因导向的化学预防试验。CAPP2的结果显示，接受600 mg/d阿司匹林平均治疗25个月后，遗传性结直肠癌基因携带者的结直肠癌发病率显著下降(145)。然而，阿司匹林的最小有效剂量仍不清楚，这将是CAPP另一项针对Lynch综合征患者的新试验的目标。非甾体抗炎药的抑癌机制仍无定论，可能的解释是增加了细胞凋亡和通过抑制环氧合酶-2 (COX-2)而使肿瘤细胞生长受到抑制(146)。

非甾体抗炎药的副作用已众所周知，主要归因于抑制了COX活性。使用阿司匹林最常见的严重不良事件是胃肠道出血，即使是低剂量阿司匹林(147)。与其他非甾体抗炎药相比，阿司匹林引起闭塞性心血管事件的风险较低，但剂量依赖性的出血并发症风险可能会限制其在结直肠癌一级预防中的潜在作用(148)。然而，最佳剂量、最佳的治疗时长和起始年龄尚不清楚(144)。综合考虑了风险和利益，美国预防服务特别工作组在2007年提出，不推荐常规使用阿司匹林预防结直肠癌(149)。然而，2011年8个随机对照试验的汇集分析表明，坚持每天服用阿司匹林5~10年，可以使5年癌症死亡率降低34% (P=0.03)和20年的癌症死亡率降低20% (P<0.001) (150)。鉴于出血并发症并不危及生命，

阿司匹林在预防结直肠癌方面的风险收益仍需进一步评估。考虑到阿司匹林的毒性在很大程度上取决于剂量，选择最小有效剂量将是结直肠癌预防的关键(151)。

结论

据估计，饮食因素导致了近一半的结直肠癌病例，因此，饮食和生活方式的干预是一级预防的关键。本文主要针对膳食组成和其他可调控的因素进行了综述并更新了相关的流行病学证据。已有令人信服或相对一致的证据显示，摄入大蒜、维生素B6和镁，通过饮食和锻炼保持健康的体重和腰围，避免或减少红肉、饮酒和吸烟，可显著减少结直肠癌的发生发展。也有一些高质量，但不太一致的证据表明下列膳食成分是有益的：水果和蔬菜(纤维素和叶酸)、鱼和ω-3脂肪酸、硒、乳制品、钙和维生素D。对于高危人群，饮食和生活方式干预措施可能是不够的，可以考虑使用阿司匹林和其他化学预防剂，尽管最小有效剂量仍不清楚。正在进行的研究将揭示出更多安全有效的干预措施来预防结直肠癌，并可能带来其他健康获益。

致谢

This work was supported by Public Health Service grant NCI P30-CA-14599 from the National Cancer Institute, United States National Institutes of Health.

声明：所有作者均无利益冲突。

参考文献

1. Weitz J, Koch M, Debus J, et al. Colorectal cancer. Lancet 2005;365:153-65.
2. Jemal A, Bray F, Center MM, et al. Global cancer statistics. CA Cancer J Clin 2011;61:69-90.
3. Center MM, Jemal A, Ward E. International trends in colorectal cancer incidence rates. Cancer Epidemiol Biomarkers Prev 2009;18:1688-94.
4. Doll R, Peto R. The causes of cancer: quantitative estimates of avoidable risks of cancer in the United States today. J Natl Cancer Inst 1981;66:1191-308.
5. Giovannucci E, Stampfer MJ, Colditz G, et al. Relationship of diet to risk of colorectal adenoma in men. J Natl Cancer Inst 1992;84:91-8.
6. Flood DM, Weiss NS, Cook LS, et al. Colorectal cancer incidence in Asian migrants to the United States and their descendants. Cancer Causes Control 2000;11:403-11
7. Kune GA, Bannerman S, Watson LF. Attributable risk for diet, alcohol, and family history in the Melbourne Colorectal Cancer Study. Nutr Cancer 1992;18:231-5.
8. Shike M. Diet and lifestyle in the prevention of colorectal cancer: an overview. Am J Med. 1999;106:11S-15S; discussion 50S-51S.
9. Chao A, Thun MJ, Connell CJ, et al. Meat consumption and risk of colorectal cancer.

JAMA.2005;293:172-82.

10. Norat T, Bingham S, Ferrari P, et al. Meat, fish, and colorectal cancer risk: the European Prospective Investigation into cancer and nutrition. J Natl Cancer Inst 2005;97:906-16.
11. Cross AJ, Ferrucci LM, Risch A, et al. A large prospective study of meat consumption and colorectal cancer risk: an investigation of potential mechanisms underlying this association. Cancer Res 2010;70:2406-14.
12. Chan DS, Lau R, Aune D, et al. Red and processed meat and colorectal cancer incidence: meta-analysis of prospective studies. PLoS One 2011;6:e20456.
13. Alexander DD, Weed DL, Cushing CA, et al. Meta-analysis of prospective studies of red meat consumption and colorectal cancer. Eur J Cancer Prev 2011;20:293-307.
14. Smolińska K, Paluszkiewicz P. Risk of colorectal cancer in relation to frequency and total amount of red meat consumption. Systematic review and meta-analysis. Arch Med Sci 2010;6:605-10.
15. Sinha R, Chow WH, Kulldorff M, et al. Well-done, grilled red meat increases the risk of colorectal adenomas. Cancer Res 1999;59:4320-4.
16. Ferrucci LM, Sinha R, Huang WY, et al. Meat consumption and the risk of incident distal colon and rectal adenoma. Br J Cancer 2012;106:608-16.
17. Bingham SA, Hughes R, Cross AJ. Effect of white versus red meat on endogenous N-nitrosation in the human colon and further evidence of a dose response. J Nutr 2002;132:3522S-3525S.
18. Levi F, Pasche C, Lucchini F, et al. Dietary fibre and the risk of colorectal cancer. Eur J Cancer 2001;37:2091-6.
19. Bingham SA, Day NE, Luben R, et al. European Prospective Investigation into Cancer and Nutrition. Dietary fibre in food and protection against colorectal cancer in the European Prospective Investigation into Cancer and Nutrition (EPIC): an observational study. Lancet 2003;361:1496-501.
20. Terry P, Giovannucci E, Michels KB, et al. Fruit, vegetables, dietary fiber, and risk of colorectal cancer. J Natl Cancer Inst 2001;93:525-33.
21. Peters U, Sinha R, Chatterjee N, et al. Prostate, Lung, Colorectal, and Ovarian Cancer Screening Trial Project Team. Dietary fibre and colorectal adenoma in a colorectal cancer early detection programme. Lancet 2003;361:1491-5.
22. Dahm CC, Keogh RH, Spencer EA, et al. Dietary fiber and colorectal cancer risk: a nested case-control study using food diaries. J Natl Cancer Inst 2010;102:614-26.
23. Mai V, Flood A, Peters U, et al. Dietary fibre and risk of colorectal cancer in the Breast Cancer Detection Demonstration Project (BCDDP) follow-up cohort. Int J Epidemiol 2003;32:234-9.

24. Schatzkin A, Mouw T, Park Y, et al. Dietary fiber and whole-grain consumption in relation to colorectal cancer in the NIH-AARP Diet and Health Study. Am J Clin Nutr 2007;85:1353-60.
25. Fuchs CS, Giovannucci EL, Colditz GA, et al. Dietary fiber and the risk of colorectal cancer and adenoma in women. N Engl J Med 1999;340:169-76.
26. Park Y, Hunter DJ, Spiegelman D, et al. Dietary fiber intake and risk of colorectal cancer: a pooled analysis of prospective cohort studies. JAMA 2005;294:2849-57.
27. Aune D, Chan DS, Lau R, et al. Dietary fibre, whole grains, and risk of colorectal cancer: systematic review and dose-response meta-analysis of prospective studies. BMJ 2011;343:d6617.
28. Alberts DS, Martínez ME, Roe DJ, et al. Lack of effect of a high-fiber cereal supplement on the recurrence of colorectal adenomas. Phoenix Colon Cancer Prevention Physicians' Network. N Engl J Med 2000;342:1156-62.
29. Schatzkin A, Lanza E, Corle D, et al. Lack of effect of a low-fat, high-fiber diet on the recurrence of colorectal adenomas. Polyp Prevention Trial Study Group. N Engl J Med 2000;342:1149-55.
30. Giovannucci E, Stampfer MJ, Colditz GA, et al. Folate, methionine, and alcohol intake and risk of colorectal adenoma. J Natl Cancer Inst 1993;85:875-84.
31. Martínez ME, Henning SM, Alberts DS. Folate and colorectal neoplasia: relation between plasma and dietary markers of folate and adenoma recurrence. Am J Clin Nutr 2004;79:691-7.
32. Lee JE, Willett WC, Fuchs CS, et al. Folate intake and risk of colorectal cancer and adenoma: modification by time. Am J Clin Nutr 2011;93:817-25.
33. Fujimori S, Gudis K, Takahashi Y, et al. Determination of the minimal essential serum folate concentration for reduced risk of colorectal adenoma. Clin Nutr 2011;30:653-8.
34. Fife J, Raniga S, Hider PN, et al. Folic acid supplementation and colorectal cancer risk: a meta-analysis. Colorectal Dis 2011;13:132-7.
35. Qin X, Cui Y, Shen L, et al. Folic acid supplementation and cancer risk: A meta-analysis of randomized controlled trials. Int J Cancer 2013;133:1033-41.
36. Figueiredo JC, Mott LA, Giovannucci E, et al. Folic acid and prevention of colorectal adenomas: a combined analysis of randomized clinical trials. Int J Cancer 2011;129:192-203.
37. Ngo SN, Williams DB, Cobiac L, et al. Does garlic reduce risk of colorectal cancer? A systematic review. J Nutr 2007;137:2264-9.
38. El-Bayoumy K, Sinha R, Pinto JT, et al. Cancer chemoprevention by garlic and garlic-containing sulfur and selenium compounds. J Nutr 2006;136:864S-869S.
39. Knowles LM, Milner JA. Possible mechanism by which allyl sulfides suppress neoplastic

cell proliferation. J Nutr 2001;131:1061S-6S.

40. Tanaka S, Haruma K, Yoshihara M, et al. Aged garlic extract has potential suppressive effect on colorectal adenomas in humans. J Nutr 2006;136:821S-826S.
41. Tanaka S, Haruma K, Kunihiro M, et al. Effects of aged garlic extract (AGE) on colorectal adenomas: a double-blinded study. Hiroshima J Med Sci 2004;53:39-45.
42. Fleischauer AT, Poole C, Arab L. Garlic consumption and cancer prevention: meta-analyses of colorectal and stomach cancers. Am J Clin Nutr 2000;72:1047-52.
43. Hall MN, Chavarro JE, Lee IM, et al. A 22-year prospective study of fish, n-3 fatty acid intake, and colorectal cancer risk in men. Cancer Epidemiol Biomarkers Prev 2008;17:1136-43.
44. Jedrychowski W, Maugeri U, Pac A, et al. Protective effect of fish consumption on colorectal cancer risk. Hospital-based case-control study in Eastern Europe. Ann Nutr Metab 2008;53:295-302.
45. Kato I, Akhmedkhanov A, Koenig K, et al. Prospective study of diet and female colorectal cancer: the New York University Women's Health Study. Nutr Cancer 1997;28:276-81.
46. Sugawara Y, Kuriyama S, Kakizaki M, et al. Fish consumption and the risk of colorectal cancer: the Ohsaki Cohort Study. Br J Cancer 2009;101:849-54.
47. Kobayashi M, Tsubono Y, Otani T, et al. Fish, long-chain n-3 polyunsaturated fatty acids, and risk of colorectal cancer in middle-aged Japanese: the JPHC study. Nutr Cancer 2004;49:32-40.
48. English DR, MacInnis RJ, Hodge AM, et al. Red meat, chicken, and fish consumption and risk of colorectal cancer. Cancer Epidemiol Biomarkers Prev 2004;13:1509-14.
49. Wu S, Feng B, Li K, et al. Fish consumption and colorectal cancer risk in humans: a systematic review and meta-analysis. Am J Med 2012;125:551-9.e5.
50. Pot GK, Majsak-Newman G, Geelen A, et al. Fish consumption and markers of colorectal cancer risk: a multicenter randomized controlled trial. Am J Clin Nutr 2009;90:354-61.
51. Selhub J. Folate, vitamin B12 and vitamin B6 and one carbon metabolism. J Nutr Health Aging 2002;6:39-42.
52. Matsubara K, Komatsu S, Oka T, et al. Vitamin B6-mediated suppression of colon tumorigenesis, cell proliferation, and angiogenesis (review). J Nutr Biochem 2003;14:246-50.
53. Shen J, Lai CQ, Mattei J, et al. Association of vitamin B-6 status with inflammation, oxidative stress, and chronic inflammatory conditions: the Boston Puerto Rican Health Study. Am J Clin Nutr 2010;91:337-42.
54. Larsson SC, Orsini N, Wolk A. Vitamin B6 and risk of colorectal cancer: a meta-analysis of prospective studies. JAMA 2010;303:1077-83.
55. Lipkin M, Newmark H. Effect of added dietary calcium on colonic epithelial-

cell proliferation in subjects at high risk for familial colonic cancer. N Engl J Med 1985;313:1381-4.

56. Shabahang M, Buras RR, Davoodi F, et al. Growth inhibition of HT-29 human colon cancer cells by analogues of 1,25-dihydroxyvitamin D3. Cancer Res 1994;54:4057-64.
57. Martínez ME, Willett WC. Calcium, vitamin D, and colorectal cancer: a review of the epidemiologic evidence. Cancer Epidemiol Biomarkers Prev 1998;7:163-8.
58. Bergsma-Kadijk JA, van't Veer P, Kampman E, et al. Calcium does not protect against colorectal neoplasia. Epidemiology 1996;7:590-7.
59. Carroll C, Cooper K, Papaioannou D, et al. Supplemental calcium in the chemoprevention of colorectal cancer: a systematic review and meta-analysis. Clin Ther 2010;32:789-803.
60. Garland CF, Garland FC. Do sunlight and vitamin D reduce the likelihood of colon cancer? Int J Epidemiol 1980;9:227-31.
61. Wactawski-Wende J, Kotchen JM, Anderson GL, et al. Calcium plus vitamin D supplementation and the risk of colorectal cancer. N Engl J Med 2006;354:684-96.
62. Garland CF, Comstock GW, Garland FC, et al. Serum 25-hydroxyvitamin D and colon cancer: eight-year prospective study. Lancet 1989;2:1176-8.
63. Braun MM, Helzlsouer KJ, Hollis BW, et al. Colon cancer and serum vitamin D metabolite levels 10-17 years prior to diagnosis. Am J Epidemiol 1995;142:608-11.
64. Feskanich D, Ma J, Fuchs CS, et al. Plasma vitamin D metabolites and risk of colorectal cancer in women. Cancer Epidemiol Biomarkers Prev 2004;13:1502-8.
65. Gorham ED, Garland CF, Garland FC, et al. Optimal vitamin D status for colorectal cancer prevention: a quantitative meta analysis. Am J Prev Med 2007;32:210-6.
66. Yin L, Grandi N, Raum E, et al. Meta-analysis: longitudinal studies of serum vitamin D and colorectal cancer risk. Aliment Pharmacol Ther 2009;30:113-25.
67. Sanmartín C, Plano D, Sharma AK, et al. Selenium compounds, apoptosis and other types of cell death: an overview for cancer therapy. Int J Mol Sci 2012;13:9649-72.
68. Ramoutar RR, Brumaghim JL. Effects of inorganic selenium compounds on oxidative DNA damage. J Inorg Biochem 2007;101:1028-35.
69. Broome CS, McArdle F, Kyle JA, et al. An increase in selenium intake improves immune function and poliovirus handling in adults with marginal selenium status. Am J Clin Nutr 2004;80:154-62.
70. Connelly-Frost A, Poole C, Satia JA, et al. Selenium, folate, and colon cancer. Nutr Cancer 2009;61:165-78.
71. Fernández-Bañares F, Cabré E, Esteve M, et al. Serum selenium and risk of large size colorectal adenomas in a geographical area with a low selenium status. Am J Gastroenterol 2002;97:2103-8.

72. Clark LC, Hixson LJ, Combs GF Jr, et al. Plasma selenium concentration predicts the prevalence of colorectal adenomatous polyps. Cancer Epidemiol Biomarkers Prev 1993;2:41-6.
73. Garland M, Morris JS, Stampfer MJ, et al. Prospective study of toenail selenium levels and cancer among women. J Natl Cancer Inst 1995;87:497-505.
74. van den Brandt PA, Goldbohm RA, van't Veer P, et al. A prospective cohort study on toenail selenium levels and risk of gastrointestinal cancer. J Natl Cancer Inst 1993;85:224-9.
75. Takata Y, Kristal AR, King IB, et al. Serum selenium, genetic variation in selenoenzymes, and risk of colorectal cancer: primary analysis from the Women's Health Initiative Observational Study and meta-analysis. Cancer Epidemiol Biomarkers Prev 2011;20:1822-30.
76. Clark LC, Combs GF Jr, Turnbull BW, et al. Effects of selenium supplementation for cancer prevention in patients with carcinoma of the skin. A randomized controlled trial. Nutritional Prevention of Cancer Study Group. JAMA 1996;276:1957-63.
77. Duffield-Lillico AJ, Reid ME, Turnbull BW, et al. Baseline characteristics and the effect of selenium supplementation on cancer incidence in a randomized clinical trial: a summary report of the Nutritional Prevention of Cancer Trial. Cancer Epidemiol Biomarkers Prev 2002;11:630-9.
78. Jacobs ET, Jiang R, Alberts DS, et al. Selenium and colorectal adenoma: results of a pooled analysis. J Natl Cancer Inst 2004;96:1669-75.
79. Duffield-Lillico AJ, Shureiqi I, Lippman SM. Can selenium prevent colorectal cancer? A signpost from epidemiology. J Natl Cancer Inst 2004;96:1645-7.
80. Hartwig A. Role of magnesium in genomic stability. Mutat Res 2001;475:113-21.
81. Chen GC, Pang Z, Liu QF. Magnesium intake and risk of colorectal cancer: a meta-analysis of prospective studies. Eur J Clin Nutr 2012;66:1182-6.
82. Randi G, Edefonti V, Ferraroni M, et al. Dietary patterns and the risk of colorectal cancer and adenomas. Nutr Rev 2010;68:389-408.
83. Miller PE, Lesko SM, Muscat JE, et al. Dietary patterns and colorectal adenoma and cancer risk: a review of the epidemiological evidence. Nutr Cancer 2010;62:413-24.
84. Calle EE, Kaaks R. Overweight, obesity and cancer: epidemiological evidence and proposed mechanisms. Nat Rev Cancer 2004;4:579-91.
85. Wiseman M. The second World Cancer Research Fund/American Institute for Cancer Research expert report. Food, nutrition, physical activity, and the prevention of cancer: a global perspective. Proc Nutr Soc 2008;67:253-6.
86. Martínez ME, Giovannucci E, Spiegelman D, et al. Leisure-time physical activity, body size, and colon cancer in women. Nurses' Health Study Research Group. J Natl Cancer

Inst 1997;89:948-55.

87. Giovannucci E, Ascherio A, Rimm EB, et al. Physical activity, obesity, and risk for colon cancer and adenoma in men. Ann Intern Med 1995;122:327-34.

88. Calle EE, Rodriguez C, Walker-Thurmond K, et al. Overweight, obesity, and mortality from cancer in a prospectively studied cohort of U.S. adults. N Engl J Med 2003;348:1625-38.

89. Moghaddam AA, Woodward M, Huxley R. Obesity and risk of colorectal cancer: a meta-analysis of 31 studies with 70,000 events. Cancer Epidemiol Biomarkers Prev 2007;16:2533-47.

90. Ning Y, Wang L, Giovannucci EL. A quantitative analysis of body mass index and colorectal cancer: findings from 56 observational studies. Obes Rev 2010;11:19-30.

91. Meyerhardt JA, Catalano PJ, Haller DG, et al. Influence of body mass index on outcomes and treatment-related toxicity in patients with colon carcinoma. Cancer 2003;98:484-95.

92. Dignam JJ, Polite BN, Yothers G, et al. Body mass index and outcomes in patients who receive adjuvant chemotherapy for colon cancer. J Natl Cancer Inst 2006;98:1647-54.

93. Meyerhardt JA, Sato K, Niedzwiecki D, et al. Dietary glycemic load and cancer recurrence and survival in patients with stage III colon cancer: findings from CALGB 89803. J Natl Cancer Inst 2012;104:1702-11.

94. Meyerhardt JA, Niedzwiecki D, Hollis D, et al. Association of dietary patterns with cancer recurrence and survival in patients with stage III colon cancer. JAMA 2007;298:754-64.

95. Fung T, Hu FB, Fuchs C, et al. Major dietary patterns and the risk of colorectal cancer in women. Arch Intern Med 2003;163:309-14.

96. Beresford SA, Johnson KC, Ritenbaugh C, et al. Low-fat dietary pattern and risk of colorectal cancer: the Women's Health Initiative Randomized Controlled Dietary Modification Trial. JAMA 2006;295:643-54.

97. Kaaks R, Lukanova A. Energy balance and cancer: the role of insulin and insulin-like growth factor-I. Proc Nutr Soc 2001;60:91-106.

98. Giovannucci E, Pollak MN, Platz EA, et al. A prospective study of plasma insulin-like growth factor-1 and binding protein-3 and risk of colorectal neoplasia in women. Cancer Epidemiol Biomarkers Prev 2000;9:345-9.

99. Manousos O, Souglakos J, Bosetti C, et al. IGF-I and IGF-II in relation to colorectal cancer. Int J Cancer 1999;83:15-7.

100. Schoen RE, Tangen CM, Kuller LH, et al. Increased blood glucose and insulin, body size, and incident colorectal cancer. J Natl Cancer Inst 1999;91:1147-54.

101. Ma J, Pollak MN, Giovannucci E, et al. Prospective study of colorectal cancer risk in men and plasma levels of insulin-like growth factor (IGF)-I and IGF-binding protein-3. J Natl

Cancer Inst 1999;91:620-5.

102. Wei EK, Ma J, Pollak MN, et al. A prospective study of C-peptide, insulin-like growth factor-I, insulin-like growth factor binding protein-1, and the risk of colorectal cancer in women. Cancer Epidemiol Biomarkers Prev 2005;14:850-5.

103. Kaaks R, Toniolo P, Akhmedkhanov A, et al. Serum C-peptide, insulin-like growth factor (IGF)-I, IGF-binding proteins, and colorectal cancer risk in women. J Natl Cancer Inst 2000;92:1592-600.

104. Ma J, Giovannucci E, Pollak M, et al. A prospective study of plasma C-peptide and colorectal cancer risk in men. J Natl Cancer Inst 2004;96:546-53.

105. Haydon AM, Macinnis RJ, English DR, et al Effect of physical activity and body size on survival after diagnosis with colorectal cancer. Gut 2006;55:62-7.

106. Wolin KY, Yan Y, Colditz GA, et al. Physical activity and colon cancer prevention: a meta-analysis. Br J Cancer 2009;100:611-6.

107. Boyle T, Keegel T, Bull F, et al. Physical activity and risks of proximal and distal colon cancers: a systematic review and meta-analysis. J Natl Cancer Inst 2012;104:1548-61.

108. Courneya KS, Booth CM, Gill S, et al. The Colon Health and Life-Long Exercise Change trial: a randomized trial of the National Cancer Institute of Canada Clinical Trials Group. Curr Oncol 2008;15:279-85.

109. Meyerhardt JA, Heseltine D, Niedzwiecki D, et al. Impact of physical activity on cancer recurrence and survival in patients with stage III colon cancer: findings from CALGB 89803. J Clin Oncol 2006;24:3535-41.

110. Winzer BM, Whiteman DC, Reeves MM, et al. Physical activity and cancer prevention: a systematic review of clinical trials. Cancer Causes Control 2011;22:811-26.

111. Boffetta P, Hashibe M. Alcohol and cancer. Lancet Oncol 2006;7:149-56.

112. Giovannucci E, Rimm EB, Ascherio A, et al. Alcohol, low-methionine--low-folate diets, and risk of colon cancer in men. J Natl Cancer Inst 1995;87:265-73.

113. Fedirko V, Tramacere I, Bagnardi V, et al. Alcohol drinking and colorectal cancer risk: an overall and dose-response meta-analysis of published studies. Ann Oncol 2011;22:1958-72.

114. Mizoue T, Inoue M, Wakai K, et al. Research Group for Development and Evaluation of Cancer Prevention Strategies in Japan. Alcohol drinking and colorectal cancer in Japanese: a pooled analysis of results from five cohort studies. Am J Epidemiol 2008;167:1397-406.

115. Moskal A, Norat T, Ferrari P, et al. Alcohol intake and colorectal cancer risk: a dose-response meta-analysis of published cohort studies. Int J Cancer 2007;120:664-71.

116. Cho E, Smith-Warner SA, Ritz J, et al. Alcohol intake and colorectal cancer: a pooled analysis of 8 cohort studies. Ann Intern Med 2004;140:603-13.

117. Botteri E, Iodice S, Bagnardi V, et al. Smoking and colorectal cancer: a meta-analysis.

腹腔镜结肠癌切除术

从传统意义上讲，结肠切除术已经完全可以通过腹腔镜来实施，而且能够达到更好的临床效果。然而，腹腔镜的出现带来了外科手术的革命，对于合适的患者来说，现在它提供了不同于传统外科手术治疗结直肠疾病的另一种而且是受大众欢迎的手术方式的选择。这主要归功于腹腔镜手术实实在在的短期效果，包括术后疼痛少，肠功能早期恢复和住院时间缩短(3,4)。虽然腹腔镜手术被认为是对消化道疾病的一种安全并且有效的治疗方式，但对于这种微创手术的初始热情被较陡的学习曲线以及目前对于伤口和戳卡处的种植担忧所阻扰(4)。所以持续推广使用这种新技术时，应该平衡考虑其所带来的短期获益以及肿瘤残留的可能结果。腹腔镜手术并不会增加肿瘤残留可能，同时也并未增加围手术期并发症，相关数据先由一些回顾性研究提供，并继而被一些大样本的，随机临床研究所证实(3,5-8)。

巴塞罗那(Barcelona)临床研究是第一个随机前瞻性、单中心临床研究，该研究对比了腹腔镜结肠切除术和传统的开腹结肠切除术。从1993年至1998年，共有206名患者入组(其中105名患者纳入腹腔镜组)，该研究的首要指标为肿瘤相关率。研究者发现从死亡率，住院时间，肿瘤复发以及肿瘤相关存活率来看，腹腔镜手术都优于开腹手术。此项研究的长期随访结果(中位随访时间为95个月)显示总体率和复发率在腹腔镜手术组都较优，但结果不具有统计学意义(5,6)。

外科治疗的临床结果研究组发起的一项更大规模，前瞻性的、随机、多中心临床研究显示腹腔镜手术和开腹手术组具有相似的长期疗效。1994年至2001年，872名患者(435名患者纳入腹腔镜手术组)入组本研究。中位生存时间为52个月，本研究的主要指标为肿瘤复发时间。3年生存分析结果显示2组患者具有相似的复发率(16% *vs.* 18%)。此外，总体生存率也未体现出统计学差异(腹腔镜组86% *vs.* 开腹组85%)。近期研究者也发布了5年的最新结果，新结果显示总体以及无病生存期在两组患者中结果相似。此外，总体复发率相似(腹腔镜19.4% *vs.* 开腹组21.8%)(7,9)。另一项稍大型的欧洲多中心结肠癌腹腔镜或开腹切除的临床研究(COLOR)证实，该研究主要用来评估结肠癌经腹腔镜切除或开腹切除手术后的无病生存期以及3年的总体生存率。包括所有分期的患者，3年总体生存率以及无病生存率在两组间均无明显差异。局部以及远处复发转移率也大致相似(8)。值得一提的是，两组间的淋巴结清扫数目也大致相似。这些研究的主要缺陷可能是医疗中心对于接受腹腔镜手术的癌症患者具有选择偏移性。

实际上，肿瘤体积较小(适合小切口)和肿瘤仅仅局限于结肠(T3分期及以下)的患者比较适合接受腹腔镜手术。

术后并发症以及生活质量 (QOL)

腹腔镜手术的短期效果已经被广泛的认识，在多次的临床实践中，这些短期的获益也能够重复，很多学者认为腹腔镜手术对比传统开腹手术来说具有更少的相关并发症。之前提到的多数临床试验的主要研究结果为肿瘤复发和生存，这些初始数据也提供了一些手术中以及手术后并发症的数据。巴塞罗那试验发现腹腔镜组患者术中出血少，术后死亡率低(5)。然而COST研究以及COLOR研究并没有发现术后死亡率以及30天内死亡率在两组患者中存在统计学差异。手术中并发症发生率，再次入院率，以及再次开腹率在2组间无明显差别(7,8)。Tjandra最近发表文章回顾了17项随机临床研究，共包括4,013名患者。研究者发现总体并发症的发生率在2组间并无显著差异。然而，腹腔镜手术组具有更低的围手术期死亡率以及伤口并发症(10)。

总体生活质量在结直肠癌术后方面也值得研究，目前已有的数据显示腹腔镜手术后患者生活质量方面改善并不明显。COST研究中分析的428名患者，根据术后2周的国际评分系统显示了短期的优势。使用其他器械或者在其他时间评估(2天或者2周)则并未显示出明显差异(11)。长期随访的结果显示，接受腹腔镜手术的患者18个月之后显示出了更加明显的生活质量改善(使用QOL评估以及QOL，QLI) (12)。

外科手术在转移性结直肠癌治疗中的地位

高达25%的结肠癌患者在诊断时就同时伴有转移，而这些患者中仅有10%~20%的患者最终能够接受手术切除(1,13)。更普遍的情况是，患者在原发肿瘤切除之后的窗口期又出现了远处器官转移，而肝脏是最常被累及的器官。

转移性结肠癌患者应该接受多学科治疗模式的全面评估：包括肿瘤学家，放疗专家、结直肠外科医生、肝胆外科医生。外科手术切除转移灶仅在身体状况良好的患者上考虑，要求手术中能够达到阴性切缘并且能够保留足够的肝脏(>20%)。可切除病灶的治疗金标准为手术切除，其他的可能治愈的手段包括射频消融(RFA)，肝动脉灌注化疗(HAI)。上述的治疗手段单独使用都不如化疗或者外科手术有效，化疗和手术可能达到的5年生存率能够高达40% (1,14-16)。

虽然手术和化疗的效果很肯定，但是治疗的顺序应该如何选择目前仍存在很多争议。认为手术优先的观点认为化疗可能会导致疾病进展以及化疗可能会带来相关的肝损伤，然而仅仅有少部分数据表明这样的治疗理念能够带来总体生存率上的获益(17)。EORTC40983试验提出了相反的意见，这项研究对比围手术期化疗+手术治疗和单纯手术治疗。研究者发现围手术期化疗组患者的3年生存率方面有8.1%的获益。然而围手术期化疗组的患者发生术后并发症的比例更高(18)。

同时可手术切除的转移性结肠癌的治疗方式目前也存在较多的争议，传统的做法常常是先切除原发肿瘤，然后接受辅助化疗，再接受分期肝转移瘤的切除。然而，最近的一些研究表明在经验丰富的医疗中心中选择合适的患者进行同时切除结肠和肝脏转移灶是安全的(19)。这种治疗方式的优势在于能够降低患者接受二次手术并发症的发生率，也能够消除患者在第一次手术后的恢复期间可能引起肝脏疾病进展的可能。最新出现一种新颖的观点，这种观点认为应该早期处理肝脏转移病灶，以期能够达到治愈的目的(20)。但是目前支持本观点的数据并不充足，越来越多的研究数据显示在为可切除的同时性肝转移患者选择治疗方案时应该个体化治疗。患者的机能状态和疾病负担应该和患者的手术风险以及肿瘤学获益都结合在一起考虑(21)。

对于不同时出现的结肠原发肿瘤和不可切除有症状的远处转移灶，化疗往往就是主要的治疗方式。目前已知的数据均显示切除原发肿瘤给患者带来的获益甚微。切除原发肿瘤的风险极大并且耽误化疗的开始，而手术也并未给患者带来生存上的获益。2009年Poultsides等报道一系列233名患者不可切除的原发以及转移瘤患者接受化学治疗。研究者发现93%的患者并没有要求姑息性切除原发肿瘤(22)。当然，如果患者出现了肠梗阻的症状以及体征，并且这些症状和体征并不能通过改变饮食来控制的话，这时就需要姑息性切除来解决问题了。当然这只是其中的一小部分病人。

直肠癌的手术治疗

概论

直肠癌手术治疗决策的制定往往比较复杂，同样也需要多学科治疗模式来决定。虽然直肠在病理生理学上被认为和结肠基本一致，但是直肠在解剖位置上处于骨性骨盆中也为外科手术带来了相应的挑战。在过去的一个世纪里，对直肠癌的病理组织学以及其复发方式的认识上的进步使得直肠癌的治疗模式得到了很大改变(23)。

直肠癌的初始治疗包括完整的局部侵犯以及远处播散的评估。不同于结肠癌，直肠癌很容易通过体检来评估，体检往往可以提供更多信息包括：肿瘤的大小、固定程度以及位置(2)。最终，直肠癌的治疗决策还应考虑直肠癌在直肠中的位置以及肿瘤侵犯的深度。所以，直肠超声(ERUS)以及盆腔MRI的检查结果也常常被用于直肠癌的局部分期(24,25)。患者经过检查被认为是中远段直肠癌局部进展期的话(临床分期为ⅡA或以上)会被常规建议接受术前新辅助放化疗，新辅助治疗往往被认为能够降低局部复发率(23,26)。这种治疗模式目前正受到临床研究联盟的挑战，该研究正在入组Ⅱ/Ⅲ期患者选择性接受放疗。直肠上段的肿瘤(腹膜反折上方或者直肠乙状结肠连接处)治疗模式存在更多的争议。目前的数据显示对于这些患者应该采取更多的个体化治疗方式，如果肿瘤体积过大，则建议患者先行术前放化疗，如果体积较小则直接手术切除。

直肠全系膜切除

局部根治性手术切除对于直肠癌患者一直受到发病率以及高复发率的影响(25)。1982年，Heald教授将直肠系膜全切除术命名为TME，这种术式极大地改变了直肠切除的外科手术方式。合适的TME要求在直肠和骶前狭小的间隙，以及周围盆壁组织中进行锐性分离。对于远端直肠癌，TME手术应该环周切除直肠直至盆底肌，以及完整的直肠系膜。这种手术方式能够完整的切除直肠以及周围区域淋巴结，保证取得一个环周的阴性手术切缘并保留自主神经(23,24,27)。这被证明是获得局部低复发率的一个完整部分。一项由荷兰结直肠癌协作组发起的前瞻性、随机临床试验，旨在TME外科质量监控，报告了直肠癌患者单纯接受手术切除的2年复发率为8.2% (6年随访复发率为10.9%) (28,29)。近端直肠癌，如之前所说，常常不需要TME手术切除，因为淋巴结转移常常仅仅局限于肿瘤周围几个厘米。这些病例中，在保证了足够的切缘的情况下，部分的系膜切除术已经足够了。体积过大的直肠上段肿瘤能够从术前新辅助放化疗中获益。

环周以及远端切缘

在结肠的部分切除术中达到合适的环周切缘和远端切缘干净常常并无太多争议，但是这些原则应用在直肠癌中就不是相同的情况了。高质量的TME手术能够达到阴性的环形切缘或者说环周切缘(CRM)，环周切缘常常被认为和预后相关(局部复发、远处转移、生存) (27,30,31)。环周切缘阳性的定义为环周切缘组织1 mm内可见肿瘤，涉及的肿瘤组织包括：直接肿瘤浸润，肿瘤系膜种植结节，直肠系膜淋巴结，或者不合适的肿瘤切开。2002年，Wibe报道一系列共有686名未接受过术前放化疗的患者接受直肠切除术，所有患者均接受了环周切缘的评价。经过中位随访时间29个月之后，研究者发现环周切缘阳性的患者的局部复发率为22%，而环周切缘阴性的患者的局部复发率为5% (>1 mm)。同时也发现环周切缘也是远处转移(HR 4.7)以及死亡率(HR 3.7)的独立危险因素 (32)。

理想的远端切缘在直肠外科学界仍有很大争议，特别是在括约肌保留手术中。之前认为远端应有5 cm安全切缘，然而，这一说法受到了病理学的相关数据反对，研究认为低位直肠癌较少出现肠壁内浸润(33,34)。肠壁内浸润以及肠壁外浸润在决定理想的远端切缘方面有重要的作用。一项较大的回顾性研究，Shirouzu报道一系列610名患者接受了直肠切除术后发现仅仅有10%的患者存在远处浆膜内转移。同时发现这些患者的远处浸润仅仅发生在肿瘤远端2 cm之内。所以，研究者认为肿瘤远端1 cm的切缘已经能够满足大多数的直肠癌患者(34)。基于已存在的相关数据，2 cm的远端切缘能够满足大多数直肠癌患者。低位的较小的肿瘤切除也可以接受1 cm的切缘(35,36)。

保留括约肌的直肠癌手术

直肠癌手术切除的范围很大程度上是由直肠肿瘤的位置，以及肿瘤局部侵犯深度，患者括约肌功能以及相关伴发疾病决定(23,26,35)。对于中位或者高位直肠癌患者，低位直肠癌前切除术(LAR)是理想的手术方式。在手术中，当乙状结肠及直肠上段从腹膜处游离出来以后，就应该应用TME的手术切除方式。肠系膜下动脉是这个区域主要的滋养血管，应该游离后近端结扎。远端直肠在确保能够有距离肿瘤4~5 cm的切缘后不予以处理。结直肠解剖重建使用圆形吻合器，然而使用手工吻合也可以接受。稍低部位的直肠肿瘤也可以考虑使用低位前切除术，只要能够保证1~2 cm的安全切缘即可。肠道的连续性重建使用吻合器或者手工吻合即可。由于吻合口漏造成的盆腔感染的情况可以使用临时性的回肠造口来预防，对于低位盆腔内吻合的患者或者接受术前放化疗的患者都可以考虑使用。

很多患者接受了低位前切除术之后都会出现肠功能紊乱，特别是出现大便次数增多、里急后重感、人便急、不连续等症状，统称为“低位前切除术后综合征”(37)。发生率多变，因为目前尚无统一的诊断标准，据报道发生率约为20%~50%，可能的原因包括括约肌损伤、直肠顺应性降低、或者神经损伤(37)。选择另外一种重建方式可能改善TME术后结肠肛管吻合后的症状，包括结肠J-pouch吻合以及横向结肠重建等。随机研究结果显示结肠J-pouch能够明显改善肠功能至少18个月，而后肠功能和端端吻合的患者相似(38)。从技术层面上来说能够完成这项手术操作，然而实际上却要由患者的一般体质状况以及盆腔狭窄程度来决定。

腹会阴联合切除术

患者如果存在大便失禁或者非常低位的直肠癌，最终都需要接受腹会阴联合切除术(APR)。该手术的腹部操作部分，TME操作应该使用分离至盆底肌，永久性造口则使用降结肠肠管来制作。盆腔操作部分，肛门以及括约肌及其近端标本一并切除。高概率的结肠穿孔、环周切缘阳性、局部复发都是传统腹会阴联合切除术报道过的术后并发症(39-41)。所以最近外科医生都强调腹会阴联合切除术应该达到圆柱状切除，能够避免切除标本在肛提肌肉附近狭窄。这项操作证实既能够降低局部复发率同时也没有增加局部并发症(42)。

会阴部切口的关闭往往会发生比较多的并发症，特别是术前接受过放化疗的患者。切口感染伤口不愈合等并发症的发病率介于10%~40%(43)。虽然没有作为标准推荐，但是肌皮瓣移植填充会阴部伤口的做法，确实减少了很多局部并发症(43,44)。对于会阴部伤口的处理应该采用个体化治疗的方式，对于高风险的患者(肥胖、糖尿病、营养不良等)可以考虑接受肌皮瓣缝合方法。

直肠癌手术的微创治疗

直肠癌的微创治疗和结肠癌一样都被寄予了很高的期望，然而，目前已有的资料尚不成熟。但是使用腹腔镜甚至机器人手术仍然需要花费巨大并且具有挑战，新的技术相较于传统手术提供的更好的视觉效果以及更加精准的手术操作。起初的非随机研究显示腹腔镜腹会阴联合切除术安全并且有效，其短期的效果以及肿瘤学获益和传统手术无异(45)。这项结果被一项连续、小型、随机临床试验证实，然而，目前仍缺乏长期随访数据。美国外科肿瘤学协会(ACOSOG)正有一项大型的Ⅲ期临床试验快要完成，其研究结果应该会为腹腔镜手术及传统手术提供更多的数据。最近的一项荟萃分析显示腹腔镜手术相对传统开腹手术来说，具有术中出血少、术后需要输血治疗少、肠功能恢复快、住院时间短等优势(46,47)。此外，和开腹TME相比，清扫淋巴结的数量，环周切缘，局部复发率，3年总体生存率，无病生存时间均无明显差异(48)。更大型的多中心、随机、临床研究目前尚未开展。这项技术的缺点是需要一个较长时间的学习曲线。“杂交”开腹以及腹腔镜手术往往能够减小手术切口，并结合全腹腔镜切除手术时间少的优势。

早期直肠癌的局部切除

在仔细选择的患者中，经肛门局部切除手术适合于体积较小，早期(T1，T2)位于直肠中远段的肿瘤组织学分化好(无血管淋巴管浸润，无黏膜下浸润)直肠癌(49,50)。也有学者认为不适于做根治性手术的患者，可以考虑接受经肛门手术的或者经肛门显微手术，能够减少患者的死亡率。

传统经肛门手术(TAE)能够切除距离肛门8 cm的体积较小的肿瘤。手术时要求切除肠壁全层到达肠周脂肪并且能够有1 cm的手术切缘。在一些特殊的病例中，明显的肠周淋巴结可能经过手术切除，但是完整的肠周淋巴结清扫不可能通过经肛门手术来完成，所以经肛门手术不可能适用于局部进展期肿瘤。所以，术前选择患者在制定手术方案时至关重要。手术后黏膜层需要常规缝合关闭。更高位的肿瘤可以考虑使用TEM手术方式，该手术最早出现在20世纪80年代早期。操作平台包括操作直肠镜以及特殊显微手术仪器，能够使手术范围达到直肠上段，以前这个部位只能通过腹部手术达到(50)。

早期研究显示直肠早期癌经过直肠局部切除术后局部治疗失败率很高(T1为17%，T2为46%) (51,52)。在2002年，Mellgren报道一项回顾性研究比较了108名接受了经肛门切除的T1和T2的患者和153名接受根治性手术的患者。研究者发现接受经肛门局部切除的患者的局部复发率远远高于标准根治术的患者(T1：18% *vs.* 0%，T2：47% *vs.* 6%)。此外5年生存率在接受了局部切除的T2患者中明显下降(81% *vs.* 65%)(51)。这些研究结果在一项使用国家肿瘤学数据库资料的更大型的回顾性研究中证实。局部复发率在接受了局部切除的T1患者中为12.5%，而T2的患者中为22.1%。这些结果都比接受根治性手术的数据要高。有趣的是，虽然研究结果不支持经肛门手术，但是从1989~2003年，局部切除的手术明显增多(53)。

挽救性手术是经肛门切除手术局部复发后的一种可行的方法。挽救性手术往往包括多种学科的治疗，术前放化疗，扩大手术(多脏器切除和盆腔廓清术)。括约肌保留并不多，总体5年生存率也较差(54)。

这些研究结果显示如果能够选择合适的T1患者接受经肛门手术的效果和传统手术效果相当。然而，手术前应该告知患者，经肛门手术的短期死亡率减少，但与之相伴的是局部或总体复发率显著上升。局部切除术并不常规推荐于T2期直肠癌患者。ACOSOG Z6041研究刚刚报道了T3患者先接受术前放化疗再接受局部手术切除的临床研究结果。研究者发现术前放化疗导致完全缓解率高(44%)，64%的患者取得了肿瘤分期下降。阴性切缘在接受手术的患者中为99%，同时，放化疗毒性以及术后并发症并不明显。62名患者能够完成放化疗治疗，39%名患者出现的3级或更高级不良反应。围手术期并发症发生在58%的患者中，最严重的3级不良反应包括直肠痛、出血、感染、尿潴留和大便失禁(55)。

直肠癌局部复发的处理

虽然放化疗治疗和外科技术的进展很大，但是直肠癌的局部复发率仍然高达10% (56,57)。这部分患者预后仍然不好，辅助治疗仅仅改善了一小部分，所以，根治性直肠癌手术提供了唯一的根治机会。局部复发的模式有多种，但是多数出现于吻合口位置或者局限于盆腔内或者粘连至盆壁、骨性结构或盆腔周围器官。目前尚无统一的标准来定义直肠癌局部复发，然而有些重要的特征需要注意，如患者的症状、肿物的解剖位置、固定的程度(57)。

怀疑有局部复发的患者需要进行彻底的内镜和放射检查以除外远处转移和确定局部浸润的程度。可疑病灶应该在多种有效的诊断手段 (包括骨盆MRI、CT和PET扫描) 的辅助下活检。有必要的话还要进行泌尿外科和妇科检查。

外科手术切除往往很复杂并且需要多学科团队术前进行密切的合作 (结直肠外科、泌尿外科、妇科、整形外科以及肿瘤学)。对于既往没有接受过放化疗治疗的患者应该先接受术前放化疗，再接受预期的手术切除，如果之前已经接受过放化疗治疗的患者则应在身体条件允许的情况下接受手术治疗。术中放疗(IORT)或者短距离放疗应该根据切除后肿瘤病灶的残留情况决定。扩大切除应该遵循整块切除原则，甚至包括邻近的器官，以保证肿瘤已经完整切除(57)。

最近的一项系列研究包括了304名直肠癌复发患者接受了根治性手术，5年生存率只有25%。共有244名患者(80%)接受了术前外照射，131名患者接受了IORT。仅仅有138名患者得到了手术阴性切缘，这些患者对比肉眼或者显微镜下肿瘤残留的患者有更好的5年生存率(32% *vs.* 16%)。130名患者接受了扩大切除(包括至少切除一个器官)手术，这些患者的手术并发症更多，然而，患者的生存率和未接受扩大手术的患者相似。具有疼痛症状以及肿瘤不只一个部位固定的患者往往预后不良(58)。

总结

结直肠癌在全世界仍然具有很高的发病率和死亡率。手术虽然是直肠癌主要的治疗方式，但是结直肠癌的治疗需要多学科联合。腹腔镜、机器人以及其他手术方式的出现，还有对手术技巧的越发重视，这些都给结直肠癌的治疗带来了革命性的改变。同样，化疗方案的革新以及放疗的发展，已经增加了进展期结直肠癌患者的中位生存期，降低了局部复发率。虽然目前已经取得了很多成就，但是结直肠癌治疗的领域仍然有很大的发展空间。

致谢

声明：所有作者均无利益冲突。

参考文献

1. Engstrom PF, Arnoletti JP, Benson AB 3rd, et al. NCCN Clinical Practice Guidelines in Oncology: colon cancer. J Natl Compr Canc Netw 2009;7:778-831.
2. Engstrom PF, Arnoletti JP, Benson AB 3rd, et al. NCCN Clinical Practice Guidelines in Oncology: rectal cancer. J Natl Compr Canc Netw 2009;7:838-81.

3. Martel G, Boushey RP, Marcello PW. Results of the Laparoscopic Colon Cancer Randomized Trials: An Evidence-Based Review. Semin Colon Rectal Surg 2007;18:210-9.
4. Luglio G, Nelson H. Laparoscopy for colon cancer: state of the art. Surg Oncol Clin N Am 2010;19:777-91.
5. Lacy AM, García-Valdecasas JC, Delgado S, et al. Laparoscopy-assisted colectomy versus open colectomy for treatment of non-metastatic colon cancer: a randomised trial. Lancet 2002;359:2224-9.
6. Lacy AM, Delgado S, Castells A, et al. The long-term results of a randomized clinical trial of laparoscopy-assisted versus open surgery for colon cancer. Ann Surg 2008;248:1-7.
7. Clinical Outcomes of Surgical Therapy Study Group. A comparison of laparoscopically assisted and open colectomy for colon cancer. N Engl J Med 2004;350:2050-9.
8. Colon Cancer Laparoscopic or Open Resection Study Group, Buunen M, Veldkamp R, et al. Survival after laparoscopic surgery versus open surgery for colon cancer: long-term outcome of a randomised clinical trial. Lancet Oncol 2009;10:44-52.
9. Fleshman J, Sargent DJ, Green E, et al. Laparoscopic colectomy for cancer is not inferior to open surgery based on 5-year data from the COST Study Group trial. Ann Surg 2007;246:655-62; discussion 662-4.
10. Tjandra JJ, Chan MK. Systematic review on the short-term outcome of laparoscopic resection for colon and rectosigmoid cancer. Colorectal Dis 2006;8:375-88.
11. Weeks JC, Nelson H, Gelber S, et al. Short-term quality-of-life outcomes following laparoscopic-assisted colectomy vs open colectomy for colon cancer: a randomized trial. JAMA 2002;287:321-8.
12. Stucky CC, Pockaj BA, Novotny PJ, et al. Long-term follow-up and individual item analysis of quality of life assessments related to laparoscopic-assisted colectomy in the COST trial 93-46-53 (INT 0146). Ann Surg Oncol 2011;18:2422-31.
13. Dimitroulis D, Nikiteas N, Troupis T, et al. Role of surgery in colorectal liver metastases: too early or too late? World J Gastroenterol 2010;16:3484-90.
14. Gravante G, Overton J, Sorge R, et al. Radiofrequency ablation versus resection for liver tumours: an evidence-based approach to retrospective comparative studies. J Gastrointest Surg 2011;15:378-87.
15. Abdalla EK, Vauthey JN, Ellis LM, et al. Recurrence and outcomes following hepatic resection, radiofrequency ablation, and combined resection/ablation for colorectal liver metastases. Ann Surg 2004;239:818-25; discussion 825-7.
16. Kanas GP, Taylor A, Primrose JN, et al. Survival after liver resection in metastatic colorectal cancer: review and meta-analysis of prognostic factors. Clin Epidemiol 2012;4:283-301.
17. Pinto Marques H, Barroso E, de Jong MC, et al. Peri-operative chemotherapy for

病治疗的同时密切观察原发肿瘤显得十分重要。一旦完成了转移病灶的切除，就可以将注意力集中在原发肿瘤的局部控制上来(如结肠癌切除术或者局部晚期直肠癌的放化疗后手术切除)。一般情况下，在作出结直肠癌同时性肝转移外科治疗的决策前，应优先根据当前症状是由原发灶或转移灶中的哪一个引起，其次是这两者中的哪一个呈现最大的肿瘤学风险。上述因素的评估工作最好是在治疗开始时由多学科团队来进行。

新辅助化疗的注意事项

化疗后的手术时机

一项日本研究报道了对新辅助化疗后患者的15分钟吲哚氰绿(ICG R15)储留率的连续测量结果。该项研究显示，ICG R15在化疗末次给药间隔2周后显著升高，而随着时间延长至化疗停药8周或以上后，不再显著升高(34)。基于这些数据，研究者得出结论：手术应至少推迟到化疗结束2~4周以后再进行。另一项针对接受结直肠癌肝转移灶切除术患者的回顾性研究显示，患者接受5-FU为基础的术前化疗小于或等于5个周期，其术后并发症率明显低于接受更多周期化疗者(19% *vs.* >40%) (35)。

化疗相关性肝损伤

一些研究曾经报道过接受某些化疗药物治疗后患者肝脏的组织学变化。最早报道的是一种肝窦和肝小静脉闭塞症[肝窦阻塞综合征(36)]，多达78%的接受奥沙利铂治疗的患者发生该情况(37-40)。这些组织学变化似乎与奥沙利铂的总剂量无关，而且可能会在化疗后持续数月(37,38)。虽然在大多数研究中尚未发现肝窦阻塞综合征与术后并发症的增加相关(38-40)，然而法国的一项研究却表明其与住院时间的延长和并发症率升高相关(41)，而另一项研究则认为其与输血事件增多相关(39)。

研究发现伊立替康的应用可能会让大约20%的患者出现脂肪性肝炎(38,40)，并与术后死亡率的升高相关(38)，此外还可能与术后肝功能障碍相关(42)。脂肪性肝炎主要发生在具有高体质指数的患者中(43)，这表明相对于诱发脂肪性肝炎，伊立替康更可能会促进其进展(42)。术后并发症的增加也被证实与术前化疗持续时间较长相关，最保守的截点为5个周期化疗 (35,39,41,44)。

现代联合化疗的良好效果导致了一种被称为肝转移灶消失的现象，即新辅助治疗期间影像学手段检测不到转移灶。一项回顾性研究表明，结直肠癌肝转移灶切除的患者中，接受术前新辅助化疗后，近25%的患者至少有一个肝转移灶在治疗过程中消失(45)。病灶消失后未行手术切除的患者中，将近60%最终出现原位复发；然而，这些局部的复发并未对总体生存率造成不利影响。另一项回顾性研究结果显示，那些影像学检测消失的肝转移灶，30%在术中仍可发现有持续存在的肉眼可见病灶，80%手术切除病灶中虽无肉眼残留但显微镜下仍可发现肿瘤，74%因无肉眼残留证据而未行切除的病灶于术后1年内出现局部复发(46)。

围手术期化疗

一项多中心随机临床试验(the EORTC Intergroup Trial 40983)研究了围手术期化疗在可切除性结直肠癌肝转移患者中的应用(5)。在这项试验中奥沙利铂初治患者被随机分配到手术前后各6个周期FOLFOX4化疗组或单纯手术组。结果显示围手术期化疗组的3年进展生存率增加了35% (绝对风险降低7%) (5)。术后可逆性并发症在围手术期化疗组则更为常见(25% *vs.* 16%)。按RECIST标准，40%的患者获得了部分或完全缓解，平均总肿瘤直径减少了约25% (5)。

一项随机临床试验的荟萃分析比较了单纯手术与围手术期化疗+手术治疗Ⅳ期结直肠癌的疗效，结果发现并无证据显示应用肝动脉灌注化疗能有生存获益，而接受围手术期全身化疗的患者有显著的生存优势(HR 0.74，P=0.08) (47)。然而，肝动脉灌注化疗(HR 0.78，P=0.01)和围手术期全身化疗(HR 0.75，P=0.003)两者均与无复发生存时间获益显著相关。

功能性残肝与门静脉栓塞术

日本一项对活体移植供体肝脏体积的研究表明，25%的患者左半肝占总肝体积的30%或更少(48)。这些病人若行扩大右半肝切除，术后将会因残肝功能不足而有过高的肝衰竭风险。Makuuchi在1990年最早提出了门静脉栓塞诱导功能性残肝代偿性肥大，从而降低术后肝功能不全的风险的概念，从而使得这类患者能够接受手术治疗(49)。从那以后，进一步的研究阐明了合理施行门静脉栓塞术的安全性、适应症及其相关技术。术前门静脉栓塞通常推荐用于预期功能性残肝小于20%~25%总肝体积者(50,51)，残肝体积的平均增幅预期可达总肝体积的12% (50)。研究显示残肝代偿性肥大的速率与栓塞术后第1天非栓塞肝段中的门静脉血流速度增加的程度相关(52)。非栓塞肝段中的门静脉血流速度在栓塞术后持续升高至少14天(52)，这为栓塞后到肝切除手术之间的2~4周等待期提供了理论依据(50)。肝硬化(53)和糖尿病(54,55)患者其栓塞后残肝的代偿性肥大速率较慢、程度较小。如果不具备经皮门静脉栓塞术的介入放射条件，则可改为在开腹手术中行经回结肠静脉途径栓塞术(49)。

右门静脉原位结扎分离技术(又称为ALPPS-联合肝脏离断和门静脉结扎的分期肝切除术)已被提倡作为治疗残肝功能临界或不足者的替代策略(56)。该技术包括两期手术，一期先结扎门静脉右支和将肝实质完全(或接近完全)切除(刺激剩余肝脏体积迅速增生)，二期(推迟一段时间施行，但在同一次住院期间)行肝内肿瘤完全彻底切除。该方法的支持者认为可获得更快而且或许程度大于门静脉栓塞后的残肝代偿性肥大(57,58)。但批评者则认为其并发症率(68%)和住院死亡率(12%)高，以及缺乏远期肿瘤学结局的数据等可能会限制这项技术的临床研究(56,59)。

重复肝切除

大约65%~85%接受结直肠癌肝转移灶切除的患者最终会出现肿瘤复发，其中有

20%~30%会孤立在肝脏(60)。几项研究已经证实，只要能确保切缘阴性，重复肝切除术治疗复发性肝转移同样可以获得长期存活，而并无显著增加围手术期并发症和死亡率(61-64)。

(异时性转移)——不可切除的，争取降期

回顾性研究表明，通过应用奥沙利铂和伊立替康的联合化疗方案，有12.5%~38%的最初肝转移灶无法切除者可转化为可切除病灶(21,65)。虽然这类患者肿瘤复发率会很高(约80%会复发)，但如果对复发性病灶均积极予以切除，那么他们的5年和10年生存率将可达33%~50%和23% (21,65,66)。

二线化疗

对于临界可切除性或不可切除性结直肠癌肝转移的患者，在一线化疗无效时，改用二线化疗可能会产生疗效。如果此类患者对二线化疗有效，那么再对其施行肝切除手术是否合理？这个问题在一项回顾性分析中得到了解答(67)。该项研究显示患者接受这种治疗的1，3和5年生存率分别为83%、41%和22%，1年和3年无病生存率分别为37%和11%，而术后并发症和死亡率在可接受范围内。

生物制剂

诸如血管内皮生长因子(VEGF)抑制剂和表皮生长因子受体(EGFR)抑制剂等生物制剂与细胞毒药物化疗联用常常能对转移性结直肠癌患者产生抗癌活性。越来越多II期和III期随机临床试验的证据提示联合应用生物制剂的化疗方案使肝转移灶无法切除者转化为可切除病灶的概率可能会有所提高(68)。

在比较FOLFOX和FOLFIRI联用或不联用血管内皮生长因子抑制剂贝伐单抗的随机对照试验中发现，贝伐单抗能显著延长总生存期和无进展生存期，以及增加复治和初治转移性结直肠癌患者的有效率(69,70)。一项回顾性研究表明，FOLFOX方案联用贝伐单抗虽然没有获得更高的病理完全缓解率，但降低了手术切除标本中肿瘤细胞的存活比例；此外还降低了肝窦阻塞综合征的发生频率和严重程度(71)。另一个回顾性研究也观察到类似结果：贝伐单抗降低了肝窦阻塞综合征的严重程度，但根据RECIST评价标准却并未能改善疗效(72)。已经发表的贝伐单抗随机对照试验中，尚未有试验将测定的手术切除率作为预设的研究终点。

西妥昔单抗是一种阻断EGFR的单克隆抗体，而EGFR常常过量表达于结肠癌细胞表面(73)。一项随机临床试验II期结果显示西妥昔单抗联合FOLFOX或FOLFIRI方案治疗结直肠癌伴不可切除肝转移患者显示出了较高的RECIST部分或完全临床缓解率(68% *vs.* 57%，P=NS)(74)。该试验数据的回顾性分析显示，肿瘤细胞KRAS基因野生型者(70%)相对于KRAS基因突变型者(41%)明显更有可能出现部分或完全缓解，并且化疗联合西妥昔单抗将切除率从32%提高到了60%

(P<0.0001) (74)。一项随机临床试验III期结果显示结直肠癌转移患者(包括但不限于肝转移)接受FOLFIRI方案联用或不联用西妥昔单抗，联用西妥昔单抗组获得了较高的转移灶切除率(7% *vs.* 3.7%)和R0切除率(4.8% *vs.* 1.7%，P=0.002)，尽管这些指标并非该项研究预设的终点事件(75)。此外，其它EGFR抑制剂如帕尼单抗亦已被证实对KRAS基因野生型转移性结直肠癌有效(76)，并最终可能获得相似的可切除转化率。

射频消融术

一项随机II期临床试验(EORTC 40004)中，不可切除的肝转移患者被随机分配到全身化疗组和全身化疗外加射频消融治疗(RFA)组中(77)。该研究指出，RFA+化疗组患者并未显示出显著的总生存期(30个月)改善，而3年无进展存活率则获得了显著的提高。

德国的一项回顾性研究表明，对于存在少量直径<5 cm转移灶的患者，RFA可能会获得与手术切除相当的无病生存率和总生存率(78)。该研究中除了RFA组与手术组相比后者的中位肿瘤直径明显更大(3 cm *vs.* 5 cm)之外，两组资料匹配良好。RFA组局部复发率显著较高而且疾病进展时间显著缩短；然而，RFA组中较高的补救治疗率使其获得了和手术组相似的无病生存率(78)。

与此相反，另一项回顾性研究中得出的结论是单纯RFA抑或RFA联合肝切除均会显著地导致较差的总生存率(4年生存率为22% *vs.* 65%) (7)。该研究还证实，RFA组相对于手术切除组有较高的局部复发率。尽管RFA在结直肠癌肝转移的治疗中所起作用仍有限，但在某些情况下，当技术上不可行手术切除或者手术将会导致残肝功能临界或不全时，这最起码是一项有用的辅助手段。

致谢

声明：所有作者均无利益冲突。

参考文献

1. The World Health Organization. Cancer Fact Sheet No 297. 2013.
2. International Agency for Research on Cancer. GLOBOCAN 2008. accessed on 2/10/13.
3. Dexiang Z, Li R, Ye W, et al. Outcome of patients with colorectal liver metastasis: analysis of 1,613 consecutive cases. Ann Surg Oncol 2012;19:2860-8.
4. Chen XR. Seniors to get free cancer screenings. Global Times 2013-2-3.
5. Nordlinger B, Sorbye H, Glimelius B, et al. Perioperative chemotherapy with FOLFOX4 and surgery versus surgery alone for resectable liver metastases from colorectal cancer (EORTC Intergroup trial 40983): a randomised controlled trial. Lancet 2008;371:1007-16.
6. Vibert E, Canedo L, Adam R. Strategies to treat primary unresectable colorectal liver metastases. Semin Oncol 2005;32:33-9.
7. Abdalla EK, Vauthey JN, Ellis LM, et al. Recurrence and outcomes following hepatic

resection, radiofrequency ablation, and combined resection/ablation for colorectal liver metastases. Ann Surg 2004;239:818-25; discussion 825-7.
8. Choti MA, Sitzmann JV, Tiburi MF, et al. Trends in long-term survival following liver resection for hepatic colorectal metastases. Ann Surg 2002;235:759-66.
9. Xu J, Qin X, Wang J, et al. Chinese guidelines for the diagnosis and comprehensive treatment of hepatic metastasis of colorectal cancer. J Cancer Res Clin Oncol 2011;137:1379-96.
10. Charnsangavej C, Clary B, Fong Y, et al. Selection of patients for resection of hepatic colorectal metastases: expert consensus statement. Ann Surg Oncol 2006;13:1261-8.
11. Kong G, Jackson C, Koh DM, et al. The use of 18F-FDG PET/CT in colorectal liver metastases--comparison with CT and liver MRI. Eur J Nucl Med Mol Imaging 2008;35:1323-9.
12. Pawlik TM, Assumpcao L, Vossen JA, et al. Trends in nontherapeutic laparotomy rates in patients undergoing surgical therapy for hepatic colorectal metastases. Ann Surg Oncol 2009;16:371-8.
13. Scaife CL, Ng CS, Ellis LM, et al. Accuracy of preoperative imaging of hepatic tumors with helical computed tomography. Ann Surg Oncol 2006;13:542-6.
14. Tzeng CW, Aloia TA. Colorectal liver metastases. J Gastrointest Surg 2013;17:195-201; quiz p.201-2.
15. Ribero D, Abdalla EK, Madoff DC, et al. Portal vein embolization before major hepatectomy and its effects on regeneration, resectability and outcome. Br J Surg 2007;94:1386-94.
16. Fong Y, Fortner J, Sun RL, et al. Clinical score for predicting recurrence after hepatic resection for metastatic colorectal cancer: analysis of 1001 consecutive cases. Ann Surg 1999;230:309-18; discussion 318-21.
17. Iwatsuki S, Dvorchik I, Madariaga JR, et al. Hepatic resection for metastatic colorectal adenocarcinoma: a proposal of a prognostic scoring system. J Am Coll Surg 1999;189:291-9.
18. Minagawa M, Makuuchi M, Torzilli G, et al. Extension of the frontiers of surgical indications in the treatment of liver metastases from colorectal cancer: long-term results. Ann Surg 2000;231:487-99.
19. Pawlik TM, Abdalla EK, Ellis LM, et al. Debunking dogma: surgery for four or more colorectal liver metastases is justified. J Gastrointest Surg 2006;10:240-8.
20. Brouquet A, Vauthey JN, Contreras CM, et al. Improved survival after resection of liver and lung colorectal metastases compared with liver-only metastases: a study of 112 patients with limited lung metastatic disease. J Am Coll Surg 2011;213:62-9; discussion 69-71.
21. Adam R, Delvart V, Pascal G, et al. Rescue surgery for unresectable colorectal liver metastases downstaged by chemotherapy: a model to predict long-term survival. Ann Surg 2004;240:644-57; discussion 657-8.
22. Elias D, Ouellet JF, Bellon N, et al. Extrahepatic disease does not contraindicate hepatectomy for colorectal liver metastases. Br J Surg 2003;90:567-74.

23. Blazer DG 3rd, Kishi Y, Maru DM, et al. Pathologic response to preoperative chemotherapy: a new outcome end point after resection of hepatic colorectal metastases. J Clin Oncol 2008;26:5344-51.
24. Adam R, Wicherts DA, de Haas RJ, et al. Complete pathologic response after preoperative chemotherapy for colorectal liver metastases: myth or reality? J Clin Oncol 2008;26:1635-41.
25. Shindoh J, Loyer EM, Kopetz S, et al. Optimal morphologic response to preoperative chemotherapy: an alternate outcome end point before resection of hepatic colorectal metastases. J Clin Oncol 2012;30:4566-72.
26. Martin R, Paty P, Fong Y, et al. Simultaneous liver and colorectal resections are safe for synchronous colorectal liver metastasis. J Am Coll Surg 2003;197:233-41; discussion 241-2.
27. Slupski M, Wlodarczyk Z, Jasinski M, et al. Outcomes of simultaneous and delayed resections of synchronous colorectal liver metastases. Can J Surg 2009;52:E241-4.
28. Capussotti L, Ferrero A, Viganò L, et al. Major liver resections synchronous with colorectal surgery. Ann Surg Oncol 2007;14:195-201.
29. Lyass S, Zamir G, Matot I, et al. Combined colon and hepatic resection for synchronous colorectal liver metastases. J Surg Oncol 2001;78:17-21.
30. Mentha G, Majno PE, Andres A, et al. Neoadjuvant chemotherapy and resection of advanced synchronous liver metastases before treatment of the colorectal primary. Br J Surg 2006;93:872-8.
31. Mentha G, Roth AD, Terraz S, et al. 'Liver first' approach in the treatment of colorectal cancer with synchronous liver metastases. Dig Surg 2008;25:430-5.
32. Brouquet A, Mortenson MM, Vauthey JN, et al. Surgical strategies for synchronous colorectal liver metastases in 156 consecutive patients: classic, combined or reverse strategy? J Am Coll Surg 2010;210:934-41.
33. Poultsides GA, Servais EL, Saltz LB, et al. Outcome of primary tumor in patients with synchronous stage IV colorectal cancer receiving combination chemotherapy without surgery as initial treatment. J Clin Oncol 2009;27:3379-84.
34. Takamoto T, Hashimoto T, Sano K, et al. Recovery of liver function after the cessation of preoperative chemotherapy for colorectal liver metastasis. Ann Surg Oncol 2010;17:2747-55.
35. Karoui M, Penna C, Amin-Hashem M, et al. Influence of preoperative chemotherapy on the risk of major hepatectomy for colorectal liver metastases. Ann Surg 2006;243:1-7.
36. DeLeve LD, Shulman HM, McDonald GB. Toxic injury to hepatic sinusoids: sinusoidal obstruction syndrome (veno-occlusive disease). Semin Liver Dis 2002;22:27-42.
37. Rubbia-Brandt L, Audard V, Sartoretti P, et al. Severe hepatic sinusoidal obstruction associated with oxaliplatinbased chemotherapy in patients with metastatic colorectal cancer. Ann Oncol 2004;15:460-6.
38. Vauthey JN, Pawlik TM, Ribero D, et al. Chemotherapy regimen predicts steatohepatitis

and an increase in 90-day mortality after surgery for hepatic colorectal metastases. J Clin Oncol 2006;24:2065-72.

39. Aloia T, Sebagh M, Plasse M, et al. Liver histology and surgical outcomes after preoperative chemotherapy with fluorouracil plus oxaliplatin in colorectal cancer liver metastases. J Clin Oncol 2006;24:4983-90.
40. Pawlik TM, Olino K, Gleisner AL, et al. Preoperative chemotherapy for colorectal liver metastases: impact on hepatic histology and postoperative outcome. J Gastrointest Surg 2007;11:860-8.
41. Nakano H, Oussoultzoglou E, Rosso E, et al. Sinusoidal injury increases morbidity after major hepatectomy in patients with colorectal liver metastases receiving preoperative chemotherapy. Ann Surg 2008;247:118-24.
42. Bilchik AJ, Poston G, Curley SA, et al. Neoadjuvant chemotherapy for metastatic colon cancer: a cautionary note. J Clin Oncol 2005;23:9073-8.
43. Fernandez FG, Ritter J, Goodwin JW, et al. Effect of steatohepatitis associated with irinotecan or oxaliplatin pretreatment on resectability of hepatic colorectal metastases. J Am Coll Surg 2005;200:845-53.
44. Kishi Y, Zorzi D, Contreras CM, et al. Extended preoperative chemotherapy does not improve pathologic response and increases postoperative liver insufficiency after hepatic resection for colorectal liver metastases. Ann Surg Oncol 2010;17:2870-6.
45. van Vledder MG, de Jong MC, Pawlik TM, et al. Disappearing colorectal liver metastases after chemotherapy: should we be concerned? J Gastrointest Surg 2010;14:1691-700.
46. Benoist S, Brouquet A, Penna C, et al. Complete response of colorectal liver metastases after chemotherapy: does it mean cure? J Clin Oncol 2006;24:3939-45.
47. Wieser M, Sauerland S, Arnold D, et al. Peri-operative chemotherapy for the treatment of resectable liver metastases from colorectal cancer: A systematic review and meta-analysis of randomized trials. BMC Cancer 2010;10:309.
48. Leelaudomlipi S, Sugawara Y, Kaneko J, et al. Volumetric analysis of liver segments in 155 living donors. Liver Transpl 2002;8:612-4.
49. Makuuchi M, Thai BL, Takayasu K, et al. Preoperative portal embolization to increase safety of major hepatectomy for hilar bile duct carcinoma: a preliminary report. Surgery 1990;107:521-7.
50. Abdalla EK, Hicks ME, Vauthey JN. Portal vein embolization: rationale, technique and future prospects. Br J Surg 2001;88:165-75.
51. Abdalla EK, Barnett CC, Doherty D, et al. Extended hepatectomy in patients with hepatobiliary malignancies with and without preoperative portal vein embolization. Arch Surg 2002;137:675-80; discussion 680-1.
52. Goto Y, Nagino M, Nimura Y. Doppler estimation of portal blood flow after percutaneous

transhepatic portal vein embolization. Ann Surg 1998;228:209-13.

53. Lee KC, Kinoshita H, Hirohashi K, et al. Extension of surgical indications for hepatocellular carcinoma by portal vein embolization. World J Surg 1993;17:109-15.
54. Nagino M, Nimura Y, Kamiya J, et al. Changes in hepatic lobe volume in biliary tract cancer patients after right portal vein embolization. Hepatology 1995;21:434-9.
55. Shindoh J, Truty MJ, Aloia TA, et al. Kinetic growth rate after portal vein embolization predicts posthepatectomy outcomes: toward zero liver-related mortality in patients with colorectal liver metastases and small future liver remnant. J Am Coll Surg 2013;216:201-9.
56. Schnitzbauer AA, Lang SA, Goessmann H, et al. Right portal vein ligation combined with in situ splitting induces rapid left lateral liver lobe hypertrophy enabling 2-staged extended right hepatic resection in small-for-size settings. Ann Surg 2012;255:405-14.
57. Alvarez FA, Ardiles V, Sanchez Claria R, et al. Associating Liver Partition and Portal Vein Ligation for Staged Hepatectomy (ALPPS): Tips and Tricks. J Gastrointest Surg 2012. (Epub ahead of print).
58. de Santibañes E, Clavien PA. Playing Play-Doh to prevent postoperative liver failure: the “ALPPS” approach. Ann Surg 2012;255:415-7.
59. Aloia TA, Vauthey JN. Associating liver partition and portal vein ligation for staged hepatectomy (ALPPS): what is gained and what is lost? Ann Surg 2012;256:e9; author reply e16-9.
60. Wanebo HJ, Chu QD, Avradopoulos KA, et al. Current perspectives on repeat hepatic resection for colorectal carcinoma: a review. Surgery 1996;119:361-71.
61. Neeleman N, Andersson R. Repeated liver resection for recurrent liver cancer. Br J Surg 1996;83:893-901.
62. Antoniou A, Lovegrove RE, Tilney HS, et al. Metaanalysis of clinical outcome after first and second liver resection for colorectal metastases. Surgery 2007;141:9-18.63.
63. Adair RA, Young AL, Cockbain AJ, et al. Repeat hepatic resection for colorectal liver metastases. Br J Surg 2012;99:1278-83.
64. Andreou A, Brouquet A, Abdalla EK, et al. Repeat hepatectomy for recurrent colorectal liver metastases is associated with a high survival rate. HPB (Oxford) 2011;13:774-82.
65. Giacchetti S, Itzhaki M, Gruia G, et al. Long-term survival of patients with unresectable colorectal cancer liver metastases following infusional chemotherapy with 5-fluorouracil, leucovorin, oxaliplatin and surgery. Ann Oncol 1999;10:663-9.
66. Bismuth H, Adam R, Lévi F, et al. Resection of nonresectable liver metastases from colorectal cancer after neoadjuvant chemotherapy. Ann Surg 1996;224:509-20; discussion 520-2.
67. Brouquet A, Overman MJ, Kopetz S, et al. Is resection of colorectal liver metastases after a second-line chemotherapy regimen justified? Cancer 2011;117:4484-92.
68. Nordlinger B, Van Cutsem E, Gruenberger T, et al. Combination of surgery and

chemotherapy and the role of targeted agents in the treatment of patients with colorectal liver metastases: recommendations from an expert panel. Ann Oncol 2009;20:985-92.
69. Hurwitz H, Fehrenbacher L, Novotny W, et al. Bevacizumab plus irinotecan, fluorouracil, and leucovorin for metastatic colorectal cancer. N Engl J Med 2004;350:2335-42.
70. Giantonio BJ, Catalano PJ, Meropol NJ, et al. Bevacizumab in combination with oxaliplatin, fluorouracil, and leucovorin (FOLFOX4) for previously treated metastatic colorectal cancer: results from the Eastern Cooperative Oncology Group Study E3200. J Clin Oncol 2007;25:1539-44.
71. Ribero D, Wang H, Donadon M, et al. Bevacizumab improves pathologic response and protects against hepatic injury in patients treated with oxaliplatin-based chemotherapy for colorectal liver metastases. Cancer 2007;110:2761-7.
72. Klinger M, Eipeldauer S, Hacker S, et al. Bevacizumab protects against sinusoidal obstruction syndrome and does not increase response rate in neoadjuvant XELOX/FOLFOX therapy of colorectal cancer liver metastases. Eur J Surg Oncol 2009;35:515-20.
73. Cunningham D, Humblet Y, Siena S, et al. Cetuximab monotherapy and cetuximab plus irinotecan in irinotecanrefractory metastatic colorectal cancer. N Engl J Med 2004;351:337-45.
74. Folprecht G, Gruenberger T, Bechstein WO, et al. Tumour response and secondary resectability of colorectal liver metastases following neoadjuvant chemotherapy with cetuximab: the CELIM randomised phase 2 trial. Lancet Oncol 2010;11:38-47.
75. Van Cutsem E, Köhne CH, Hitre E, et al. Cetuximab and chemotherapy as initial treatment for metastatic colorectal cancer. N Engl J Med 2009;360:1408-17.
76. Douillard JY, Siena S, Cassidy J, et al. Randomized, phase III trial of panitumumab with infusional fluorouracil, leucovorin, and oxaliplatin (FOLFOX4) versus FOLFOX4 alone as first-line treatment in patients with previously untreated metastatic colorectal cancer: the PRIME study. J Clin Oncol 2010;28:4697-705.
77. Ruers T, Punt C, Van Coevorden F, et al. Radiofrequency ablation combined with systemic treatment versus systemic treatment alone in patients with non-resectable colorectal liver metastases: a randomized EORTC Intergroup phase II study (EORTC 40004). Ann Oncol 2012;23:2619-26.
78. Otto G, Düber C, Hoppe-Lotichius M, et al. Radiofrequency ablation as first-line treatment in patients with early colorectal liver metastases amenable to surgery. Ann Surg 2010;251:796-803.

（翻译：周文灏，陈功）

Cite this article as: Cooper AB, Curley SA. Surgical treatment of colorectal liver metastases. Chin Clin Oncol 2013;2(2):15. doi: 10.3978/j.issn.2304-3865.2013.03.02

第五章：Ⅱ期结肠癌

David N. Church[1], Rachel Midgley[1,2], David J. Kerr[2]

[1]Oxford Cancer Centre and [2]Department of Clinical Pharmacology, University of Oxford, Oxford, UK
Correspondence to: David J. Kerr, OCTO. Department of Clinical Pharmacology, OCRB, Churchill Campus, Headington, University of Oxford, Oxford, UK. Email: david.kerr@clinpharm.ox.ac.uk.

摘要：结直肠癌 (CRC) 是欧美国家第三常见肿瘤。近 1/4 的病例为Ⅱ期，即 Dukes B 期，也就是病变已经突破肠壁，但尚无引流淋巴结或远处转移。Ⅱ期结肠癌在生物学行为及预后方面均存在异质性。尽管有确切数据已证实Ⅱ期结肠癌术后行 5- 氟尿嘧啶 (5-FU) 辅助化疗可以使患者获益，但复发风险仅降低 3~4 个百分点。因此，大多数接受治疗的患者并不能从中获益。与Ⅲ期患者相比，Ⅱ期患者即使采用 5-FU 联合奥沙利铂辅助化疗也并不能改善预后。众多学者均在寻找用于预测患者能否从治疗中获益的生物标志物。最近数据证实微卫星不稳定 (MSI) 的 T3 患者预后极好，不需要接受辅助化疗。而对于微卫星稳定的患者，经验证基于基因表达情况的复发评分比传统的临床病理特征能更好地提供预后信息，可用于预测辅助化疗是否能使患者获益。

关键词：结肠癌；Ⅱ期；Dukes B 期；辅助化疗；复发评分

引言

结直肠癌(colorectal cancer, CRC)是欧美国家第三常见肿瘤。2010年，在美国确诊为CRC的患者约有142,570例(SEER数据库：http://seer.cancer.gov)。2008年的数据显示，全世界每年大约有123万新发病例，且有608,000例患者死于CRC(1)。总体来讲，1/4的结直肠癌病例为Ⅱ期，即肿瘤已经突破肌层(T3)并可能侵犯临近脏器(T4)，但尚无引流区域的淋巴结或远处转移(表1)。然而这一比例与肿瘤部位密切相关，约1/3的结肠癌病例为Ⅱ期，而直肠癌只有1/5病例为Ⅱ期(SEER数据库：http://seer.cancer.gov)。Ⅱ期CRC是一类在临床及生物学行为均存在异质性的疾病。例如，微卫星不稳定的T3患者手术切除后复

表1结直肠癌的分期

AJCC/Dukes' 分期	肿瘤病灶侵及范围	5年生存率
Ⅰ/A	局限于黏膜 (T1) 或固有肌层 (T2)，无淋巴结受累 无远处转移	93.2%
Ⅱ/B	肿瘤穿透肌层 (T3) 或侵犯邻近器官或结构 (T4) 无淋巴结受累 无远处转移	82.5%
Ⅲ/C	任何T分期 有淋巴结转移 无远处转移	59.5%
Ⅳ/D	任何T分期 任何N 有远处转移	8.1%

发风险低于10%，而错配修复功能正常的T4患者术后复发风险则在50%以上。在所有CRC中，Ⅱ期肠癌微卫星不稳定的比例较高，也提示不同分期的CRC生物学行为有所不同。从这一遗传异质性的角度来讲，对于Ⅱ期CRC患者，根据传统的组织病理学及分子肿瘤特征来判断对辅助化疗的获益程度会存在如此大的差异就并不奇怪了。

本文旨在综述Ⅱ期CRC在诊断和分期、病理分析及治疗方面的研究进展，并结合结肠癌病例(约占全部病例的2/3)进行讨论。直肠癌的处理原则与结肠癌有所不同，将在本期其它综述中讨论。除此以外，本文还将着重探讨生物标志物在预测复发风险及指导辅助治疗决策方面的意义。

CRC 的诊断及分期

在未经筛查的患者中，CRC患者通常在出现由原发肿瘤或转移疾病引起的症状后才能确诊。流行病学调查表明，在未经过筛查的人群当中，近1/4的结直肠癌为Ⅱ期。有趣的是，虽然有假说提出筛查的介入可能会增加Ⅱ期CRC患者的比例，但在几项相关研究中并未得到证实(1-3)。在这些研究中，采用大便潜血试验进行筛查虽然使分期有所偏移，但主要表现为Ⅰ期患者比例增加和Ⅳ期患者比例减少。因此，这些大型筛查并未使Ⅱ期CRC患者的比例发生较大变化。

虽然大多数Ⅱ期结肠癌可通过开腹或腹腔镜手术直接切除，但侵犯临近结构的T4肿瘤的手术则具有较大挑战性。近年来采用影像学方法评估肿瘤是否可切除逐步得到发展，在我们中心对于进展期的T4病变，会考虑给予术前化疗使手术切除更为可行。

手术后精确的病理评估对确定Ⅱ期病变的诊断至关重要，指南推荐至少应送检12枚淋巴结(4)。有证据表明送检淋巴结数目与Ⅱ期患者的预后正相关，提示一部分具有隐匿性淋巴结转移的患者由于病理评估不充分而被低估了分期(5-8)。肿瘤的浸润程度对于指导进一步治疗也是必不可少的，同样地，微卫星不稳定性(microsatellite instability, MSI)存在与否也很重要(见下文)。其它病理特征通常认为对预后有指导意义，但在某些病例中肿瘤血管浸润和组织学分级对预后的影响尚不确定。因此，在日常的临床实践中大家普遍认为，病理学家在决定这些预后因素中起决定性作用，对于指导患者的进一步治疗有重要意义。

Ⅱ期结肠癌的生物学

尽管其他分期的CRC有相同之处，但是Ⅱ期结肠癌与其他分期结肠癌也有显著的差异。其中公认的是Ⅱ期结肠癌MSI的频率较高，占所有结肠癌的15%，其中右半结肠癌的发病率约25%。与之相比，Ⅲ期结肠癌的MSI发生频率则为14%，而发生远处转移的患者亦仅有4% (9)。复制后新合成的DNA链需要错配修复蛋白的监视，这些蛋白可以发现DNA聚合酶引起的错配碱基、小的插入和缺失(10)。错配修复基因MLH1，MSH2，MSH6或PMS2的胚系突变可引起Lynch综合征，即遗传性非息肉性结直肠癌(hereditary non-polyposis colorectal cancer, HNPCC)。这些突变基因与早发结肠癌和子宫内膜癌密切相关，也可能引起卵巢、胃、小肠、胰腺及其它部位的肿瘤(11,12)。散发性结肠癌的错配修复功能缺陷通常是由于MSH6和MSH2基因突变引起，也可能与MLH1基因启动子甲基化引起的表观遗传沉默有关(12)。无论是散发性还是遗传性结肠癌，错配修复功能异常使得由于DNA聚合酶在微卫星处滑移导致的缺陷不能得到修复，如一些短串联重复序列DNA和点突变等。这样最终会导致MSI的特征性分子表型，并引发一系列基因突变，如抑癌基因TGFβR2，IGF2R，BAX和 PTEN，以及癌基因BRAF (12-15)。高度MSI的肿瘤病灶常位于脾曲附近，分化程度差，并且具有显著的淋巴细胞浸润特性(12)。肿瘤的MSI可采用PCR方法检测，在5个微卫星标志物至少检出2个为不稳定则为阳性；或通过免疫组织化学(immunohistochemistry, IHC)方法检测错配修复蛋白，这些蛋白染色阴性与高度MSI状态有很好的一致性(16,17)。基于MSI对预后及治疗的重要指导意义，推荐对Ⅱ期结肠癌进行MSI检测，尤其是T3病灶。

Ⅱ期结肠癌的辅助化疗

近二十几年间，Ⅲ期结肠癌术后给予5-氟尿嘧啶(5-FU)辅助化疗可使患者获益已经得到公认，但在QUASAR研究结果发表之前，术后化疗对Ⅱ期结肠癌的作用仍不清楚。该研究随机入组了3,239例手术后的CRC患者，其中90%是Ⅱ期患者，分别给予FU和亚叶酸辅助联合化疗(试验组，n=1,622)或观察(对照组，n=1,617)。在中位随访(5.5年)后，试验组的复发率为20%，低于对照组，即复发风险降低了3.6% (P=0.04) (18)。辅助化疗可使Ⅱ期结肠癌患者获益这一结论相继也被其它研究证实(19-22)，提示对于术后适合接受化疗的患者，应向其告知该治疗的风险和获益。MOSAIC研究表明在FU基础上加入奥沙利铂虽然增加了毒性，但可延长Ⅲ期患者的无复发生存时间(23)。然而，这一研究的后续数据则提示联合化疗可使Ⅲ期患者在6年时得到生存获益，但Ⅱ期患者并未从联合治疗中获益(24)。因此，奥沙利铂不能常规推荐用于Ⅱ期结肠癌患者的辅助化疗。

Ⅱ期 CRC 的生物标志物

鉴于Ⅱ期结肠癌的辅助化疗仅带来中度的生存获益，一些学者尝试仅对高危患者进行辅助化疗，前提是这些患者更可能从治疗中获益。通过回顾性亚组分析，已经鉴别出用于判断“预后不良因素”的标准，如T4、高分级和淋巴血管浸润。虽然T4对于预后的影响已经得到广泛认可(25)，但其它因素还未经前瞻性研究证实。事实上，当考虑到这些数据的可靠性时，令人费解的是这些预后因子已经在临床实践中应用，并被纳入Ⅱ期结肠癌的治疗指南。然而，近期一项大型前瞻性临床研究进行了分子分析，其高质量数据明确提示肿瘤的MSI对其预后具有重要的指导价值，并表明分析肿瘤的基因表达模式可能有助于部分结肠癌患者治疗决策的制定。

MSI 对预后的指导意义

虽然之前并不清楚MSI对预后的指导意义，但是来自几项大型随机临床试验(randomized clinical trials, RCTs) (9,26-30)和一项meta分析(31)的数据证实，MSI阳性的肿瘤患者预后好。这项包括了7,642例患者的meta分析显示，与微卫星稳定(microsatellite stable, MSS)患者相比，1,277例MSI阳性患者的死亡风险比为0.65 (95% CI 0.59-0.71) (31)。即便忽略MSI可以预测患者不会从辅助化疗中获益(31)，但是MSI阳性的T3患者复发风险极低，提示他们从术后化疗中的获益极小，这些患者可因此而免于治疗。有趣的是，MSI阳性的T4患者比例极低，仅占Ⅱ期结肠癌的2%，即使尚存在较大争议，这部分患者的预后似乎与MSS的T3患者相似。因此，对于这部分患者应考虑给予辅助化疗。高度MSI的患者预后较好的潜在机制目前尚不清楚，可能与抗肿瘤免疫反应(32)或肿瘤的高度突变导致其生存能力降低有关(33)。然而对大多数(85%)具有MSS的患者给予辅助化疗的数据并不足以改变QUASAR研究中对获益的估计(18)。根据肿瘤分期和错配修复状态提出的治疗框架见图1。

预后基因签名

为提高传统的临床病理特征对Ⅱ期结肠癌的预后价值，QUASAR和NSABP临床研究小组，以及克利夫兰医学中心和Genomic Health公司进行了一项跨越大西洋的合作。这一合作旨在探索肿瘤RNA表达水平是否可改善传统参数对复发风险的分类。该研究纳入1,851例患者，分别来自NSABP C-01/C-02/C-04/C-06临床研究和克利夫兰医学中心一组未接受治疗的患者(34)。先从福尔马林固定石蜡包埋(FFPE)的肿瘤标本中提取RNA，然后使用RT-PCR方法进行基因表达的定量检测。通过对761个备选基因的表达与经分期、分级、送检淋巴结数目和MSI状态矫正的无复发生存期(recurrence-free survival, RFS)，无病生存期(disease-free survival, DFS)和总生存期(overall survival, OS)之间的相关性进行多变量分析，筛选出18个特征基因(7个预后基因，6个预测FU获益的基因以及5个内参基因)，用于生成独立的预后复发评分和疗效预测评分签名。这些基因表达评分的应用价值在来自QUASAR研究的1,436例患者(中位随访时间：6.6年)数据中进行了验证(35)。在单变量分

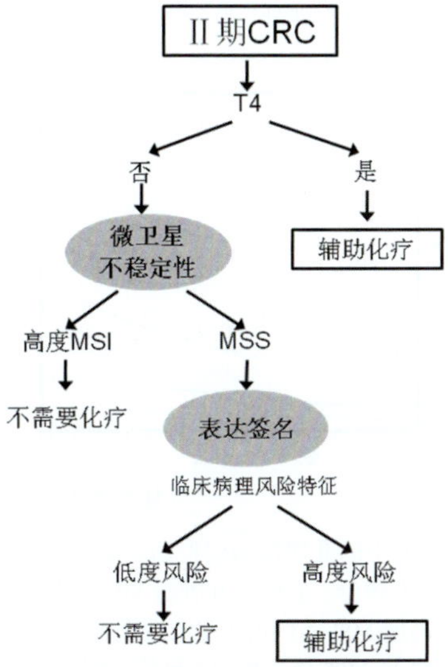

图 1 Ⅱ期结肠癌治疗框架。此框架将传统及分子预后特征结合在一起来指导治疗。T4 患者复发风险高，应考虑给予辅助化疗。具有 MSI 的 T3 患者预后很好，可免于治疗。且 MSS 的 T3 患者将进行复发评分，以预测复发风险及是否能从化疗中获益。

析中，复发评分可用于预测复发风险(风险比/25单位=1.58；95% CI 1.15~2.15；P=0.004)，DFS (P=0.01)和OS (P=0.04)。预先定义的低、中、高度复发风险组的3年复发率分别为12%、18%和22% (图2)，即复发风险随复发评分而升高。在多变量分析中，经原发肿瘤分期、送检淋巴结数目、MSI状态、肿瘤分级和肿瘤淋巴血管浸润调整后的复发评分仍然具有预后意义(P=0.008)。然而，治疗评分不能预测是否从化疗中获益(P=0.19)(35)。因此，连续的复发评分可以加强对复发风险的评估作用，特别对大多数(76%)T3且具有MSS的Ⅱ期结肠癌更有价值，如图2所示。在这组患者中，复发评分可用来将那些复发风险极低的患者分离出来，这些患者从化疗中的获益很小，故不推荐化疗。而那些复发风险在25%~30%之间的高危患者，辅助化疗可能带来5至6个百分点的绝对获益。对于中度风险组的患者，临床医生和患者之间需要就辅助化疗可能带来的获益进行知情讨论。复发评分具有可从传统病理材料中获得的优势，不需要使用冰冻组织，而冰冻组织在日常临床实践中并不是常规收集的。希望在将来能有改进的化疗获益预测评分，可以提供额外的信息，用于指导Ⅱ期结肠癌患者治疗决策的制定。

结论

接近四分之一的结直肠癌患者为Ⅱ期，这组患者的临床病理特征、分子生物学及预后均有一定差异。MSI阳性的T3患者预后最好，而伴有肠梗阻的MSS的T4患者复发风险

QUASAR 研究结果：复发评分，T 分期，MMR 缺陷是Ⅱ期结肠癌复发的关键独立预后因子

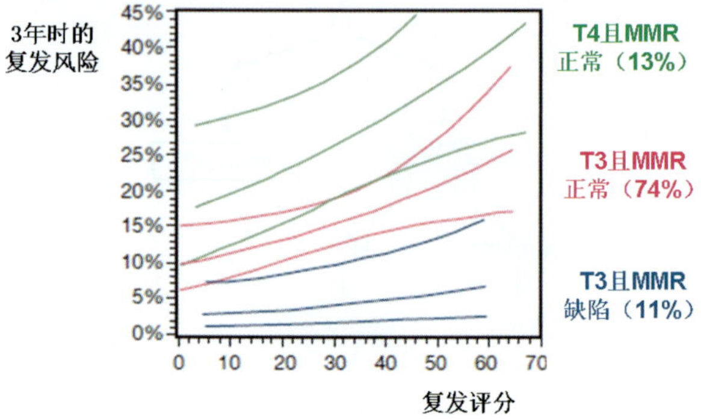

图 2 QUASAR 研究中的Ⅱ期结肠癌根据肿瘤分期和复发评分判定的复发风险。复发评分、T 分期和肿瘤 MSI 是复发风险的独立预测因素。T4 且高度 MSI 病例很少见（占全部患者的 2%），其预计的复发风险同 T3 且 MSS 患者相似（可信区间大），并未包括在本图中。

>50%，这两组患者的预后差别极大。因此，正如本综述所强调的，我们不推荐“一刀切”的治疗模式。治疗决策必须个体化，至少需考虑肿瘤分期和MSI状态。在一部分患者中，同单独应用传统的临床病理特征相比，复发评分可为复发风险提供更多信息，有助于治疗决策的制定。正在进行的研究应重在阐明其它分子标志物在评价预后和化疗疗效方面的作用。

致谢

Dr Rachel Midgley is receiving research funding from Genomic Health with respect to a project looking for a potential gene expression signature as a marker of therapeutic efficacy. She gratefully acknowledges support from the DH and HEFCE (UK) in the form of a personal fellowship and from the Oxford Biomedical Research Council (BMRC). Dr Church acknowledges support from the Oxford BMRC. Professor David Kerr has previously received research funding from Genomic Health with respect to a project validating a gene expression signature for colorectal cancer prognosis.

声明：所有作者均无利益冲突。

参考文献

1. Gill MD, Bramble MG, Rees CJ, et al. Comparison of screen-detected and interval colorectal cancers in the Bowel Cancer Screening Programme. Br J Cancer 2012;107:417-21.
2. Hardcastle JD, Chamberlain JO, Robinson MH, et al. Randomised controlled trial of

faecal-occult-blood screening for colorectal cancer. Lancet 1996;348:1472-7.

3. Faivre J, Dancourt V, Lejeune C, et al. Reduction in colorectal cancer mortality by fecal occult blood screening in a French controlled study. Gastroenterology 2004;126:1674-80.
4. Nelson H, Petrelli N, Carlin A, et al. Guidelines 2000 for colon and rectal cancer surgery. J Natl Cancer Inst 2001;93:583-96.
5. Choi HK, Law WL, Poon JT. The optimal number of lymph nodes examined in stage II colorectal cancer and its impact of on outcomes. BMC Cancer 2010;10:267.
6. Tepper JE, O'Connell MJ, Niedzwiecki D, et al. Impact of number of nodes retrieved on outcome in patients with rectal cancer. J Clin Oncol 2001;19:157-63.
7. Swanson RS, Compton CC, Stewart AK, et al. The prognosis of T3N0 colon cancer is dependent on the number of lymph nodes examined. Ann Surg Oncol 2003;10:65-71.
8. Tsai HL, Lu CY, Hsieh JS, et al. The prognostic significance of total lymph node harvest in patients with T2-4N0M0 colorectal cancer. J Gastrointest Surg 2007;11:660-5.
9. Bertagnolli MM, Redston M, Compton CC, et al. Microsatellite instability and loss of heterozygosity at chromosomal location 18q: prospective evaluation of biomarkers for stages II and III colon cancer--a study of CALGB 9581 and 89803. J Clin Oncol 2011;29:3153-62.
10. Kunkel TA, Erie DA. DNA mismatch repair. Annu Rev Biochem 2005;74:681-710.
11. Lynch HT, Boland CR, Gong G, et al. Phenotypic and genotypic heterogeneity in the Lynch syndrome: diagnostic, surveillance and management implications. Eur J Hum Genet 2006;14:390-402.
12. Boland CR, Goel A. Microsatellite instability in colorectal cancer. Gastroenterology 2010;138:2073-2087.e3.
13. Ionov Y, Peinado MA, Malkhosyan S, et al. Ubiquitous somatic mutations in simple repeated sequences reveal a new mechanism for colonic carcinogenesis. Nature 1993;363:558-61.
14. Rampino N, Yamamoto H, Ionov Y, et al. Somatic frameshift mutations in the BAX gene in colon cancers of the microsatellite mutator phenotype. Science 1997;275:967-9.
15. Thibodeau SN, Bren G, Schaid D. Microsatellite instability in cancer of the proximal colon. Science 1993;260:816-9.
16. Boland CR, Thibodeau SN, Hamilton SR, et al. A National Cancer Institute Workshop on Microsatellite Instability for cancer detection and familial predisposition: development of international criteria for the determination of microsatellite instability in colorectal cancer. Cancer Res 1998;58:5248-57.
17. Lindor NM, Burgart LJ, Leontovich O, et al. Immunohistochemistry versus microsatellite instability testing in phenotyping colorectal tumors. J Clin Oncol 2002;20:1043-8.

18. Quasar Collaborative Group, Gray R, Barnwell J, et al. Adjuvant chemotherapy versus observation in patients with colorectal cancer: a randomised study. Lancet 2007;370:2020-9.
19. Efficacy of adjuvant fluorouracil and folinic acid in B2 colon cancer. International Multicentre Pooled Analysis of B2 Colon Cancer Trials (IMPACT B2) Investigators. J Clin Oncol 1999;17:1356-63.
20. Figueredo A, Charette ML, Maroun J, et al. Adjuvant therapy for stage II colon cancer: a systematic review from the Cancer Care Ontario Program in evidence-based care's gastrointestinal cancer disease site group. J Clin Oncol 2004;22:3395-407.
21. Gill S, Loprinzi CL, Sargent DJ, et al. Pooled analysis of fluorouracil-based adjuvant therapy for stage II and III colon cancer: who benefits and by how much? J Clin Oncol 2004;22:1797-806.
22. Mamounas E, Wieand S, Wolmark N, et al. Comparative efficacy of adjuvant chemotherapy in patients with Dukes' B versus Dukes' C colon cancer: results from four National Surgical Adjuvant Breast and Bowel Project adjuvant studies (C-01, C-02, C-03, and C-04). J Clin Oncol 1999;17:1349-55.
23. André T, Boni C, Mounedji-Boudiaf L, et al. Oxaliplatin, fluorouracil, and leucovorin as adjuvant treatment for colon cancer. N Engl J Med 2004;350:2343-51.
24. André T, Boni C, Navarro M, et al. Improved overall survival with oxaliplatin, fluorouracil, and leucovorin as adjuvant treatment in stage II or III colon cancer in the MOSAIC trial. J Clin Oncol 2009;27:3109-16.
25. O'Connell JB, Maggard MA, Ko CY. Colon cancer survival rates with the new American Joint Committee on Cancer sixth edition staging. J Natl Cancer Inst 2004;96:1420-5.
26. Roth AD, Tejpar S, Delorenzi M, et al. Prognostic role of KRAS and BRAF in stage II and III resected colon cancer: results of the translational study on the PETACC-3, EORTC 40993, SAKK 60-00 trial. J Clin Oncol 2010;28:466-74.
27. Roth AD, Delorenzi M, Tejpar S, et al. Integrated analysis of molecular and clinical prognostic factors in stage II/III colon cancer. J Natl Cancer Inst 2012;104:1635-46.
28. Halling KC, French AJ, McDonnell SK, et al. Microsatellite instability and 8p allelic imbalance in stage B2 and C colorectal cancers. J Natl Cancer Inst 1999;91:1295-303.
29. Sinicrope FA, Rego RL, Halling KC, et al. Prognostic impact of microsatellite instability and DNA ploidy in human colon carcinoma patients. Gastroenterology 2006;131:729-37.
30. Watanabe T, Wu TT, Catalano PJ, et al. Molecular predictors of survival after adjuvant chemotherapy for colon cancer. N Engl J Med 2001;344:1196-206.
31. Popat S, Hubner R, Houlston RS. Systematic review of microsatellite instability and colorectal cancer prognosis. J Clin Oncol 2005;23:609-18.
32. Dolcetti R, Viel A, Doglioni C, et al. High prevalence of activated intraepithelial cytotoxic

T lymphocytes and increased neoplastic cell apoptosis in colorectal carcinomas with microsatellite instability. Am J Pathol 1999;154:1805-13.
33. Sankila R, Aaltonen LA, Järvinen HJ, et al. Better survival rates in patients with MLH1-associated hereditary colorectal cancer. Gastroenterology 1996;110:682-7.
34. O'Connell MJ, Lavery I, Yothers G, et al. Relationship between tumor gene expression and recurrence in four independent studies of patients with stage II/III colon cancer treated with surgery alone or surgery plus adjuvant fluorouracil plus leucovorin. J Clin Oncol 2010;28:3937-44.
35. Gray RG, Quirke P, Handley K, et al. Validation study of a quantitative multigene reverse transcriptase-polymerase chain reaction assay for assessment of recurrence risk in patients with stage II colon cancer. J Clin Oncol 2011;29:4611-9.

（翻译：刘静；审校：李民）

Cite this article as: Church DN, Midgley R, Kerr DJ. Stage II colon cancer. Chin Clin Oncol 2013;2(2):16. doi: 10.3978/j.issn.2304-3865.2013.03.03

第六章：Ⅲ期结肠癌的辅助治疗

Weijing Sun[1], Daniel G. Haller[2]

[1]University of Pittsburgh, 5150 Centre Ave, 5th Fl Cancer Pavilion, Pittsburgh, PA 15232, USA; [2]Abramson Cancer Center at the University of Pennsylvania, Perelman School of Medicine at the University of Pennsylvania, USA

Correspondence to: Daniel G. Haller, M.D, FACP, FRCP, Professor of Medicine emeritus. Abramson Cancer Center at the University of Pennsylvania, Perelman School of Medicine at the University of Pennsylvania, USA. Email: daniel.haller@uphs.upenn.edu.

摘要：在医生和患者制定结肠癌辅助治疗的决策时应当考虑到多种因素，这包括对复发风险的认识（预后）、临床获益的可能性（预测）、治疗毒性、合并症以及患者对治疗相对和绝对获益的理解和接受。临床病理学特征是预测复发风险的重要依据，包括阳性和阴性淋巴结数目、原发灶分期、肿瘤分化程度、以及是否有消化道梗阻或淋巴管及血管浸润。最近又涌现出了一些定量预后因素，微卫星不稳定性是其中之一，MSI-H 提示较好的预后。此外，结合 MSI 结果，基因表达谱分析对决定Ⅱ期结肠癌患者及某些低危Ⅲ期患者是否接受联合化疗、卡培他滨单药治疗或不进行辅助治疗非常有用。

大多数Ⅲ期患者的标准治疗方案是 FOLFOX 方案，即奥沙利铂联合静脉滴注和推注 5-FU，或 XELOX 方案，即奥沙利铂联合口服化疗药，如卡培他滨，此两种方案疗效相同。虽然伊立替康对晚期结直肠癌有效，然而两项相关临床试验均未能证实伊立替康联合 5-FU 治疗优于氟尿嘧啶单药。与 FOLFOX 方案相比，抗血管生成药物贝伐单抗联合 FOLFOX 方案未能显示出疗效上的优势，EGFR 拮抗剂西妥昔单抗也得出了同样的结论。目前正在进行中的试验试图探讨 3 个月 FOLFOX 方案是否可以取代标准的 6 个月方案，以期在保持疗效的同时减轻奥沙利铂的神经毒性。

关键词：结肠癌；辅助；化疗

为结肠癌患者制定辅助治疗的决策需要考量两个方面，选择合适的治疗方案以及识别具有复发危险(预后)而又最有可能从治疗中获益(预测)的患者。在本篇文章中，我们将讨论目前已有的III期结肠癌的治疗方案以及预后和预测标志物。总的来讲，我们目前对预测标志物的认识远远不及对临床病理和基因预后指标的认识，但了解预后有助于我们评估患者在治疗中所承受的最大风险(和可能的最大获益)并做出选择。需要注意的是，本文涉及到的临床试验中的患者都是经过严格选择的，这些患者能够完成临床试验并且接受了试验所设定的治疗和随访方案。在应用这些试验结果时，患者的情况越接近研究对象，所采用的治疗方法越接近试验中的治疗方案，那么他们所得到的获益与治疗毒性的情况就更可能接近试验中的结果。相反，如果患者的情况与临床试验中60岁相对健康的研究对象者相去甚远，或者治疗方案有很大的不同，这样与试验中的结果相比，则可能会得到较差的疗效和更大的毒性。这在老年患者中表现的尤为明显，将在其他章节予以讨论。

生物预后 / 预测指标

预后标志物独立于治疗而与癌症患者总体结局相关。预后标志物可以帮助识别那些有较高复发或转移风险的患者，而辅助治疗可以改善这部分患者的结局。另一方面，预测标志物会有助于患者具体治疗方案(如辅助治疗中的干预)的选择，从而为每个患者选择获益最大的治疗方案。

结肠癌在临床表现和分子发病机制中都表现出异质性，因此有必要识别预后因素和预测因素以评估复发的风险，为患者提供“量体裁衣”式的治疗方案。直至最近，TNM分期(表1)仍然是考虑辅助治疗方案时唯一可靠的预后工具(图1) (1)。临床上仍几乎完全基于T和N分期来进行治疗。为了改善结肠癌患者的预后，以及通过化疗降低患者复发风险，AJCC基于临床研究和流行病学研究的新证据每6年更新一次分期系统。例如，最新的分期将T4进一步分为T4a(肿瘤突破脏层腹膜)和T4b(肿瘤直接侵犯、黏附其他器官或结

表1 结肠癌TNM分期(1)

分期	描述
0	上皮内癌；黏膜肌层受侵
Ⅰ	黏膜下层(T1)或固有肌层受侵(T2)
Ⅱ	A：结直肠肠壁周围组织受侵(T3) B：穿透脏层腹膜表面(T4a) C：浸润/粘连至周围器官/结构(T4b)
Ⅲ	A：T1-T2，1~3个区域LN转移；T1，4~6个区域LN转移 B：T3-T4a，1~3个区域LN转移；T2-T3，4~6个区域LN转移；T1-T2，≥7个区域LN转移 C：T4a，4~6个区域LN转移；T3-T4a，≥7个区域LN转移；T4b，任何淋巴结转移
Ⅳ	A：转移至1个器官/部位 B：转移至多器官/部位或腹膜

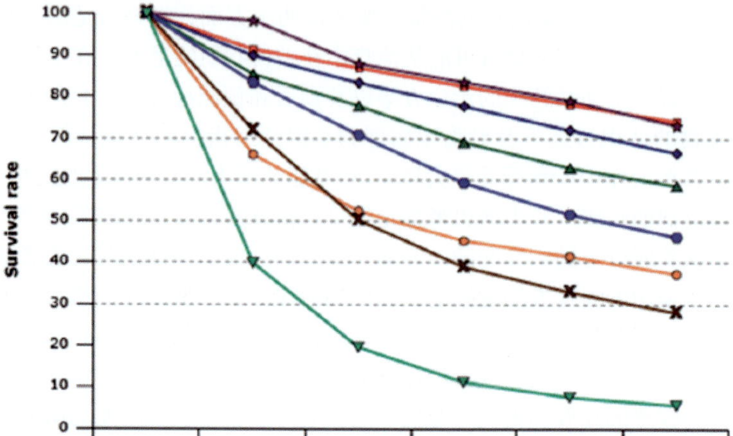

	0	1	2	3	4	5
I	100.0	91.4	87.0	82.6	78.2	74.0
IIA	100.0	89.9	83.4	77.8	72.0	66.5
IIB	100.0	85.4	77.8	69.1	62.9	58.6
IIC	100.0	66.0	52.5	45.3	41.5	37.3
IIIA	100.0	98.3	88.0	83.6	79.1	73.1
IIIB	100.0	83.4	70.8	59.3	51.7	46.3
IIIC	100.0	71.9	50.3	39.0	32.9	28.0
IV	100.0	39.9	19.7	11.3	7.6	5.7

Years from diagnosis

图 1 TNM 分期与结肠癌患者预后的关系 (1)。纵坐标，生存率；横坐标，诊断后的时间 (年)。

构)；而基于SEER (Surveillance Epidemiologyand End Results)数据库分析显示出的不同生存预后，II期被进一步分为IIA期(T3NO)、IIB期(T4aN0)和IIC期(T4bN0) (2)。在TNM不断修改的同时，近年来涌现出了大量预后和预测治疗结局的分子生物标志物，但这些标志物仍需要大样本数据多变量分析严格评估和临床实施验证。

一般来讲，推荐淋巴结受累的结肠癌患者(III期)接受辅助化疗，这是共识是基于随机对照试验研究，SEER的数据，以及meta分析显示辅助化疗可以改善III期患者的无病生存率(DFS)和总生存率(OS)。而有固有肌层侵犯而无淋巴结侵犯的患者(II期)，一般认为辅助化疗可能对OS无明显改善，但有高危因素的II期患者除外。高危因素包括T4原发灶、肠梗阻或肠穿孔、活检少于12个淋巴结以及病理分化差(3)。II期结肠癌的预后指标和治疗的相关内容在本刊另一篇文章中有详细阐述。

研究表明许多基因改变是结直肠癌的预后指标或预测指标(4)。18号染色体q臂上杂合子的丧失提示较差的预后。其他有预后预测价值的基因改变包括发生在17p、1p、3p、4p、5q或8p染色体上的等位基因缺失，某些基因产物表达水平的改变(DCC蛋白、p53和$p27^{klp1}$)，ras和raf基因的突变以及参与氟嘧啶代谢的相关基因表达增加等，这些改变在II期和III期结肠癌之间有所不同。

高度微卫星不稳定性(MSI-H)由于DNA错配修复缺陷(dMMR)造成DNA重复序列内

出现核酸的插入或缺失，是遗传性非息肉性结直肠癌综合征的特征(详见本期Lynch等人的文章)。然而大多数情况下遗传性非息肉性结直肠癌是散发性的(≈15%的该肿瘤是MSI-H，经常处于II期)，与微卫星稳定性(MSS)结直肠癌相比，MSI-H被认为是提示较少发生转移和预后较好的一个指标(4-6)。

微卫星状态被认为既是一个预后标志物(基本被证实)也是以氟尿嘧啶为基础的治疗方案的预测标志物，因此在辅助治疗方案中有潜在临床应用价值。回顾性研究发现MSI-H(dMMR)-肿瘤患者有更好的总生存率。同时研究还提示MSI-H肿瘤患者可能不会从5-FU单药辅助化疗中获益(7-9)。而在III期结肠癌患者的治疗中，与5-FU单药方案相比，在5-FU治疗基础上增加奥沙利铂可以改善MSI-H肿瘤患者的无复发生存率(10)。III期结肠癌患者接受氟尿嘧啶为基础的辅助治疗后如果MSS肿瘤的18q等位基因保留或者MSI-H肿瘤的TGFb1II型受体基因突变，提示患者有较好的预后(11)。最近的研究还显示 18qLOH可能并不像人们以往认为的对预后有重要的预测价值(12,13)。

SMAD4是TGF-β信号通路中的一个重要的转录调节因子，已在临床前研究中被证实可影响结肠癌的发展。在小样本研究中发现，SMAD4低表达或缺失与结直肠癌患者较差的预后相关(14)。

对II/III期结肠癌分子和临床预后因素的综合分析是基于PETACC3试验。PETACC3试验是一项III期随机对照试验，共纳入了3,278例II/III期直肠癌患者，目的是评价伊立替康对5-FU/LV为基础的辅助治疗的影响(15)。研究获得了1,564例患者的手术切除标本，对FFPE (甲醛固定石蜡包埋)样本进行了Kras和Braf突变、18qLOH、MSI和SMAD4蛋白表达检测。结果显示MSI-H和病灶SMAD4表达缺失是独立的预后因素：MSI-H患者有更好的RFS (HR=0.54，P=0.003)和OS (HR=0.43，P=0.001)，而SMAD4表达丢失的患者其RFS (HR=1.47，P<0.001) 和OS (HR=1.58，P<0.001)较差。这一实验显示MSI-H和保留SMAD4表达的T3N1期结肠癌其预后与II期相似。一项德国的研究检测了caspase-8，caspase-9和凋亡蛋白酶激活因子1 (APAF-1)的表达，发现caspase-8和-9与较差的预后显著相关，Caspase-9可能是结肠癌的一个独立预后因素。一些研究还提示右侧和左侧肿瘤的基因谱存在差异(16)，然而这些结果还需要进一步的研究来证实。

正是由于结肠癌的预后和预测结局具有遗传异质性和复杂性，而基因表达谱(GEPs)代表着基因表达的特征，因此研究者将多个基因表达水平结合起来以确立某种特定的模式，然后对其进行评分或分级，以推测预后以及指导治疗。已经有许多GEP检测手段被开发出来，其中一些已经商品化，使用的方法为PCR法(反转录酶聚合酶链反应)测量RNA含量或加载不同基因标记的基因微阵列系统(ColoPrint®，18个基因表达谱；Oncotype DX®，7个预测基因和5个参考基因；ColonPRS®，163个基因；GeneFX®，5个基因；OncoDefender-CRC，634个探针组标记)。无论是FFPE组织、新鲜组织还是新鲜冰冻组织都可以用于检测(17-20)。因GEP检测有巨大的临床价值，其得到了较广泛的研究，且已经越来越多的得以商业应用，但是其最终的临床应用价值仍远未得到证实。值得注意的是，这些目前已商业化的检测手段之间没有检测基因组成上的重叠，且它们的商标标注为用于实验室检测(LDT)，它们中没有一个已被FDA批准用于II/III期结肠癌的检测。需

61. David Mant, Rafael Perera, Alastair Gray, et al. Effect of 3-5 years of scheduled CEA and CT follow-up to detect recurrence of colorectal cancer: FACS randomized controlled trial. J ClinOncol 2013;31:abstr 3500.
62. Sargent D, Shi Q, Yothers G, et al. Two or three year disease-free survival (DFS) as a primary end-point in stage III adjuvant colon cancer trials with fluoropyrimidines with or without oxaliplatin or irinotecan: data from 12,676 patients from MOSAIC, X-ACT, PETACC-3, C-06, C-07 and C89803. Eur J Cancer 2011;47:990-6.
63. Rex DK, Kahi CJ, Levin B, et al. Guidelines for Colonoscopy Surveillance after Cancer Resection: A Consensus Update by the American Cancer Society and US Multi-Society Task Force on Colorectal Cancer. CA Cancer J Clin 2006;56:160-7.
64. Fong Y, Saldinger PF, Akhurst T, et al. Utility of 18F-FDG positron emission tomography scanning on selection of patients for resection of hepatic colorectal metastases. Am J Surg 1999;178:282-7.
65. Shen YY, Liang JA, Chen YK, et al. Clinical impact of 18F-FDG-PET in the suspicion of recurrent colorectal cancer based on asymptomatically elevated serum level of carcinoembryonic antigen (CEA) in Taiwan. Hepatogastroenterology 2006;53:348-50.

（翻译：邓艳红；审校：刘燕）

Cite this article as: Sun W, Haller DG. Adjuvant therapy of stage III colon cancer. Chin Clin Oncol 2013;2(2):17. doi: 10.3978/j.issn.2304-3865.2013.06.03

第七章：挖掘 ACCENT 数据库：综述和更新

Lindsay A. Renfro, Qian Shi, Daniel J. Sargent

Division of Biomedical Statistics and Informatics, Mayo Clinic, 200 First Street SW, Rochester, MN 55905, USA
Correspondence to: Lindsay A. Renfro, Ph.D. Division of Biomedical Statistics and Informatics, Mayo Clinic, 200 First Street SW, Rochester, MN 55905, USA. Email: renfro.lindsay@mayo.edu.

摘要：ACCENT (Adjuvant Colon Cancer End Points) 数据库建立的目的是解决或者解答一些早期结肠癌治疗提出的问题，这些问题可以被很多相似的试验信息汇集以进行最好的解答。目前，ACCENT 数据库已经包含了 1977 年至 2008 年入组的 25 项结肠癌辅助治疗的临床研究的 33,000 例患者个体数据。自从 2005 年 ACCENT 研究指出 3 年无病生存期能够成为 5 年总生存期的替代终点指标这一标志性分析结果以来，ACCENT 研究组在许多临床问题取得了大量引人注目的科学发现，在文中予以详述。另外，因其开创了多临床研究数据库构建的先例，可供其他瘤种借鉴，我们对 ACCENT 数据库的历史、构成、建设、原则和未来发展进行综述。

关键词：ACCETNT (Adjuvant Colon Cancer End Points) 组；数据库；结肠癌

引言

临床试验设计正在变得越来越复杂，从患者身上获取的信息也越来越多，但即使是从规模最大的、获取数据最丰富的临床试验中，我们获取的信息也是有限的。单个的临床试验因为样本量的有限，地域性差异和研究关注问题狭窄及其他原因导致其具有与生俱来的局限性。现实中，我们常常对于某一疾病的相似治疗同时开展多项临床研究，这些研究纳入了存在微小差异的患者人群或来自不同国家的患者人群。在Adjuvant Colon Cancer End Points (ACCENT)协作组的组织和持续的努力下，单个临床试验所收集的数据可以合并起来以回答那些单独临床试验不能解答的重要疾病问题。

结直肠癌是世界范围第四常见的肿瘤，每年全球新发病例100万例，并导致50万例死亡。Moertel等人(1)完成的具有里程碑意义的研究首次建立了II/III期结直肠癌术后化疗有效的治疗方案。之后的几十年里，全球范围内进行了多项临床试验试图进一步改良提高5-氟脲嘧啶(5-FU)联合左旋咪唑这一最初辅助治疗方案的疗效。ACCENT数据库就是根据质量和重要性选择临床研究，将这些临床研究的患者数据进行合并构建而成。目前，ACCENT数据库已经包含了1977年至2008年进行的入组的25项结肠癌辅助治疗的临床研究中的33,000例基于患者个体水平数据。这一构建方案已成为其他类型的肿瘤构建数据库借鉴的原型。数据库包括了挑选的基线、治疗方案数据，以及所有患者的治疗中的关键长度，经确认的复发及生存随访数据。

我们着重介绍一些是因为ACCENT数据库才能得到的最重要研究结果，从最早的ACCENT数据库正式建立前完成的辅助治疗临床研究的汇总分析到最近的ACCENT研究组发表的研究结果。另外，我们回顾了ACCENT数据库起源、发展及运作方面的情况，并介绍ACCENT成员正在开展的研究。

ACCENT 数据库概览

发展历史

ACCENT协作组的成立基于对结肠癌治疗的协作及汇总分析需要，此过程历经了数年。一项早期的关于辅助治疗的汇总分析由IMPACT研究组实施完成。该研究组将3项II、III期疾病术后的患者，给予5-FU联合亚叶酸钙与对照比较的临床试验的数据进行联合分析(2)。随后，这3项研究的患者个体数据与另外两项研究的数据进行了汇总，并将分析目标限于II期患者(3)。来自Mayo Clinic的Sargent及Goldberg医生于2000年发起了一项汇总分析计划，将以上5项研究与另两项来自NCCTG (North Central Cancer Treatment Group)的临床研究数据进行汇总检验老年患者在辅助治疗中的收益(4)。2003年由Aimery de Gramont医生组织在法国巴黎召开会议，在会议上首次讨论了无病生存期(DFS)是否能够成为总生存期(OS)的潜在替代指标，同时数据库纳入了另外6项来自NCCTG及NSABP (National Surgical Adjuvant Breast and Bowel Project)的临床研究，ACCENT协作组就此诞生。13项临床研究数据的汇集已经达到了临床质量，并吸引了诸多目光，其后ACCENT协作组又纳入了5项已完成的临床研究数据，使得ACCENT数据库建立之初纳入了共计18项临床研究(5)。2009年，数据库再次更新，纳入了新近成熟的6项检验奥沙利铂或伊立替康联合5-FU/LV或口服氟尿嘧啶疗效的临床研究(6)。

数据库的建设及管理

即使仅限于某一特定肿瘤，获取、收集、整合并建立一个包含大量临床研究所有患者数据的数据库就需要耗费大量的时间和努力。首先，那些独立相似临床研究的研究者们必须被成功的鼓励以共享数据，并在合理科学的指导使用这些数据上达成政策性共识。其次，这些数据必须集中传输至一个中心机构，该机构能完成下列任务：对于数据在未来研究的可用性具有预见性；对于所需提供数据下达明确且易操作的指令；通过电子或通过其他方式获取数据(如通过邮寄)；对数据进行净化处理，并在研究中保持一致性，在很多案例中，实现汇集分析的利益。第三，在将其他研究整合到数据库之前，各个临床研究的数据必须仔细审查，如研究的全面性、缺失情况以及细节层次等。第四，来自不同研究的掌握数据结构的多位研究者必须创立并遵从相应规则使得这些数据能够以此为准则进行综合或重新编码来保证研究之间数据的一致性。在任何单一项目数据的细节层次存在巨大差异的时候做到这一点尤其具有挑战性，在一些情况下，相关数据甚至无法提供。最后，一旦建立了这些使得数据在未来的分析中使用效果最佳化的规则，将依据这些规则将不同临床研究的数据整合成为一个中间媒介数据集。作为最后一步的一部分，独立的数据确证和详细的文案记录(如数据库构建细则及伴随的数据查询字典)是未来进行数据分析及数据库扩展的质量和一致性的保证。

一些独特的挑战伴随这一过程产生，或许需要花费数年来完成。为了使传送的数据可用，数据传送机构和接收机构必须在数据的格式、定义和各个数据产生的历史条件等方面达成一致。例如，ACCENT数据库包含的数据来自不同国家，这些数据的收集及整合将导致一些潜在的语言问题，这些问题存在于反馈信息和数据之中。同样，不同的研究各自建立了大量独特的数据集，这些数据集包含了独特的数据结构、格式或细节层次，不同研究之间的构建模式各不相同。因此，能够前瞻性的综合地建立一个数据管理模式显得至关重要，这样，建立理论上相似的信息源(如：一致的影像学肿瘤测量方法和实验室检验基线值)或许就能够更好地理解这些不同研究的数据并将其仔细整合而不丢失数据的原始可靠性。设计复杂性增加层次性的缺失、错误的数据记录或不完整的数据记录等现象普遍存在于任何临床研究中，这些问题的处理在不同研究中必须保持一致性，从而防止给后续的汇总分析增加偏倚的风险。在这个过程中应始终贯彻由多个数据管理经验丰富的技术人员定期独立地进行数据管理原则及编码规则的验证，这样一来，那些我们关心的临床及实验室变量才可能最终进行有用的探索性分析。新的临床研究数据的加入必须将已有原则及技术进行重新访查及精炼使其与数据库既往记录模式保持一致，且应详细记录在案，有利于数据库的维护。

研究方案和协议

上述数据库构建步骤完成后，必须在基于开放参与、科学的同行评议、合作作者制度并且对研究的支持原则下建立相应程序来合理使用汇总分析数据。任何参与或者贡献者必须提交正式的研究方案以取得在数据库中评估数据的权利。这些要求对于所有加入ACCENT的研究者均适用，这些研究者包括临床肿瘤学专家和负责评估研究合理性、研究设计及可能影响的生物统计学家。每一项临床研究的领导研究者除非声明以科学理由反对，否则将视为允许将自己研究数据用于其他研究。一旦就既定方案达成共识，对此研究课题的有兴趣的人员将组成一个作者群，整合资源共同努力完成这一项目。成功发表的文献的作者群应反映所有科学性、统计学及原始数据上贡献者。

使用 ACCENT 数据库发表的研究

迄今为止，包含ACCENT数据库内容的研究已经协助回答了一系列关于早期结肠癌的重要问题。在此根据发表时间排序罗列使用包含在ACCENT数据库中的研究进行的汇总分析。

结肠癌辅助治疗的有效性研究——IMPACT 研究

最早使用目前包含在ACCETNT数据库中的研究进行的汇总分析之一是1995年进行的IMPACT研究(2)。该项汇总分析前瞻性计划使用分别由GIVIO (Gruppo Interdisciplinare Valutazione Interventi Oncologia)，NCIC-CTG (National Cancer Institute Canada Clinical Trials Group)及FFCD (Fondation Française de Cancerologie Digestive)完成的3项国际多中心临床研究的1,493例患者的数据进行分析。这些研究使用相同的氟尿嘧啶为基础的辅助化疗与单纯手术进行比较。结果显示，辅助化疗使得死亡率(22%)和复发率(35%)都获得了显著降低。

这项分析之后，这3项研究的患者数据与另2项研究患者数据进行了汇总分析，这一分析限定在II期结肠癌患者(3)。II期结肠癌患者辅助治疗未见明显获益。

老年患者的辅助化疗的研究

长期以来，老年患者进行根治手术后是否需要辅助化疗存在争议，因为现有数据存在一些固有局限性使得结论不清或此类患者被排除于实践指南之外。现有数据最主要的局限性在于各项临床研究中老年患者仅占极小的样本量使得有意义的数据分析无法进行。关于化疗临床试验在设计时考虑到健康相关或治疗风险较大等问题常常排除了老年患者使得这一问题更加突出。为了说明5-FU为基础的化疗是否能够使老年患者获益，Sargent等于2001年发表了一项汇总分析，纳入了7项辅助治疗临床研究(4)。研究分析年龄因素(预设<或≥70岁)与治疗获益的相关性，结果表明70岁及以上的老年患者同年轻患者获得相同程度的生存获益。

汇总的预后及预测模型的研究

2004年，Gill等人使用了相同的7项研究来分析一些临床及疾病因素对于DFS和OS的预后价值，以及这些因素对于FU为基础的治疗方案获益的预测价值(7)。结果显示，淋巴结状态、肿瘤分期和分级是DFS和OS的独立预后因素，而年龄仅与OS显著相关。治疗获益与年龄、性别、肿瘤部位和分期等因素无关，而分期-治疗交互作用分析表明III期患者较II期患者更加获益。显著正在进行的分析纳入了更多的研究和患者疾病特征，这一早期的综合的预测模型现在正在更新，这部分将在第5部分中进行讨论。

DFS 作为 OS 的替代指标的研究

截止2003年，另有8项关于结肠癌辅助治疗的临床研究数据纳入了数据库，至此共计18项临床研究数据共计20,000例患者数据组成了ACCENT原始数据库，具体研究见表1。

表1 最初纳入ACCENT的临床研究

研究名称	入组时间	治疗	N
NSABP C01	1977-1983	手术 *vs.* MOF	724
NCCTG 784852	1978-1984	手术 *vs.* FU/LEV	247
FFCD	1982-1990	手术 *vs.* FU/LV	239
NSABP C02	1984-1988	手术 *vs.* PVI/FU	896
INT 0035	1984-1987	手术 *vs.* FU/LEV	926
Siena	1985-1990	手术 *vs.* FU/LV	256
NCIC	1987-1992	手术 *vs.* FU/LV	359
NSABP C03	1987-1989	MOF *vs.* FU/LV	1,042
NCCTG 874651	1988-1989	对照 *vs.* FU/LV	408
GIVIO	1989-1992	对照 *vs.* FU/LV	867
NCCTG 894651	1989-1991	FU/LV +/- LEV for 6或12个月	915
NSABP C04	1989-1990	FU/LEV *vs.* FU/LV *vs.* FU/LV/LEV	2,083
INT 0089	1990-1992	FU/LEV *vs.* FU/LV (HD or LD) *vs.* FU/LV/LEV	3,561
NSABP C05	1991-1994	FU/LV *vs.* FU/LV + IFN	2,136
NCCTG 914653	1993-1998	FU/LV + HD or标准 LEV	878
SWOG 9415	1994-1999	静滴 *vs.* 静注FU/LEV/LV	939
QUASAR	1994-1997	FU/LV (HD or LD) +/- LEV	3,517
GERCOR	1996-1999	静滴 *vs.* 静注FU/LV	905
原始ACCENT共计纳入			20,898

缩写：NSABP, National Surgical Adjuvant Breast and Bowel Project; NCCTG, North Central Cancer Treatment Group; FFCD, Fondation Française de Cancerologie Digestive; INT, Intergroup; NCIC, National Cancer Institute of Canada; GIVIO, Grupo Interdisciplinare Valutazione Interventi Oncologia; SWOG, Southwest Oncology Group; QUASAR, Quick and Simple and Reliable; GERCOR, Groupe d'Etude et de Recherche Clinique en Oncologie et Radiothérapie; MOF, semustine, vincristine, and fluorouracil; FU, fluorouracil; LEV, levamisole; PVI, portal vein infusion; LV, leucovorin; HD, high dose; LD, low dose; IFN, interferon alfa-2a.

DFS是否能够成为OS的替代指标？未来进行的结肠癌辅助治疗临床研究是否可使用DFS替代OS成为主要终点？为了回答这一问题，需要将这些研究的数据进行整合。2005年，由Daniel Sargent牵头进行的首项以ACCENT协作组名义进行了研究，证实3年DFS是5年OS的合适的替代指标(5)。这一里程碑式的研究建立的平台(数据收集、组合、处理和分析)将被后续的关于其他疾病的替代指标的探索研究所效法。

2007年，Sargent等人将上述研究结果进行扩展，试图分析短期的DFS终点的替代意义及其与疾病分期的相关性(8)。总体来说，尽管1年DFS表现出非常好的阴性预测价值(1年DFS为阴性的临床研究，其5年OS亦为阴性)，然而少于3年随访的DFS对于OS的预测价值低于3年DFS。进一步，DFS作为替代指标的价值上来说，III期疾病比II期疾病更有优势，说明DFS作为替代指标更适合用于主要或全部由III期患者组成的临床研究。

行了比较。结果肯定了奥沙利铂联合方案的获益能够推广到普遍人群，包括老年人和少数民族人群，以及合并症较多的人群(14)。

体重指数 (BMI) 与 OS 相关性的研究

虽然已证实高BMI是发生结肠癌的高危因素，然而直到近期，BMI对于辅助治疗疗效的预后及预测意义仍不清楚。2012年，Frank Sinicrop及其他研究者基于ACCENT数据库进行了一项将至复发时间(TTR)、DFS及OS作为基线BMI的函数的汇总分析(15)。在纳入分析的25,291例患者中，肥胖和低体重患者的OS低于正常体重及超重患者，然而这一结果仅表现在男性患者上。另外在随机时存在重度肥胖(2度和3度)的男性患者与正常体重的男性患者相比，其DFS显著缩短。低体重男性和女性表现出更短的TTR及DFS，这一关系在男性患者更为显著。应注意的是，没有发现BMI对于辅助治疗获益的预测意义。与前述ACCENT数据库基于年龄的分析相似，Sinicrop等进行的BMI分析使得联合多项研究的小样本人群进行分析的可行性进一步得到了证明。

通过对数正态建模和其他统计学方法进行的研究终点分析

除了进行早期结肠癌预后及预测指标的分析之外，ACCENT数据库亦用于发展或检测先进的多研究统计分析技术。近期Judy-Anne Chapman及其团队(16)在这方面做出了努力，研究人员致力于构建时间至事件终点(如TTR、DFS、OS)的替代模型，研究将参数对数正态分布模型与标准的半参数和非参数Cox比例风险模型及Kaplan-Meier方法进行比较，对上述时间至事件终点分别进行分析。理论上来说，当谨慎选择反映观察数据特征的分布时，参数模型应为目标定量指标(如治疗效果)提供更加精确的评估。作者总结认为对于ACCENT数据库中的某个亚组患者，对数正态分布仅能够略微改善Cox比例风险模型的效能。

其他先进统计学方法也利用ACCENT数据库的资料进行了非常活跃的探索，真实可靠的数据资料保证和推动了复杂的多研究替代评估方法和新的适应性的研究设计的发展，包括但不局限于以下研究：(I) Shi等人完成的临床研究水平的替代评估方法的比较分析(17)；(II)Renfro等人完成的使用贝叶斯调整研究水平的替代评估方法(18)；(III)Renfro等人完成的使用贝叶斯适应性研究设计进行的一个新近验证的替代终点的评估(19)，等等。

ACCENT 在研项目

迄今为止，ACCENT研究组在致力于积累来自相当长的一段时间期间(超过20年)进行的关键临床研究的有价值的临床、治疗、结果和基因标志物等数据。随着现代的临床研究数据的汇总加入，ACCENT数据库能够提供拥有独特统计学效力的结果来鉴别预后和预测指标、建立更好的风险分级策略并推动基于分析标志物的靶向人群的个体化治疗模式的发展。最近正在进行的ACCENT项目包括：(I)分析患者性别(男*vs.*女)对于长期结局的影响，如OS、TTR和RFS；(II)评估将淋巴结比(阳性淋巴结个数/受检淋巴结总数)作为III期结肠癌复发的改良的预后校准指标的可行性；(III)检验肿瘤错配修复基因(MMR)状态与临床及病理特征的相关性，并在ACCENT数据库的大样本量的背景下评估MMR状态的预后价值；(IV)基于ACCENT丰富的基线及随访数据，试图建立一个III期结肠癌患者的预后算法模型，以期能够提供比传统的AJCC分期更加精确的预后评估模式。

结论

自从2003年正式成立，ACCENT协作组显著加强了II、III期结肠癌临床研究的开展、设计及解读的有效性。对于已完成的临床研究数据的持续评估，以助于定义不断变化的，进行中的试验群体中的最佳研究终点，这将需要对每个最近完成的临床试验进行重新检验。在未来继续挖掘ACCENT数据库的机遇将随着新观点的出现而一直存在。最终，这些来自临床研究数据的深入分析获得的结论将帮助我们适时的更好的评估新的辅助治疗方案，达到显著改善结肠癌患者临床预后的最终目的。

致谢

This work was supported by the NCCTG Grant from the National Cancer Institute, CA24225.
声明：所有作者均无利益冲突。

参考文献

1. Moertel CG, Fleming TR, Macdonald JS, et al. Levamisole and fluorouracil for adjuvant therapy of resected colon carcinoma. N Engl J Med 1990;322:352-8.
2. Efficacy of adjuvant fluorouracil and folinic acid in colon cancer. International Multicentre Pooled Analysis of Colon Cancer Trials (IMPACT) investigators. Lancet 1995;345:939-44.
3. Efficacy of adjuvant fluorouracil and folinic acid in B2 colon cancer. International Multicentre Pooled Analysis of B2 Colon Cancer Trials (IMPACT B2) Investigators. J Clin Oncol 1999;17:1356-63.
4. Sargent DJ, Goldberg RM, Jacobson SD, et al. A pooled analysis of adjuvant chemotherapy for resected colon cancer in elderly patients. N Engl J Med 2001;345:1091-7.
5. Sargent DJ, Wieand HS, Haller DG, et al. Disease-free survival versus overall survival as a primary end point for adjuvant colon cancer studies: individual patient data from 20,898 patients on 18 randomized trials. J Clin Oncol 2005;23:8664-70.
6. Sargent D, Shi Q, Yothers G, et al. Two or three year disease-free survival (DFS) as a primary end-point in stage III adjuvant colon cancer trials with fluoropyrimidines with or without oxaliplatin or irinotecan: data from 12,676 patients from MOSAIC, X-ACT, PETACC-3, C-06, C-07 and C89803. Eur J Cancer 2011;47:990-6.
7. Gill S, Loprinzi CL, Sargent DJ, et al. Pooled analysis of fluorouracil-based adjuvant therapy for stage II and III colon cancer: who benefits and by how much? J Clin Oncol 2004;22:1797-806.
8. Sargent DJ, Patiyil S, Yothers G, et al. End points for colon cancer adjuvant trials: observations

and recommendations based on individual patient data from 20,898 patients enrolled onto 18 randomized trials from the ACCENT Group. J Clin Oncol 2007;25:4569-74.
9. O'Connell MJ, Campbell ME, Goldberg RM, et al. Survival following recurrence in stage II and III colon cancer: findings from the ACCENT data set. J Clin Oncol 2008;26:2336-41.
10. de Gramont A, Hubbard J, Shi Q, et al. Association between disease-free survival and overall survival when survival is prolonged after recurrence in patients receiving cytotoxic adjuvant chemotherapy for colon cancer: simulations based on the 20,800 patient ACCENT data set. J Clin Oncol 2010;28:460-5.
11. Sargent D, Sobrero A, Grothey A, et al. Evidence for cure by adjuvant therapy in colon cancer: observations based on individual patient data from 20,898 patients on 18 randomized trials. J Clin Oncol 2009;27:872-7.
12. Yothers G, Sargent DJ, Wolmark N, et al. Outcomes among black patients with stage II and III colon cancer receiving chemotherapy: an analysis of ACCENT adjuvant trials. J Natl Cancer Inst 2011;103:1498-506.
13. Hubbard J, Thomas DM, Yothers G, et al. Benefits and adverse events in younger versus older patients receiving adjuvant chemotherapy for colon cancer: findings from the Adjuvant Colon Cancer Endpoints data set. J Clin Oncol 2012;30:2334-9.
14. Sanoff HK, Carpenter WR, Martin CF, et al. Comparative effectiveness of oxaliplatin vs non-oxaliplatin-containing adjuvant chemotherapy for stage III colon cancer. J Natl Cancer Inst 2012;104:211-27.
15. Sinicrope FA, Foster NR, Yothers G, et al. Body mass index at diagnosis and survival among colon cancer patients enrolled in clinical trials of adjuvant chemotherapy. Cancer 2013;119:1528-36.
16. Chapman JW, O'Callaghan CJ, Hu N, et al. Innovative estimation of survival using log-normal survival modeling on ACCENT database. Br J Cancer 2013;108:784-90.
17. Shi Q, Renfro LA, Bot BM, et al. Comparative assessment of trial-level surrogacy measures for candidate time-toevent surrogate endpoints in clinical trials. Computational Statistics and Data Analysis 2011;55:2748-57.
18. Renfro LA, Shi Q, Sargent DJ, et al. Bayesian adjusted R2 for the meta-analytic evaluation of surrogate time-to-event endpoints in clinical trials. Stat Med 2012;31:743-61.
19. Renfro LA, Carlin BP, Sargent DJ. Bayesian adaptive trial design for a newly validated surrogate endpoint. Biometrics 2012;68:258-67.

（翻译：黄鼎智；审校：黄石）

Cite this article as: Renfro LA, Shi Q, Sargent DJ. Mining the ACCENT database: a review and update. Chin Clin Oncol 2013;2(2):18. doi: 10.3978/j.issn.2304-3865.2013.03.05

第八章：直肠癌治疗展望

Bruce D. Minsky

Department of Radiation Oncology, University of Texas MD Anderson Cancer Center, Houston, TX 77030, USA

Correspondence to: Bruce D. Minsky. Department of Radiation Oncology, University of Texas MD Anderson Cancer Center, 1515 Holcombe Blvd, Houston, TX 77030, USA. Email: bminsky@mdanderson.org.

摘要：自 2004 年以来，术前放化疗 + 手术 + 术后辅助化疗一直是临床分期 T3(cT3) 和（或）淋巴结阳性 (N+) 直肠癌患者的标准治疗。新进展不断涌现并且刻画直肠癌治疗的未来。其中包括短程放疗，术后辅助化疗，可供选择的放疗和手术，以及应用新型药物的放化疗方案。本文将主要回顾并评估这些进展对未来直肠癌治疗的影响。

关键词：直肠癌；辅助疗法；放化疗

放化疗是局部进展且临床可切除的 (T3 和 / 或 N+) 直肠癌的标准治疗 (1)。当 5-FU 和放疗联合应用时，持续静脉灌注是常见的用法 (2,3)。NSABP R-04 试验对比了术前放化疗时，应用持续静脉灌注 5-FU 与卡培他滨（加或不加奥沙利铂）的不同，卡培他滨在病理完全缓解 (pCR) 率 (22% *vs.* 19%)，括约肌保存率 (63% *vs.* 61%) 及 3 级以上的腹泻发生率 (11%) 方面与持续静脉灌注 5-FU 相近 (4)。Hofheinz 等将 401 例患者随机地分为接受以持续静脉灌注 5-FU 和以卡培他滨为基础的放化疗，发现卡培他滨与持续静脉灌注 5-FU 有相近的 pCR 率 (6% *vs.* 7%)，并且其 5 年生存率不低于持续静脉灌注 5-FU (76% *vs.* 66%, P=0.0004) (5)。因此，可以说持续静脉灌注 5-FU 和口服卡培他滨为基础的放化疗是等效的。术前应用奥沙利铂并非直肠癌的标准治疗，其随机试验研究结果将在下文中讨论。

术前临床分期和其技术选择的研究进展

经直肠超声检查和高分辨率 MRI 是最常见的用于确定肿瘤侵袭的深度 (T) 的方法。

以前，北美及大多数欧洲的研究者更常应用超声而非高分辨率 MRI。而 MRI 的优势在于它能确定接受过手术的患者接近的或阳性的边缘，因此，患者能够接受更合理的术前治疗 (6)。在北美，MRI 正被广泛接受。

总体而言，在判断 T 分期方面，超声 (7) 或高分辨率 MRI(8) 的准确性为 50%~90%，CT 或普通 MRI (9) 为 50%~70%。尽管 FDG-PET 可能在判断肿瘤转移 (10) 上优于 CT，但它在那些接受过术前放化疗患者再评价的应用上还存在争议 (11-14)。

高估肿瘤的分期是常见的现象，特别是接受术前放化疗直肠壁纤维化增厚的患者。相控阵 MRI 在区分 ypT0-2 和 ypT3 分期的准确性上有了一定的提高 (15)。MRI 弥散成像及 FDG-PET 都应用于术前放化疗监测治疗效果和评估预后。在 FDG-PET 中，放疗后 SUV 值较无应答者会有所下降，其临床意义尚未明确 (16)。

确定淋巴结的性质比较困难。总的来说，上述技术在确定盆腔淋巴结阳性的准确性的能达到 50%~75%。MRI 和 CT 有相似的准确性，但是应用体外和(或)直肠内线圈可使前者的作用增强。虽然 CT 和 MRI 都能发现大于 1 cm 的淋巴结，但是增大的淋巴结并不代表肿瘤转移。超声引导下细针穿刺在判断直肠旁淋巴结的性质的准确性有所提高 (17)。尽管有这些进步，MRI (18,19)、超声 (20)、FDG-PET (11-13,21) 或者体格检查 (22) 在准确预测接受术前放化疗患者的病理分期上仍有所欠缺。

5 Gy ×5 分段放疗及放化疗的进展

直肠癌术前辅助治疗有两种分段策略：短程放疗和长程放化疗。cT1-3 期直肠癌患者选择短程放疗，而 T3 和(或)N+ 的选择放化疗。因此，回顾性比较研究并不可行。有 2 个纳入了 cT3 和(或)N+ 的直肠癌患者同时应用了序贯的或术后的化疗的随机试验，因此是和放化疗相对可比的研究。新的研究短程放疗的研究都纳入了 cT3 和(或)N+ 的直肠癌患者并且加用了序贯的或者术后的化疗。

短程放疗的标准做法

已有的 12 个关于术前短程放疗的随机性研究 (23)。仅有 1 个包含全直肠系膜切除术 (TME 术) 的是荷兰的 CKVO 95-04 研究。cT1-3 的患者被随机分到仅接受 TME 术组和 TME 术后应用 5 Gy×5 短程放疗组 (24)。中位随访 12 年，仅接受 TME 术的 5 年局部复发率更高 (为 11%)。但是，加用术前放疗使之迅速降至 5% (25)。其试验出现了大量的急性不良反应，主要包括：神经毒性 (10%)，会阴伤口并发症 (29%) 以及的术后吻合口瘘 (12%) (26)。在发生术后吻合口瘘的患者中，80% 需要手术并存在 11% 的死亡率。与以前的短程放疗的随机试验相比，多种新的放疗手段得到应用。并发症的发生率和死亡率的升高究竟是与新手术技术学习曲线有关，还是和完成放疗与手术间的一周间歇有关，尚还是未知。

短程放疗在荷兰结直肠癌组的 SCRIPTS (放疗加 TME 术后单纯加用卡培他滨化疗) 研究 (CKTO 2003-16) 中得到应用。这一研究开始于 2007 年，临床分期为 II 期 (T3-T4, N0) 或 III 期 (任何 T，N+) 的直肠癌 (S1/S2 水平以下或腹膜反折下，距肛缘 15 cm) 接受

表 1 短程放疗对比长程放化疗：随机对照试验

试验	波兰试验 (27,28)	TROG (29)
病例数	316	326
临床分期	T3-4	T3 任何 N
放化疗	50.4 + 5-FU/LV	50.4 Gy + CI 5-FU
短程放疗	5 Gy ×5	5 Gy ×5
手术后的化疗	可选	4-6 程的 5-FU/LV
局部复发		
短程放疗	9%	8%
放化疗	14% (4 年)	4% (3 年)
生存		
短程放疗	67%	74%
放化疗	66% (4 年)	70% (3 年)

LV，醛氢叶酸；5-FU，氟尿嘧啶；CI 持续静脉输注。

了术前 5 Gy ×5 放疗 +TME 术。术后被随机分到卡培他滨单药化疗或者观察组。这一研究验证了短程放疗在术后辅助化疗的作用。

随机试验

有 2 个关于短程放疗和放化疗的随机试验：Bujko 等的波兰研究及 Ngan 等报道的 TROG，AGITG，CSSANZ，RACS 组间比较的研究（表 1）。

波兰研究

Bujko 等将 316 例 cT3 直肠癌患者随机分组 (27,28)。要求所有肿瘤均在肛直肠环以上，仅在低位肿瘤使用 TME 术。术后化疗由研究者决定。没有放疗质控回顾。与短程放疗相比，接受放化疗的患者有更高的 pCR 率 (16% *vs.* 1%) 且环周切缘阳性率 (CRM+) 更低 (4% *vs.* 13%, P=0.017)。在括约肌保存率 (58% *vs.* 61%)、局部复发率 (14% *vs.* 9%)、无病生存期 (DFS) (56% *vs.* 58%) 以及 4 年生存率 (66% *vs.* 67%) 上没有统计学差异。尽管放化疗出现急性毒性并发症的几率更高 (18% *vs.* 3%，P<0.001)，但是术后并发症上和短程放疗没有差异。

TROG，AGITG，CSSANZ，RACS 组间研究。

TROG 报道了来自澳大利亚和新西兰的一个类似的研究 (29)。326 名经超声或 MRI 分期为 cT3Nx 的位于直肠下 2/3 段直肠腺癌患者被随机分组到短程放疗和长程放化疗。所有患者都接受了 6 个月的术后辅助化疗。潜在中位随访时间为 5.9 年，主要的研究终点为 3 年内的局部复发。

和短程放疗相比，接受长程放化疗的患者 3 年累计局部复发率下降了 3% (4.4% *vs.* 7.5%)

5年累计局部复发率下降了2%(5.7% *vs.* 7.5%)。两者都无统计学差异。同样的，远处转移、总生存数及远期的放疗毒性都没有显著性差异。对于79例低位直肠癌患者的亚组分析表明短程放疗的累计局部复发率为12.5%，而这在长程放化疗中则没有出现。

尽管是一个设计和实施的良好的研究，但仍存在两点不足。第一，病例相对较少；第二，这一研究被设计成有80%的效力去发现短程放疗的15%和长程放化疗的5%在3年局部复发率差别，而不是等效设计。尽管长程放化疗的较低的3%发生率的局部复发和短程放疗相比未能达到统计学意义(P=0.24)，这一差别的95% CI体现了长程治疗的8%的优势(例如10% *vs.* 2%)。总之，这一研究提示长程放化疗在减少局部复发有少许优势，尤其对于低位直肠癌。还有两点需要注意：这些研究都没有严格控制N+的患者，且尚需长时间的随访。

直肠癌患者的远期局部复发偶有发生。在荷兰CKVO研究中，接受术前放疗的局部复发从3.5年中位随访时间的3%上升至6年中位随访时间的6%(30)。在德国CAO/ARO/AIO 94研究里，随访时间为10年和5年相比，接受术前放化疗的患者的局部复发率有所上升(7% *vs.* 5%)，而生存率下降(60% *vs.* 74%)(31)。因此，不管术前的治疗是怎样的，为了能确定最终的局部复发率，长时间的随访都是必须的。

放化疗药物的进步

有4个随机试验研究比较了以5-FU或以卡培他滨为基础的放化疗加用奥沙利铂的效果(4,32-35)。其中有3个研究显示急性毒性增加而pCR率没有优势(4,32-34)，而德国的研究得出了阳性相反的结果(35)。ACCORD 12研究揭示出显示加用奥沙利铂后在3年局部复发率(4% *vs.* 5%)及总生存率(88% *vs.* 85%)上并无获益(34)。

靶向药物也应用于术前放化疗中。在辅助治疗中，EXPERT-C II期研究(50.4 Gy/奥沙利铂/西妥昔单抗)表明患者为KRAS野生型和突变型相比有生存获益(36)。过去研究发现术前放化疗应用奥沙利铂+贝伐单抗的pCR率大约是18%~24%(37,38)。然而，最近的研究报道了其急性毒性的增加并使该研究提前结束(39,40)。

选择性地应用放疗

淋巴结阴性的直肠癌

总体而言，pT3N0患者放化疗的风险大于潜在的获益(41,42)。接受了TME术且至少送检12枚淋巴结的pT3N0患者似乎不需要放化疗中的放疗。放疗潜在的大概3%~4%的局部复发率的获益并不能抵消放疗的风险，特别对于育龄期妇女。然而，有高危因素的pT3N0患者，非TME术切除肿瘤，或者是送检淋巴结少于12枚仍然需要接受术后放化疗。

术前分期为cT3N0患者的风险/效益比更为复杂。不管是术前影像学、分子标志物或临床病理学指标都不能有效地确定淋巴结阳性的患者(43)。尚需更为有效的淋巴结分期方法。

在德国的CAO/ARO/AIO-94研究中，有18%术前cT3N0的患者直接手术而不采用术前放化疗，其术后病理为pT1-2N0。因此，这些病人若接受了术前放化疗则属于过度治疗。尽管如此，在cT3N0人群中还是倾向于先行放化疗而不是手术。尽管术前放化疗能使肿瘤降期，Guillem 等仍然发现术中有 22% 的患者淋巴结阳性 (44)，而在单纯接受手术的患者中，这一比例高达 40% (45)。这些患者需要接受术后放化疗，而和术前放化疗相比，在低位吻合的患者中前者的局部复发率、急慢性毒性更高。

另外，淋巴结阳性率不取决于肿瘤距肛缘距离 (44)。据报道，103 例肿瘤位于距肛门 0~5 cm 范围之内，淋巴结阳性率为 23%，而在 85 例肿瘤位于距肛门 6~12 cm 范围之内，这一比率为 20%。提示距肛缘 12 cm 范围内，淋巴结阳性率和局部复发率可能都是相近的。

淋巴结阳性的直肠癌

随着全身化疗的进步，术前放射治疗的运用或许能更有选择性一些。在一个前瞻性研究的报告摘要里，Cercek 等用新辅助奥沙利铂 + 贝伐单抗治疗了 32 例术前评估为 uT2N1 或 uT3N0-1 的直肠癌患者 (46)。只纳入那些不需要行腹会阴联合切除的患者。只有当术前局部进展，术后病理提示 pT4，pN2，或切缘阳性的患者才接受盆腔放疗。30 例患者接受手术而不需要放疗，pCR 率为 27%，有 2 例需要术后放疗。这一方法仍待商榷，正在 N1048 II/III 期研究中进一步验证。

高位直肠癌

距肛缘距离对局部复发影响的研究数据有限且都是不按距离分层的亚组研究。没有前瞻性的随机化研究。而且，还有其他因素可能影响局部复发。例如，TME 在荷兰 CVKO 和德国研究里是标准术式，在瑞典研究里却不是。所有的这 3 个研究都包括肿瘤距肛缘 12 cm 以上的所谓“高位”的范畴。因为腹膜反折距肛缘 12~16 cm，因此这 3 个研究的病例都可能纳入肿瘤位于腹膜反折上的（结肠癌）患者。现在大多数研究将术前治疗限制在肿瘤距肛缘小于 12 cm 的直肠癌患者 (44)。最后，用软的直肠镜进行距离测量没有硬的直肠镜准确。荷兰的 CKVO 试验使用的是软镜，而德国的试验使用的是硬镜；瑞典的试验没有描述直肠镜信息，仅将用钡餐灌肠确定为肿瘤低于骶岬的病例纳入；由于波兰的试验是通过直肠指检确定肿瘤，所以不包括在内 (28)。

荷兰 CKVO 和瑞典试验中定义为“高位”肿瘤（分别为 >10.1 cm 和 11 cm)，和中低位肿瘤相比局部复发率较低。短程放疗并没有显著降低局部复发。多因素分析表明，肿瘤位置在荷兰的 CKVO 试验中是一个独立的预后变量。值得注意的是在这两个试验中，放疗都显著地降低了中位肿瘤的局部复发，但是仅瑞典的研究表明放疗对低位肿瘤也是有帮助的。

相反，德国的研究表明中高位肿瘤在局部复发方面并没有显著差异 (47)。但是，它没有提供具体数据。在亚组分析中，>6 cm 的肿瘤局部复发率较低。

Nash 等报道了一个 627 例Ⅰ-Ⅳ期直肠癌接受单纯手术或放化疗的回顾性研究，肿瘤距肛缘 7~12 cm 的盆腔复发率低于距肛门 0~6 cm 的 (3% *vs.* 7%，P=0.009) (48)。但是，黏膜的、远处的和总的复发率没有显著性差异。

考虑到这些研究结果的不一致，以及来自 Guillem 等的报道证实距肛缘 0~12 cm 直肠癌的淋巴结阳性率是相同的。因此，根据目前所谓的低位 / 中位 / 高位来决定治疗策略并不可取。

放化疗 + 保守手术的进展

关于术前放化疗加局部切除的经验还很有限。Borschitz 等报道了各病理分期的局部复发率：ypT1 期：2%；ypT2 期：6%~20%(49)。对治疗没有反应的 ypT3 期局部复发率为 43%。Kundel 等研究了 320 例 T2-4N0-1 的直肠癌患者并且报道了 14 例 ypT0 期接受肿瘤局部切除的亚组分析 (50)。48 个月的中位随访未发现局部复发或者远处转移。11 个研究共 100 例中，7% 出现局部复发，8% 出现远处转移。

ACOSOG Z6031 试验前瞻性地研究了术前放化疗加局部切除 (51)。uT2N0 直肠癌患者接受术前奥沙利铂化疗及放疗。局部切除术后病理为 ypT0-2 且切缘阴性者仅接受观察，而 ypT3 和（或）切缘阳性的患者接受根治性手术。共纳入 77 例，pCR 率为 43%。局部复发及生存情况还未见报道。另一个类似的研究 (GRECCAR 2) 将纳入 300 例 cT2-3 的直肠癌患者。

非手术方法的进展（观察和等待策略）

当临床上有时候不采用手术时，术前放化疗是直肠癌常用的辅助治疗。包括早期肿瘤、手术不可切除和术前放化疗效果较好而拒绝手术的情况。此时，放疗可以采用各种方式：腔内放疗、近距离照射及盆腔外照射。

回顾性的研究

直肠癌不手术治疗并非新奇。尽管患者可能被治愈，但是效果仍差于手术治疗。当前许多的回顾性研究表明，单纯放疗或者单纯放化疗大多数被用于不能手术或者拒绝手术的患者。

通常，外照射或近距离照射后需做盆腔放疗。来自玛嘉烈医院的 Brierley 等报道了因不能手术或者拒绝手术而接受单纯盆腔照射 (40-60 Gy) 的研究结果 (52)。总的 5 年生存率为 27%，其原发肿瘤的活动度：47% 活动；27% 受限；4% 固定。

Gerard 等报道了 63 例 uT2-3 患者接受了盆腔外照射、腔内放疗和近距离照射 (53)。对于 uT3 的患者，5 年局部复发及生存率分别为 20% 和 35%。

Lim 等 (54) 报道了 48 例 cT3 因不能行手术或者拒绝手术的患者而只接受放疗或者放化疗的研究。cCR 为 56%，中位随访 49 个月后，仍有 37% 进展。

前瞻性研究

有 4 个研究主张放化疗后的观察和等待策略 (watch and wait)（表 2）。Habr-Gama 等在 2004 年首次报道了 (59) 265 例接受 50.4 Gy 术前放疗 +5-FU+ 叶酸钙的方案，cCR 达 27% 并继续观察。密切随访包括：经常体检、活检和每 6 个月的腹部或盆腔 CT 扫描。

中位随访 57 个月后，3% 腔内复发，4% 远处转移，5 年生存率 100%。病例累计增加到 361 患者时，28% 的达到 cCR 中，局部复发率 5%，5 年总生存率 93% (55)。需要注意的是：该研究纳入 cT1-3 的患者，同时剔除了一年内出现局部复发病例。

表 2 采用观察等待策略的直肠癌非手术治疗			
研究系列	治疗的病例数	观察的病例数	结局
Sao Paulo (55)	265	28	5% 腔内复发 5 年生存率 93%
Maastricht (56)	192	21	2 年 DFS 89% 2 年生存率 100%
Exeter (57)	49	12	活检 –：全部患者无瘤生存 活检 +：6 例中 2 例出现远处转移
MSKCC (58)	–	32	2 年局部复发率 21% 2 年远处转移率 9%
DFS，无病生存期。			

Mass 等报道了 192 例局部进展期直肠癌 (60)。利用弥散 MRI 进行分期，分为 cT4 或 cT3 伴可疑切缘和阳性淋巴结。MRI 分期后他们接受了 50.4 Gy 放疗加 6~8 周的卡培他滨化疗。严格安照下列条件来判断为 cCR：(I) 充分降期，无肿瘤残留或者仅有纤维化；(II) 没有淋巴结转移；(III) 内镜下未发现肿瘤，只有小的残存红斑或者疤痕；(IV) 阴性活检结果；(V) 摸不到肿瘤。

基于患者知情选择，对 21 例 cCR 的患者，采用了观察和等待策略。其中，10 例是原本需要接受 Miles 术的低位直肠癌患者。中位随访 25 个月，有 1 例在 22 个月后出现腔内复发，但无淋巴结转移，后采用 TEM 补救。2 年累积无病生存率为 89%，总生存率为 100%。

英国埃克塞特的 Dalton 等采用 45 Gy 放疗加卡培他滨治疗 49 例患者 (57)。12 例患者获得 MRI 评价为 cCR 并且 6~8 周后接受了活检。之后密切采用 PET、CT、MRI 和内镜密切随访。中位随访 26 个月后，6 例活检阴性的患者未发现肿瘤转移，而 6 例活检阳性的患者中有 2 例出现远处转移。

Smith 等报道了 32 例 uT2-4 和（或）N+ 的接受了 50.4 Gy (45-56 Gy) + 5-FU（或卡培他滨）治疗的直肠癌患者 (58)。cCR 被定义为治疗后 4~10 周活检阴性。活检及影像学均可。总体局部复发率为 19%，2 年局部复发率达到 21%。中位复发时间为 11 个月，复发者均接受了补救治疗并且 17 个月内没有复发。值得注意的是，6 例里面有 5 例是腔内复发。远处转移仅为 9%。

对于放化疗后的随访，他们现在主张两步策略：6~7 周接受体检及肠镜，如果 cCR 就接受随访，如果达不到 cCR 则 10-12 周再重复体检和肠镜。14 个月后仍 cCR 的很有可能一直 cCR。

大多数研究认为术前放化疗能达到 pCR 者预后较好。放化疗后患者降级到 ypT0 后，淋巴结阳性率仅为 5% 且淋巴结复发较少 (50)。Mass 等荟萃分析了 27 个接受术前放化疗后达到 pCR 的研究 (61)，pCR 的较未 pCR 的 5 年无病生存率显著升高 (83% *vs.* 63%，P=0.0001)。

基于肿瘤的治疗反应而选择非手术的治疗方法有其合理性。其面临的挑战就是，需

表 3 奥沙利铂为基础的术前放化疗：随机对照试验				
作者 / 方案	病例数	RT (Gy)	% pCR	% LF
Aschele (32) (STAR)				
CI 5-FU	295	50.3/1.8	16	–
CI 5-FU/ 奥沙利铂	291	50.4/1.8	15	–
Gerard (33,34) (ACCORD 12/0405 PRODIGIE)				
卡培他滨	379	45/1.8	14	6 (3 年)
卡培他滨 / 奥沙利铂	368	50/1.8	19	4
Roedel (35) (CAO/ARO/AIO-94)				
CI 5-FU	637	50.4/1.8	13	–
CI 5-FU/ 奥沙利铂	628	50.4/1.8	18	–
Roh (4) (NSABP R-04)				
CI 5-FU 或 卡培他滨	622	50.4/1.8	19	–
CI 5-FU 或 卡培他滨 + 奥沙利铂	631	50.5/1.8	21	–

RT，放射剂量 / 分割剂量；pCR，病理完全缓解率；LF，局部复发。

要选择一种替代手术的方法来判断 pCR。现有方法包括内镜、体检、超声、CT、MRI 和 PET 单用或者联合。除了 Mass 等严格地采用期待和观察的策略 (60)，其他的都没能最终成功。Glynne-Jones 等回顾了 218 个 II 期及 28 个 III 期术前放疗或化疗的研究后认为，cCR 或者放疗缓解并不代表病理缓解，因此不提倡术前放化疗的患者术后采取等待和观察策略 (62)。但是，影像学的进步可能会有其他更好的选择。

总之，手术仍是直肠癌标准治疗的一部分。观察和等待的策略前景可观，但仍待研究。尚需更多的能精确地评估放化疗后的方法。

放化疗药物的进步

细胞毒及靶向药物都被用于术前放化疗。大多数 I/II 期研究报道 pCR 率均高于已有的关于单用 5-FU 的报道。RTOG 0247 随机对照 II 期比较以卡培他滨 + 伊立替康方案（即 CAPEIRI 方案）与以卡培他滨 + 奥沙利铂方案（即 CAPOX 方案）为基础的同步放化疗的结果表明，伊立替康组 pCR 更高 (21% *vs.* 10%)，而 3 度以上毒性反应并无增加 (63)。

4 个随机试验比较了 cT3-4 和（或）N+ 的直肠癌患者加用奥沙利铂到以 5-FU/ 卡培他滨为基础的放化疗中，研究其对反应率及急性毒副反应的影响（表 3)。STAR-01 研究将 747 例患者随机分组到术前 50.4 Gy 放疗 + 持续静脉灌注 5-FU 加或不加奥沙利铂 (60 mg/m^2 每周）(32)。加用奥沙利铂组 3 级以上毒性显著增加 (24% *vs.* 8%，P<0.001)，而 pCR 率并没有升高 (15% *vs.* 16%)。在 ACCORD 12/0405 PRODIGIE 研究中，将 598 例患者随机分到：术前 50 Gy 放疗 + 卡培他滨 + 奥沙利铂 (CAPOX) 组及术前 45 Gy 放疗 + 卡培他滨组 (33)。同样，奥沙利铂组 3 级以上毒性显著增加 (25% *vs.* 11%，P<0.001)，pCR 率也没有升高 (19%

vs. 14%)。奥沙利铂没有改善 3 年局部复发 (6% *vs.* 4%) 或生存 (88% *vs.* 83%) (34)。

NSABP R-04 试验是一个 2×2 研究，以术前持续静脉灌注 5-FU 或以卡培他滨化疗为基础加或不加奥沙利铂 (4)。对 1,606 例 cT3 和（或）N+ 的患者随机分组。无论以 5-FU 或卡培他滨为基础，加用奥沙利铂 3 级以上腹泻显著增加 (15% *vs.* 7%，P=0.0001)，pCR 率 (21% *vs.* 19%) 和括约肌保存率 (60% *vs.* 64%) 都没有升高。

CAO/ARO/AIO-04 德国研究将 1,265 例 cT3-4 和（或）N+ 患者随机分组到术前 CAO/ARO/AIO-94 (50.4 Gy + 5-FU) 组和 50.4 Gy/5-FU+ 奥沙利铂 (50 mg/m^2 每周）组 (35)。与 STAR-01, ACCORD, NSABP R-04 研究相比较，接受以奥沙利铂为基础的综合治疗 pCR 率显著提高 (17% *vs.* 13%，P=0.045)，3 级以上毒性反应没有增加 (23% *vs.* 22%)。PETACC-6 研究结果未出。

由于 4 个研究中有 3 个随机性试验报道加用奥沙利铂后毒性显著增加，而 pCR 率没有提高，因此现行标准是术前放化疗治疗中不加用奥沙利铂。但是，由于上述研究没有提供局部复发率及生存数据，因此这一观点需在上述数据报道了后再能下定论。

例如贝伐珠单抗和西妥昔单抗等生物靶向药物的应用正在被进一步研究中。I/II 期研究发现术前放化疗 +CAPOX + 贝伐珠单抗的 pCR 率为 18%~24% (37,38)。2 个新近的研究加用贝伐珠单抗至术前以奥沙利铂 (56) 或者卡培他滨 (40) 为基础的放化疗，但由于严重毒性研究被迫中断。

尽管 Heidelberg 报道以卡培他滨 + 伊立替康方案 (CAPEIRI) 为基础的放化疗 pCR 率达到 25% (64)，其他研究了 5-FU、卡培他滨或奥沙利铂大多仅为 5%~12% (65,66)。

肿瘤转移患者的 KRAS 表达筛选是有意义的 (38)。EXPERT-C II 期试验 (50.4 Gy/ 奥沙利铂 / 西妥昔单抗）的初步研究结果提示 KRAS 野生型患者的预后优于突变型 (36)。

化疗序贯治疗的进展

西班牙 GCR-3 II 期随机对照试验研究新辅助化疗 + 放化疗与术前放化疗 + 手术 + 术后化疗 (67)。108 例术前接受 50.4 Gy 放疗 + 奥沙利铂的患者被随机术后应用 4 个月的奥沙利铂进行诱导分化或辅助化疗。尽管两组的 pCR 率没有显著差别 (14% *vs.* 13%)，诱导组 3 级以上毒性较低 (17% *vs.* 51%，P=0.00004)，能顺利接受完所有 4 周期的化疗率也比较高 (93% *vs.* 51%，P=0.0001)。

预后评价指标的进展

大多数研究指出术前放化疗病理结果反应越好，则预后越好 (68-70)。Capirci 等报道了一个欧洲多中心回顾性研究，包含 566 例接受术前放化疗后达 pCR 的患者 (69)。46 个月中位随访后，局部复发率仅为 1.6%，5 年的无病生存率及总生存率分别为 85% 和 90%。一个荟萃 14 个研究共 3,105 例患者的研究表明，16% 的 pCR 患者相对于未达到 pCR 的有更低的局部复发率和远处转移率，以及更高的无病生存时间和总生存率 (61)。放化疗后有 15% 肿瘤为无细胞的粘液湖，但并不影响预后 (71)。

endoscopic ultrasound-guided fine-needle aspiration in the management of rectal carcinoma. Dis Colon Rectum 2004;47:59-65.
18. Kim YH, Kim DY, Kim TH, et al. Usefulness of magnetic resonance volumetric evaluation in predicting response to preoperative concurrent chemoradiotherapy in patients with resectable rectal cancer. Int J Radiat Oncol Biol Phys 2005;62:761-8.
19. Kuo LJ, Chern MC, Tsou MH, et al. Interpretation of magnetic resonance imaging for locally advanced rectal carcinoma after preoperative chemoradiation therapy. Dis Colon Rectum 2005;48:23-8.
20. Barbaro B, Schulsinger A, Valentini V, et al. The accuracy of transrectal ultrasound in predicting the pathological stage of low-lying rectal cancer after preoperative chemoradiation therapy. Int J Radiat Oncol Biol Phys 1999;43:1043-7.
21. Calvo FA, Cabezón L, González C, et al. (18)F-FDG PET bio-metabolic monitoring of neoadjuvant therapy effects in rectal cancer: focus on nodal disease characteristics. Radiother Oncol 2010;97:212-6.
22. Guillem JG, Chessin DB, Shia J, et al. Clinical examination following preoperative chemoradiation for rectal cancer is not a reliable surrogate end point. J Clin Oncol 2005;23:3475-9.
23. Skibber JM, Hoff PM, Minsky BD. Cancer of the Rectum. In: DeVita VT, Hellman S, Rosenberg SA. eds. Cancer: Principles and Practice of Oncology (ed 6). Philadelphia: Lippincott, Williams and Wilkens, 2001:1271-318.
24. Kapiteijn E, Marijnen CA, Nagtegaal ID, et al. Preoperative radiotherapy combined with total mesorectal excision for resectable rectal cancer. N Engl J Med 2001;345:638-46.
25. van Gijn W, Marijnen CA, Nagtegaal ID, et al. Preoperative radiotherapy combined with total mesorectal excision for resectable rectal cancer: 12-year follow-up of the multicentre, randomised controlled TME trial. Lancet Oncol 2011;12:575-82.
26. Marijnen CA, Kapiteijn E, van de Velde CJ, et al. Acute side effects and complications after short-term preoperative radiotherapy combined with total mesorectal excision in primary rectal cancer: report of a multicenter randomized trial. J Clin Oncol 2002;20:817-25.
27. Bujko K, Nowacki MP, Nasierowska-Guttmejer A, et al. Sphincter preservation following preoperative radiotherapy for rectal cancer: report of a randomised trial comparing short-term radiotherapy *vs.* conventionally fractionated radiochemotherapy. Radiother Oncol 2004;72:15-24.
28. Bujko K, Nowacki MP, Nasierowska-Guttmejer A, et al. Long-term results of a randomized trial comparing preoperative short-course radiotherapy with preoperative conventionally fractionated chemoradiation for rectal cancer. Br J Surg 2006;93:1215-23.

29. Ngan SY, Burmeister B, Fisher RJ, et al. Randomized trial of short-course radiotherapy versus long-course chemoradiation comparing rates of local recurrence in patients with T3 rectal cancer: Trans-Tasman Radiation Oncology Group trial 01.04. J Clin Oncol 2012;30:3827-33.
30. Peeters KC, Marijnen CA, Nagtegaal ID, et al. The TME trial after a median follow-up of 6 years: increased local control but no survival benefit in irradiated patients with resectable rectal carcinoma. Ann Surg 2007;246:693-701.
31. Sauer R, Liersch T, Merkel S, et al. Preoperative versus postoperative chemoradiotherapy for locally advanced rectal cancer: results of the German CAO/ARO/AIO-94 randomized phase III trial after a median follow-up of 11 years. J Clin Oncol 2012;30:1926-33.
32. Aschele C, Cionini L, Lonardi S, et al. Primary tumor response to preoperative chemoradiation with or without oxaliplatin in locally advanced rectal cancer: pathologic results of the STAR-01 randomized phase III trial. J Clin Oncol 2011;29:2773-80.
33. Gérard JP, Azria D, Gourgou-Bourgade S, et al. Comparison of two neoadjuvant chemoradiotherapy regimens for locally advanced rectal cancer: results of the phase III trial ACCORD 12/0405-Prodige 2. J Clin Oncol 2010;28:1638-44.
34. Gérard JP, Azria D, Gourgou-Bourgade S, et al. Clinical outcome of the ACCORD 12/0405 PRODIGE 2 randomized trial in rectal cancer. J Clin Oncol 2012;30:4558-65.
35. Rödel C, Liersch T, Becker H, et al. Preoperative chemoradiotherapy and postoperative chemotherapy with fluorouracil and oxaliplatin versus fluorouracil alone in locally advanced rectal cancer: initial results of the German CAO/ARO/AIO-04 randomised phase 3 trial. Lancet Oncol 2012;13:679-87.
36. Dewdney A, Cunningham D, Tabernero J, et al. Multicenter randomized phase II clinical trial comparing neoadjuvant oxaliplatin, capecitabine, and preoperative radiotherapy with or without cetuximab followed by total mesorectal excision in patients with high-risk rectal cancer (EXPERT-C). J Clin Oncol 2012;30:1620-7.
37. Willett CG, Duda DG, di Tomaso E, et al. Efficacy, safety, and biomarkers of neoadjuvant bevacizumab, radiation therapy, and fluorouracil in rectal cancer: a multidisciplinary phase II study. J Clin Oncol 2009;27:3020-6.
38. van Cutsem E, Lang I, D'haens G, et al. KRAS status and efficacy in the first-line treatment of patients with metastatic colorectal cancer (mCRC) treated with FOLFIRI with or without cetuximab: The CRYSTAL experience. J Clin Oncol 2008;26: abstr 2.
39. Dipetrillo T, Pricolo V, Lagares-Garcia J, et al. Neoadjuvant bevacizumab, oxaliplatin, 5-fluorouracil, and radiation for rectal cancer. Int J Radiat Oncol Biol Phys 2012;82:124-9.
40. Resch G, De Vries A, Öfner D, et al. Preoperative treatment with capecitabine, bevacizumab and radiotherapy for primary locally advanced rectal cancer--a two stage phase

II clinical trial. Radiother Oncol 2012;102:10-3.
41. Nissan A, Stojadinovic A, Shia J, et al. Predictors of recurrence in patients with T2 and early T3, N0 adenocarcinoma of the rectum treated by surgery alone. J Clin Oncol 2006;24:4078-84.
42. Greene FL, Stewart AK, Norton HJ. New tumor-node-metastasis staging strategy for node-positive (stage III) rectal cancer: an analysis. J Clin Oncol 2004;22:1778-84.
43. Kim JH, Beets GL, Kim MJ, et al. High-resolution MR imaging for nodal staging in rectal cancer: are there any criteria in addition to the size? Eur J Radiol 2004;52:78-83.
44. Guillem JG, Díaz-González JA, Minsky BD, et al. cT3N0 rectal cancer: potential overtreatment with preoperative chemoradiotherapy is warranted. J Clin Oncol 2008;26:368-73.
45. Mendenhall WM, Bland KI, Rout WR, et al. Clinically resectable adenocarcinoma of the rectum treated with preoperative irradiation and surgery. Dis Colon Rectum 1988;31:287-90.
46. Cercek A, Weiser MR, Goodman KA, et al. Complete pathologic response in the primary of rectal or colon cancer treated with FOLFOX without radiation. J Clin Oncol 2010;28:abstr 3649.
47. Sauer R, Roedel C. The author's reply. New Engl J Med 352:510-511, 2005.
48. Nash GM, Weiss A, Dasgupta R, et al. Close distal margin and rectal cancer recurrence after sphincter-preserving rectal resection. Dis Colon Rectum 2010;53:1365-73.
49. Borschitz T, Wachtlin D, Möhler M, et al. Neoadjuvant chemoradiation and local excision for T2-3 rectal cancer. Ann Surg Oncol 2008;15:712-20.
50. Kundel Y, Brenner R, Purim O, et al. Is local excision after complete pathological response to neoadjuvant chemoradiation for rectal cancer an acceptable treatment option? Dis Colon Rectum 2010;53:1624-31.
51. Garcia-Aguilar J, Shi Q, Thomas CR, et al. Pathologic complete response (pCR) to neoadjuvant chemoradiation (CRT) of uT2uN0 rectal cancer (RC) treated by local excision (LE): Results of the ACOSOG Z6041 trial. J Clin Oncol 2012;28:abstr 3510.
52. Brierley JD, Cummings BJ, Wong CS, et al. Adenocarcinoma of the rectum treated by radical external radiation therapy. Int J Radiat Oncol Biol Phys 1995;31:255-9.
53. Gerard JP, Chapet O, Ramaioli A, et al. Long-term control of T2-T3 rectal adenocarcinoma with radiotherapy alone. Int J Radiat Oncol Biol Phys 2002;54:142-9.
54. Lim L, Chao M, Shapiro J, et al. Long-term outcomes of patients with localized rectal cancer treated with chemoradiation or radiotherapy alone because of medical inoperability or patient refusal. Dis Colon Rectum 2007;50:2032-9.
55. Habr-Gama A, Perez RO, Proscurshim I, et al. Patterns of failure and survival

for nonoperative treatment of stage c0 distal rectal cancer following neoadjuvant chemoradiation therapy. J Gastrointest Surg 2006;10:1319-28; discussion 1328-9.
56. Campbell PT, Newton CC, Dehal AN, et al. Impact of body mass index on survival after colorectal cancer diagnosis: the Cancer Prevention Study-II Nutrition Cohort. J Clin Oncol 2012;30:42-52.
57. Dalton RS, Velineni R, Osborne ME, et al. A single-centre experience of chemoradiotherapy for rectal cancer: is there potential for nonoperative management? Colorectal Dis 2012;14:567-71.
58. Smith JD, Ruby JA, Goodman KA, et al. Nonoperative management of rectal cancer with complete clinical response after neoadjuvant therapy. Ann Surg 2012;256:965-72.
59. Habr-Gama A, Perez RO, Nadalin W, et al. Operative versus nonoperative treatment for stage 0 distal rectal cancer following chemoradiation therapy: long-term results. Ann Surg 2004;240:711-7; discussion 717-8.
60. Maas M, Beets-Tan RG, Lambregts DM, et al. Wait-and-see policy for clinical complete responders after chemoradiation for rectal cancer. J Clin Oncol 2011;29:4633-40.
61. Maas M, Nelemans PJ, Valentini V, et al. Long-term outcome in patients with a pathological complete response after chemoradiation for rectal cancer: a pooled analysis of individual patient data. Lancet Oncol 2010;11:835-44.
62. Glynne-Jones R, Wallace M, Livingstone JI, et al. Complete clinical response after preoperative chemoradiation in rectal cancer: is a "wait and see" policy justified? Dis Colon Rectum 2008;51:10-9; discussion 19-20.
63. Wong SJ, Winter K, Meropol NJ, et al. Radiation Therapy Oncology Group 0247: a randomized Phase II study of neoadjuvant capecitabine and irinotecan or capecitabine and oxaliplatin with concurrent radiotherapy for patients with locally advanced rectal cancer. Int J Radiat Oncol Biol Phys 2012;82:1367-75.
64. Das P, Lin EH, Bhatia S, et al. Preoperative chemoradiotherapy with capecitabine versus protracted infusion 5-fluorouracil for rectal cancer: a matched-pair analysis. Int J Radiat Oncol Biol Phys 2006;66:1378-83.
65. Chung KY, Minsky B, Schrag D, et al. Phase I trial of preoperative cetuximab with concurrent continuous infusion 5-fluorouracil and pelvic radiation in patients with local-regionally advanced rectal cancer. J Clin Oncol 2006;24:abstr 3560.
66. Rödel C, Arnold D, Hipp M, et al. Phase I-II trial of cetuximab, capecitabine, oxaliplatin, and radiotherapy as preoperative treatment in rectal cancer. Int J Radiat Oncol Biol Phys 2008;70:1081-6.
67. Fernández-Martos C, Pericay C, Aparicio J, et al. Phase II, randomized study of concomitant chemoradiotherapy followed by surgery and adjuvant capecitabine plus

oxaliplatin (CAPOX) compared with induction CAPOX followed by concomitant chemoradiotherapy and surgery in magnetic resonance imaging-defined, locally advanced rectal cancer: Grupo cancer de recto 3 study. J Clin Oncol 2010;28:859-65.
68. Guillem JG, Chessin DB, Cohen AM, et al. Long-term oncologic outcome following preoperative combined modality therapy and total mesorectal excision of locally advanced rectal cancer. Ann Surg 2005;241:829-36; discussion 836-8.
69. Capirci C, Valentini V, Cionini L, et al. Prognostic value of pathologic complete response after neoadjuvant therapy in locally advanced rectal cancer: long-term analysis of 566 ypCR patients. Int J Radiat Oncol Biol Phys 2008;72:99-107.
70. Yeo SG, Kim DY, Kim TH, et al. Pathologic complete response of primary tumor following preoperative chemoradiotherapy for locally advanced rectal cancer: long-term outcomes and prognostic significance of pathologic nodal status (KROG 09-01). Ann Surg 2010;252:998-1004.
71. Shia J, McManus M, Guillem JG, et al. Significance of acellular mucin pools in rectal carcinoma after neoadjuvant chemoradiotherapy. Am J Surg Pathol 2011;35:127-34.
72. Haddock MG, Miller RC, Nelson H, et al. Combined modality therapy including intraoperative electron irradiation for locally recurrent colorectal cancer. Int J Radiat Oncol Biol Phys 2011;79:143-50.
73. Wilson PM, Labonte MJ, Lenz HJ. Molecular markers in the treatment of metastatic colorectal cancer. Cancer J 2010;16:262-72.
74. Bertolini F, Bengala C, Losi L, et al. Prognostic and predictive value of baseline and posttreatment molecular marker expression in locally advanced rectal cancer treated with neoadjuvant chemoradiotherapy. Int J Radiat Oncol Biol Phys 2007;68:1455-61.
75. Unsal Kilic D, Uner A, Akyurek N, et al. Matrix metalloproteinase-9 expression correlated with tumor response in patients with locally advanced rectal cancer undergoing preoperative chemoradiotherapy. Int J Radiat Oncol Biol Phys 2007;67:196-203.
76. Johnston PG. Prognostic markers of local relapse in rectal cancer: are we any further forward? J Clin Oncol 2006;24:4049-50.
77. Kuremsky JG, Tepper JE, McLeod HL. Biomarkers for response to neoadjuvant chemoradiation for rectal cancer. Int J Radiat Oncol Biol Phys 2009;74:673-88.
78. Konski A, Li T, Sigurdson E, et al. Use of molecular imaging to predict clinical outcome in patients with rectal cancer after preoperative chemotherapy and radiation. Int J Radiat Oncol Biol Phys 2009;74:55-9.
79. Meyer J, Czito B, Yin FF, et al. Advanced radiation therapy technologies in the treatment of rectal and anal cancer: intensity-modulated photon therapy and proton therapy. Clin Colorectal Cancer 2007;6:348-56.

80. Aristu JJ, Arbea L, Rodriguez J, et al. Phase I-II trial of concurrent capecitabine and oxaliplatin with preoperative intensity-modulated radiotherapy in patients with locally advanced rectal cancer. Int J Radiat Oncol Biol Phys 2008;71:748-55.
81. Tatsuzaki H, Urie MM, Willett CG. 3-D comparative study of proton *vs.* x-ray radiation therapy for rectal cancer. Int J Radiat Oncol Biol Phys 1992;22:369-74.
82. Callister MD, Ezzell GA, Gunderson LL. IMRT reduces the dose to small bowel and other pelvic organs in the preoperative treatment of rectal cancer. Int J Radiat Oncol Biol Phys 2006;66: abstr s290.
83. Roels S, Duthoy W, Haustermans K, et al. Definition and delineation of the clinical target volume for rectal cancer. Int J Radiat Oncol Biol Phys 2006;65:1129-42.
84. Myerson RJ, Garofalo MC, El Naqa I, et al. Elective clinical target volumes for conformal therapy in anorectal cancer: a radiation therapy oncology group consensus panel contouring atlas. Int J Radiat Oncol Biol Phys 2009;74:824-30.
85. Mohiuddin M, Winter K, Mitchell E, et al. Randomized phase II study of neoadjuvant combined-modality chemoradiation for distal rectal cancer: Radiation Therapy Oncology Group Trial 0012. J Clin Oncol 2006;24:650-5.

（翻译：丁培荣，刘国臣；审校：郑楚发）

Cite this article as: Minsky BD. Future of therapy for rectal cancer. Chin Clin Oncol 2013;2(2):19. doi: 10.3978/j.issn.2304-3865.2013.03.01

capecitabine (cape) for the firstline treatment of elderly patients with metastatic colorectal cancer (mCRC): results of a randomized international phase III trial (AVEX). J Clin Oncol 2012;30:abstr 337.

14. Tebbutt NC, Wilson K, Gebski VJ, et al. Capecitabine, bevacizumab, and mitomycin in first-line treatment of metastatic colorectal cancer: results of the Australasian gastrointestinal trials group randomized phase III MAX study. J Clin Oncol 2010;28:3191-8.
15. Bennouna J, Sastre J, Arnold D, et al. Continuation of bevacizumab after first progression in metastatic colorectal cancer (ML18147): a randomised phase 3 trial. Lancet Oncol 2013;14:29-37.
16. Van Cutsem E, Tabernero J, Lakomy R, et al. Addition of aflibercept to fluorouracil, leucovorin, and irinotecan improves survival in a phase III randomized trial in patients with metastatic colorectal cancer previously treated with an oxaliplatin-based regimen. J Clin Oncol 2012;30:3499-506.
17. Eisen T, Joensuu H, Nathan PD, et al. Regorafenib for patients with previously untreated metastatic or unresectable renal-cell carcinoma: a single-group phase 2 trial. Lancet Oncol 2012;13:1055-62.
18. Amado RG, Wolf M, Peeters M, et al. Wild-type KRAS is required for panitumumab efficacy in patients with metastatic colorectal cancer. J Clin Oncol 2008;26:1626-34.
19. Karapetis CS, Khambata-Ford S, Jonker DJ, et al. K-ras mutations and benefit from cetuximab in advanced colorectal cancer. N Engl J Med 2008;359:1757-65.
20. Douillard J, Siena S, Tabernero J, et al. Overall survival (OS) analysis from PRIME: Randomized phase III study of panitumumab (pmab) with FOLFOX4 for firstline metastatic colorectal cancer (mCRC). J Clin Oncol 2013;31:abstr 3620.
21. Van Cutsem E, Köhne CH, Láng I, et al. Cetuximab plus irinotecan, fluorouracil, and leucovorin as first-line treatment for metastatic colorectal cancer: updated analysis of overall survival according to tumor KRAS and BRAF mutation status. J Clin Oncol 2011;29:2011-9.
22. Sobrero AF, Maurel J, Fehrenbacher L, et al. EPIC: phase III trial of cetuximab plus irinotecan after fluoropyrimidine and oxaliplatin failure in patients with metastatic colorectal cancer. J Clin Oncol 2008;26:2311-9.
23. Peeters M, Price TJ, Cervantes A, et al. Randomized phase III study of panitumumab with fluorouracil, leucovorin, and irinotecan (FOLFIRI) compared with FOLFIRI alone as second-line treatment in patients with metastatic colorectal cancer. J Clin Oncol 2010;28:4706-13.
24. Seymour MT, Brown SR, Middleton G, et al. Panitumumab and irinotecan versus irinotecan alone for patients with KRAS wild-type, fluorouracil-resistant advanced

colorectal cancer (PICCOLO): a prospectively stratified randomised trial. Lancet Oncol 2013;14:749-59.

25. Fakih M. Targeting mechanisms of resistance to anti-EGF receptor therapy in KRAS wild-type colorectal cancer: the path to more personalized medicine. Future Oncol 2013;9:551-60.
26. Oliner K, Douillard J, Siena S, et al. Analysis of KRAS/NRAS and BRAF mutations in the phase III PRIME study of panitumumab (pmab) plus FOLFOX versus FOLFOX as first-line treatment (tx) for metastatic colorectal cancer (mCRC). J Clin Oncol 2013;31:abstr 3511.
27. Schwartzberg LS, Rivera F, Karthaus M, et al. Analysis of KRAS/NRAS mutations in peak: a randomized phase II study of FOLFOX6 plus panitumumab (pmab) or bevacizumab (bev) as first-line treatment (tx) for wild-type (WT) KRAS (exon 2) metastatic colorectal cancer (mCRC). J Clin Oncol 2013;31:abstr 3631.
28. Neil Primrose J, Falk S, Finch-Jones M, et al. A randomized clinical trial of chemotherapy compared to chemotherapy in combination with cetuximab in k-RAS wild-type patients with operable metastases from colorectal cancer: the new EPOC study. J Clin Oncol 2013;31:abstr 3504.
29. Heinemann V, von Weikersthal LF, Decker T, et al. Randomized comparison of FOLFIRI plus cetuximab versus FOLFIRI plus bevacizumab as first-line treatment of KRAS wild-type metastatic colorectal cancer: German AIO study KRK-0306 (FIRE-3). J Clin Oncol 2013;31:abstr LBA3506.

（翻译：陈功；审校：刘小军）

Cite this article as: Fakih M. Targeted therapies in colorectal cancer: the dos, don'ts, and future directions. J Gastrointest Oncol 2013;4(3):239-244. doi: 10.3978/j.issn.2078-6891.2013.040

第十章：靶向治疗在结肠癌辅助治疗中的现状

Valerie M. Nelson, Al B. Benson III

Robert H. Lurie Comprehensive Cancer Center of Northwestern University, Chicago, IL, USA
Correspondence to: Al B. Benson III. Hematology/Oncology, Department of Medicine, Feinberg School of Medicine, Robert H. Lurie Comprehensive Cancer Center, Northwestern University, Chicago, IL, 606011, USA. Email: a-benson@northwestern.edu.

摘要：结肠癌占恶性肿瘤发病率第 4 位。初诊时 80% 患者处于疾病早期，对于某些特定的 II 期及所有 III 期患者，经过手术切除及术后辅助化疗能获得治愈机会。现已证实以 5-FU 为基础的辅助化疗方案能够为 III 期结肠癌患者带来总生存的获益，对部分 II 期结肠癌亚组患者也能带来一定生存获益。近几年，针对血管内皮生长因子 (VEGF) 及表皮生长因子受体 (EGFR) 的靶向治疗药物的应用延长了转移性结肠癌患者的生存期。然而，临床研究显示这些靶向治疗药物用于辅助治疗并未带来生存获益。目前认为这些临床研究失败的原因包括较大转移灶和微转移灶在分子生物学行为上存在差异，以及缺乏选择恰当靶向药物治疗人群的生物标志物。

关键词：辅助治疗；结肠癌；贝伐珠单抗；西妥昔单抗

结肠癌辅助治疗概况

在美国，每年约100,000例结肠癌新发病例，结肠癌占恶性肿瘤发病率第4位及癌症相关死亡第2位(1)。约80%患者初诊时处于I~III期，因此仅给予手术或手术联合辅助化疗能够使这些患者获得治愈机会(2)。III期结肠癌患者5年生存率为60%，因为在根治性手术后未重视术后辅助化疗消灭微转移病灶的重要性，使得转移性结肠癌5年生存率仅5%。

多项随机对照研究证实5-FU (3-5)或卡培他滨(6)为基础的辅助化疗能够使高危II期及III期结肠癌患者获益。5-FU为基础的辅助化疗使得高危II期及III期结肠癌患者8年生存率分别提高了5%和10%(4)。两项大规模国际多中心随机临床研究 [MOSIAC(7)及NASBP C-07(8)]表明，奥沙利铂联合5-FU/亚叶酸钙能够延长II/III期结肠癌患者的无病生存期，降低相对复发风险20%~23% (7-9)。然而一个最近更新的MOSAIC亚组研究对低危II期及老年(70~75岁)结肠癌患者是否获益于奥沙利铂提出了质疑(10)。基于目前数据，NCCN指南推荐高危II期及所有III期结肠腺癌术后患者给予5-FU+/–奥沙利铂辅助化疗(11)。依据NCCN指南，高危II期结肠癌患者定义为肿瘤低分化(无微卫星不稳定)，淋巴、血管或神经侵犯，肠梗阻或肠穿孔，距切缘过近或阳性切缘，或受检淋巴结小于12个。

然而，考虑到辅助化疗的绝对获益问题，现在仍存在许多疑问。例如，多数关于辅助化疗的临床研究同时包含II期及III期结肠癌患者，即使在进行数据分析时，根据分期将患者进行亚组分析，对疾病亚分期如IIIA、IIIB、IIIC期的分析也是基于汇总分析。虽然目前的临床研究检验效力可能不足，然而我们认同对于不同亚组的患者接受辅助化疗获益不同。不同基因表达情况的人群辅助化疗的获益也非常可能不相同，然而目前我们仍然没有建立NCCN指南标准之外的预测高危II期及III期结肠癌辅助化疗的疗效预测指标。

有趣的是，并不是所有的化疗药物都在辅助化疗中显示出有效性。例如，尽管已证实伊立替康能使转移性结肠癌患者获益(12)，但伊立替康在辅助治疗中未显示出获益。尽管有一项研究提示伊立替康可能获益，但总体来说，目前没有证据表明伊立替康联合5-FU/亚叶酸钙能够使得患者获得DFS及OS的延长(13-15)。这一发现表明化疗药物对于大体转移灶及微转移灶的抗肿瘤机制可能是不同的，这一观点也贯穿在结肠癌辅助治疗生物标志物的检测中。

结肠癌治疗中的生物制剂

抗 VEGF 治疗

血管内皮生长因子(VEGF)不仅调节健康及疾病状态下人体血管的生成，且有助于恶性肿瘤血管生成(16)。基于此研发了贝伐珠单抗(Avastin®)这一针对循环表皮生长因子A(VEGF-A)的人源化单克隆抗体。临床前研究已经发现了贝伐珠单抗多种抗肿瘤机制，包括抑制新生血管生成，和使肿瘤畸形血管正常化以利于化疗药物向肿瘤组织的运输(17,18)。然而，贝伐珠单抗为肿瘤细胞抑制剂而非细胞毒药物，这也解释了为什么贝伐珠单抗与细胞毒药物联合治疗获得了成功，而不是贝伐珠单抗单药治疗(17)。需要注意的是，临床前研究获得的贝伐珠单抗的这些作用机制均来自转移瘤模型，而这些机制在辅助治疗中的重要性目前还所知甚少。

2004年，基于贝伐珠单抗联合包含5-FU的化疗方案显示出提高有效率(RR)、延长无进展生存期(PFS)及总生存期(OS)的数据，FDA批准贝伐珠单抗用于转移性结直肠癌一线治疗(19)。其后不久，基于二线贝伐珠单抗联合包含5-FU的化疗能够延长转移性结直肠癌患者生存期的临床研究数据，FDA批准了贝伐珠单抗用于转移性结直肠癌的二线治疗(20)。2013年，基于一线治疗进展后更换化疗方案但继续使用贝伐珠单抗能够延长生存期的临床研究数据，贝伐珠单抗获得了进展后继续使用贝伐珠单抗的适应证(21)。

2012年另有两种抗VEGF的靶向药物获得FDA批准用于转移性结直肠癌的治疗。Ziv-aflibercept(Zaltrap®)是一种重组融合蛋白，其VEGF结合区域能够捕获血管内、外的VEGF-A

使其不能够与常规受体结合。VELOUR研究表明，在含奥沙利铂的方案进展后，使用FOLFIRI联合ziv-aflibercept与FOLFIR联合安慰剂相比能够延长转移性结直肠癌患者的生存期(22)。Regorafenib(Stivarga®)是一种口服酪氨酸激酶抑制剂，能够抑制VEGF受体1和3。基于CORRECT研究在OS上的微弱获益，Regorafenib被批准用于多线治疗进展后难治性结直肠癌患者。

这些靶向药物均未检验过在辅助治疗中的作用(23)。

抗EGFR治疗

表皮生长因子受体(EGFR)调节细胞分化、增殖和血管生成的信号通路。西妥昔单抗(Erbitux®)是一种重组人鼠嵌合型免疫球蛋白抗体，能够结合并抑制EGFR。另一种相似的药物帕尼单抗(Vectibix®)是一种能够抑制EGFR的全人源化的单克隆抗体。西妥昔单抗和帕尼单抗通过多种机制抑制EGFR，包括细胞周期G1期阻滞、诱导凋亡、抑制肿瘤血管生成及活化抗体依赖细胞毒性(24)。重要的是，抗EGFR制剂仅在KRAS基因野生型患者有效，而在KRAS基因活化突变型患者中无效，因为这些突变能够使EGFR下游的信号级联发生结构性活化(25)。因此，在使用抗EGFR治疗之前应常规检测KRAS基因突变状态。相似的，抗EGFR制剂在BRAF野生型肿瘤中最为有效(25,26)。

关于西妥昔单抗的临床研究结果并不一致，仅有部分研究获得了PFS及OS的获益。例如，CRYSTAL研究表明KRAS基因野生型转移性结直肠癌患者一线使用西妥昔单抗联合FOLFIRI方案能够获得PFS的延长(27)。另一项相似的PRIME研究中，FOLFOX4联合帕尼单抗与仅使用FOLFOX4方案相比仅能够使得PFS延长1.6个月(28)。

然而，包括COIN(29)和NORDIC VII(30)等大型随机临床试验均表明化疗联合西妥昔单抗不能使转移性结直肠癌患者获益。对于这些临床研究未获得生存获益的可能解释是西妥昔单抗组化疗剂量的减低及疗程的不足(30)。有趣的是，对该两项研究的亚组分析表明，联合西妥昔单抗后缺乏获益的患者均接受的是卡培他滨或推注氟尿嘧啶而不是氟尿嘧啶持续静滴。我们的问题仍然是哪种化疗骨架方案，即FOLFOX还是FOLFIRI，与靶向药物联合能够增加获益。正在进行的C80405研究设计有望回答该问题，该研究是根据医师选择化疗骨架方案-FOLFOX或FOLFIRI，联合西妥昔单抗或贝伐珠单抗治疗。该项研究结果令人期待。

FDA批准西妥昔单抗联合化疗用于KRAS野生型转移性结直肠癌的一线及二线治疗，也批准了西妥昔单抗单药用于包含伊立替康及包含奥沙利铂的方案均失败后的治疗。帕尼单抗也获得了相似的适应证，尤其用于西妥昔单抗导致超敏反应不能耐受的患者。

生物制剂在辅助治疗中的应用

鉴于生物制剂联合化疗在转移性疾病中获得的成功，多项临床研究试图评估生物制剂在辅助治疗中的获益情况。一些学者认为奥沙利铂联合5-FU在辅助治疗中的成功提示抗VEGF及抗EGFR在辅助治疗中的成功是必然的。然而，应注意到在转移性疾病中获得成功并不意味着在辅助治疗中也一定能够获得成功，伊立替康在辅助治疗中的失败就是一个例子(13-15)。

贝伐珠单抗辅助治疗

两项大规模III期随机临床试验旨在研究贝伐珠单抗联合FOLFOX方案在辅助治疗中的获益情况。NSABP C-08研究纳入了2,672例II、III期结肠癌术后患者(31)。标准化疗组接受mFOLFOX6方案治疗12周期，试验组接受同样的化疗方案联合贝伐珠单抗5 mg/kg每2周，持续1年。总体来说，该研究获得了阴性结果。中位随访时间3年，标准化疗组及贝伐珠单抗联合组的DFS分别为75.5%和77.4% (HR，0.89；95% CI：0.76~1.04；P=0.15)。探索性分析发现在前15个月随访中，贝伐珠单抗组存在DFS获益(HR，0.61；95% CI：0.48~0.78；P<0.0001)，然而随着随访延长，这一优势消失了。

AVANT研究(贝伐珠单抗联合奥沙利铂为基础的化疗用于结肠癌辅助治疗)(32)是一项国际多中心临床研究，纳入2,867例III期结肠癌术后患者，随机入组mFOLFOX4方案治疗12周期或mFOLFOX4方案联合贝伐珠单抗5 mg/kg每2周一次12个周期，其后贝伐珠单抗7.5 mg/kg每3周一次维持8个周期或XELOX方案联合贝伐珠单抗7.5 mg/kg每3周一次8个周期，其后继续贝伐珠单抗7.5 mg/kg每3周一次维持8个周期。3组的3年DFS及5年OS均无显著统计学差异。虽然未达到统计学差异，但在两个包含贝伐珠单抗的治疗组有更多的患者出现复发以及疾病进展导致的死亡。与NSABP研究相似，在最初的12个月随访期内贝伐珠单抗组复发风险有所降低，然而其后复发风险的增高导致组间无明显差异。

NSABP研究及AVANT研究均表明贝伐珠单抗组能够获得短暂获益。在NSAPP C-08研究中最初15个月的复发风险降低了39%，AVANT研究中最初12个月的复发风险降低了37%。然而，在两项研究中均可看到停用贝伐珠单抗后复发率的增高导致长期随访后DFS无明显差异。一种解释是在贝伐珠单抗治疗期间，存在的影像学不可见的小转移灶被良好控制仍不可见，而在停用抗VEGF治疗后这些转移灶反弹生长。另一种可能性是，由于这两项研究均无安慰剂对照，因此存在判断偏倚。无论如何，这两项研究的长期随访结果均无DFS获益，AVANT研究甚至显示出贝伐珠单抗组存在有害倾向，表明目前贝伐珠单抗用于辅助治疗是不适宜的。

目前已完成的和正在进行的贝伐珠单抗用于结肠癌辅助治疗的临床研究总结在表1中。QUASAR2是一项正在进行的国际多中心III期临床研究，比较卡培他滨或卡培他滨联合贝伐珠单抗用于II或III期结直肠癌辅助治疗(35)。该研究的主要终点是3年DFS。该研究目前已完成入组，预计2014年7月完成研究。

西妥昔单抗辅助治疗

美国国家癌症研究院发起的N1047研究入组了2,686例III期结肠癌术后的患者，随机分入mFOLFOX6组12周期或mFOLFOX6联合西妥昔单抗(400 mg/m^{2}第1周期第1天，其后250 mg/m^{2}第1周期第8天，其后每周期第1天及第8天均为250 mg/m^2) (33)。该研究在期中分

表1 生物制剂应用于辅助治疗的临床研究

研究名称	分期	治疗方案	3年无病生存率	
			%	P
NSABP C-08 (31)	II/III	mFOLFOX6 *vs.* mFOLFOX6 + bevacizumab	75.50 *vs.* 77.40	0.15
AVANT (32)	III	FOLFOX4 *vs.* FOLFOX4 + bevacizumab *vs.* XELOX + bevacizumab	76.00 *vs.* 73.00 *vs.* 75.00	0.07；0.04
NCCTG N-0147 (33)*	III	mFOLFOX6 *vs.* mFOLFOX6 + cetuximab	74.60 *vs.* 71.50	0.08
PETACC-8 (34)	III	FOLFOX4 *vs.* FOLFOX4 + cetuximab	78.00 *vs.* 75.10	0.91
正在进行的 QUASAR2 (35)	II/III	Capecitabine *vs.* Capecitabine + bevacizumab		

*仅报告KRAS野生型患者结果。

析后停止，中位随访时间28个月，无论KRAS或BRAF基因状态如何均未观察到任何获益。对于KRAS野生型患者，mFOLFOX6组及mFOLFOX6/西妥昔单抗组3年DFS分别为74.6%和71.5%。亚组分析表明70岁及以上患者联合西妥昔单抗后3年OS有所降低(82.6% *vs.* 72.5%，P=0.03)。没有任何亚组分析显示出联合西妥昔单抗后获得生存优势。

需要注意的是，与单纯化疗组相比，西妥昔单抗组患者接受的化疗周期数更少，且化疗药物剂量更低。虽然两组患者化疗剂量强度相似，西妥昔单抗组至少完成6周期化疗的患者比例更低(80% *vs.* 89%，P<0.01)，完成所有12周期化疗的患者比例亦低于化疗组(67% *vs.* 79%，P<0.001)。

PETACC8研究在2012第14届ESMO会议公布了结果，同样表明化疗联合西妥昔单抗用于辅助治疗未观察到获益(34)。这项3期临床研究入组2,559例III期结肠癌术后患者，比较FOLFOX4或FOLFOX4联合西妥昔单抗用于辅助治疗的疗效。在随访39.6个月后对1,602例KRAS野生型患者进行的中期分析表明两组患者DFS无显著差异(FOLFOX4组78%，西妥昔单抗组75%)。研究方已计划在未来几年进行亚组分析和长期期中分析。

目前已完成的和正在进行的西妥昔单抗用于结肠癌辅助治疗的临床研究总结在表1中。

大体转移灶和微转移灶的病理生理学特征

为什么抗VEGF和抗EGFR两类生物制剂在转移性疾病中获得了成功但均在辅助治疗中失败？一种解释是或许大体转移灶与微转移灶在病理生理学方面存在差异。与形成一个转移性肿块相比，细胞可能需要不同的基因、信号通路和分子来形成一个微转移灶。微转移灶可能与大体转移灶具有不同的分子特征，因此对于生物制剂的反应存在差异(36,37)。有的学者认为微转移灶较大体转移灶生长更为迅速(Gompertz's原理)(38)，使得与被广泛认同为细胞抑制剂的生物制剂相比，微转移灶对于细胞毒药物的反应更好(17)。

肿块从具有恶性潜质到最终发展为恶性转移灶需经历一个非常复杂的过程。在这个过程中当然需要形成肿瘤生长的供应血管，同时需要形成上皮间充质转化能力(39)。早期细胞-细胞间黏附性必然会降低，使得细胞能够迁移及扩散(40)，其后细胞必须完成类似间充质上皮转化，使其重获细胞-细胞间黏附性而形成一个稳定的转移灶(41)。目前认为EGFR在转移细胞上皮间充质转化过程中发挥重要作用(42)。

生物制剂在辅助治疗中的失败结果支持微转移灶与临床可见转移灶生物学行为存在差异这一理论。一种理论认为微转移灶可能形成了对抗血管生成早期抵抗机制，如侵袭能力增强(43)或促血管生成机制上调(44)。其他学者猜测在辅助治疗期间肿瘤细胞处于休眠状态，而一旦停用生物制剂及化疗药物后肿瘤再次生长(45)。因此在一些辅助治疗临床研究中抗VEGF治疗显示出早期获益，而停用贝伐珠单抗后处于静态的肿瘤细胞再次增殖，导致此获益消失(46)。

一些临床前及动物模型数据提示抗VEGF治疗或许选择性地治疗那些具有更强血管生成能力的侵袭性更强的肿瘤(43,44,46,47)。例如，在一个小鼠肺癌模型中，使用抗VEGF药物进行治疗后抑制了50%~60%肿瘤血管生成，然而在停用抗VEGF药物后7日内恢复到治疗前血管状态(48)。Paez-Ribes等报道了相似的结果，在胰腺神经内分泌癌和神经母细胞瘤的小鼠模型中，VEGF抑制剂在发挥抗肿瘤作用的同时也通过增强淋巴转移及远处转移促进了肿瘤的侵袭性(43)。事实上，抗血管生成制剂诱导肿瘤缺氧和炎性状态可能推进了肿瘤恶变(43,47)。然而其他动物模型研究结果不支持所谓的反弹生长效应(18)，这些研究中使用抗VEGF治疗且后续停用抗VEGF治疗组的肿瘤再次生长较对照组缓慢。

尽管存在上述各种理论，目前仍没有临床研究证实生物制剂选择性的对侵袭性更强的肿瘤有效或促进肿瘤侵袭性。例如，一项临床研究使用泛VEGF受体酪氨酸激酶抑制剂西地尼布治疗多形性胶质母细胞瘤患者，结果显示在停用抗血管治疗后未观察到肿瘤反弹(49)。在多项大规模随机临床研究中，贝伐珠单抗用于治疗多种肿瘤，包括肾细胞癌(50)、乳腺癌(51)和肺癌(52)，这些研究均未观察到停用贝伐珠单抗后发生肿瘤反弹性生长效应。

结论

传统的新型化疗药物的研发模式通常是首先检验其用于难治性晚期疾病中的疗效，随后推进到转移性疾病的一线治疗，只有在晚期肿瘤治疗获得成功后，该药物才能尝试用于辅助治疗。然而对治疗大体转移灶有效的药物同样对于微转移灶(辅助治疗)有效这一假设越来越多的被质疑，尤其是在生物制剂时代。在结肠癌的治疗中，晚期疾病获益的细胞毒药物如5-FU、卡培他滨及奥沙利铂确实在辅助治疗的大部分亚组患者中证实了获益，然而在辅助治疗领域伊立替康未显示出获益，贝伐珠单抗及西妥昔单抗甚至表现出有害的趋势。因此在大规模临床研究中对药物的使用条件进行正确设定的重要性如何强调都不为过。一种令人感兴趣的观点是那些在转移性疾病中失败的药物或许在辅助治疗领域表现出疗效。然而实践这一观点将会改变我们现今新药研发模式，而且是在尚无临床先例可供参考的情况下。

在生物制剂时代，对于结肠癌及其他恶性肿瘤的辅助治疗该走向何方？或许新靶点生物制剂例如胰岛素样生长因子抑制剂、MEK抑制剂、PI3激酶抑制剂或BRAF抑制剂能癌患者中的安全性(NCT00557856、NCT01337050)。TRC105是一种CD105靶向的新型单克隆抗体，在I期临床试验中显示良好耐受性(73)。多项正在进行的I/II期临床试验采用TRC105联合RTK抑制剂和贝伐珠单抗(NCT01332721、NCT01306058)。最后，LY2157299是一种具有吡结构的TGF-β I型受体特异的小分子抑制剂(74)。过去几年中，两项临床试验报道了LY2157299的安全性(75,76)。多项II期临床研究正在进展期胰腺癌、复发胶质瘤和肝细胞肝癌中开展(表1)。

基质依赖的耐药机制

多种肿瘤基质细胞可参与血管生成(77)。骨髓源性细胞(BMDCs)包括内皮祖细胞、周细胞的祖细胞，以及具有促血管生成作用的肿瘤浸润免疫细胞(78)。在体实验中，Flk1+(VEGFR2+)的循环内皮祖细胞特异性地沉积在具有血管生成活性部位的血管腔中，参与血管生成(79,80)。阻断内皮祖细胞功能可抑制移植瘤中血管生成，提高动物存活率(81)。此外，在小鼠模型中，抗-VEGFR2单克隆抗体能减少内皮祖细胞并能抑制肿瘤生长(82)。另外，内皮祖细胞可介导抗血管生成药物耐药，VEGFR和PDGFR抑制剂则能逆转此类耐药(83)。同进展期肿瘤患者中低水平相比，VEGFR2 + BMDC祖细胞水平增高与患者总存活率相关(84)。因此，抑制内皮祖细胞可能是一种抗VEGF治疗潜在机制。

一些特异免疫细胞通过分泌的细胞因子(G-CSF、PlGF、基质源性因子1α等)被募集到肿瘤微环境中，释放促血管生成因子，影响抗VEGF治疗耐药(77,85,86)。例如，肿瘤中CD11b+Gr1+粒细胞浸润与抗VEGF治疗耐药相关；这些募集的细胞释放促血管生成因子Bv8传递耐药(87,88)。在一些恶性肿瘤中，表达Tie2的单核细胞或巨噬细胞也能与肿瘤血管发生物理性接触，通过旁分泌方式释放VEGFA等因子，促进血管生成(89,90)。肿瘤细胞分泌的Ang2可改变Tie2+单核/巨噬细胞的基因表型并提高多种促血管生成基因的表达(91)。事实上，抑制Ang2信号通路可阻碍Tie2上调表达、阻断Tie2+细胞和血管接触，从而有效抑制肿瘤生长和血管生成(92)。将来的治疗策略会聚焦于调控具有募集不同BMDCs功能的炎性细胞因子和阻断促血管生成信号通路上，此研究方向前途广阔。

生物标志物

鉴于抗血管生成药物在结直肠癌和其他恶性肿瘤治疗中的显著作用，亟需研发有效预测标志物，以使临床最大获益，减少不必要的毒性，并降低治疗费用。能预测临床获益和指导血管生成靶向治疗的生物标志物，可在基线(治疗前)或通过治疗过程中相对变化检测。基线检测可反应预先存在的、固有的耐药机制，治疗过程中的血管变化可提供对获得性或上调的血管生成途径深入了解。迄今，由于种种原因适于上述两种情况的生物标记物仍未成功研发(93)。除肿瘤血管生成机制复杂外，主要是大量基于血液和组织的生物标记物检测程序通常并不进行大样本随机实验，而大型随机临床试验是完成上述工作的最好方法。此外，许多靶点丰度低、处理复杂，而能用于多靶点检测的试剂仍很有限。

在结直肠癌等多种恶性肿瘤中，血浆VEGFA水平被公认具有预后判断价值。然而，

表 1 针对非 VEGF 通路依赖的血管生成通路的部分临床研究

Target	Drug	Malignancy	Phase	Trial
Angiopoietin/tie	AMG 386	Ovarian	III	NCT01281254
		Ovarian	III	NCT01493505
		Ovarian	III	NCT01204749
	REGN-910	Solid tumors	I	NCT01271972
		Solid tumors	I	NCT01688960
	MEDI-3617	Solid tumors	I	NCT01248949
Dll4-notch				
	Demcizumab (OMP-21M18)	Metastatic CRC	II	NCT01189942
		Pancreatic	II	NCT01189929
		NSCLC	I	NCT01189968
	MEDI0639	Solid tumors	I	NCT01577745
	REGN-421	Solid tumors	I	NCT00871559
	RO4929097	NSCLC	II	NCT01193868
		Breast	I	NCT01071564
		Sarcoma	I/II	NCT01154452
	MK-0752	Solid tumors	I	NCT01295632
		Pancreatic	I/II	NCT01098344
FGF (and VEGFR)	Brivanib	HCC	III	NCT00858871
		Metastatic CRC	I	NCT01046864
	Nintedanib	Metastatic CRC	II	NCT01362361
		Endometrial	II	NCT01225887
		Thyroid	II	NCT01788982
		Ovarian	I	NCT01314105
	AZD4547	Gastric	II	NCT01457846
		NSCLC	I/II	NCT01824901
		Solid tumors	I	NCT00979134
	Dovitinib	Metastatic RCC	III	NCT01223027
		Glioblastoma	II	NCT01753713
		Gastric	II	NCT01719549
		Metastatic breast	II	NCT01262027
		Castrate Resistant Prostate	II	NCT01741116
TGF-β				
	PF-03446962	Urothelial	II	NCT01620970
		Solid tumors	I	NCT00557856
		Solid tumors	I	NCT01337050
	TRC105	Metastatic breast I/II		NCT01326481
		Glioblastoma	I/II	NCT01648348
		Metastatic RCC	II	NCT01727089
		Solid tumor	I	NCT01332721
	LY2157299	Glioblastoma	II	NCT01582269
		Pancreatic	I/II	NCT01373164
		HCC	II	NCT01246986
HIF				
	EZN-2968	Solid tumors	I	NCT01120288

血浆VEGF水平通常不能准确预测抗血管生成治疗的疗效(94)。近期报道，一种能检测小分子VEGF亚型的方法可预测转移性乳腺癌、胰腺癌和胃癌患者接受贝伐珠单抗的获益；但这些结果仅有临界性的统计学意义，且不能预测结直肠癌、非小细胞肺癌及肾细胞肾癌患者的获益。造成上述差异的原因并不清楚，可能与肿瘤生物学差异或在研究中标本处理差异有关(95)。来自其他贝伐珠单抗III期临床试验中生物标志物分析包括胰腺癌患者血浆VEGF-D、SDF1和Ang2及IHC检测结直肠癌肿瘤组织VEGFD (12,96)。帕唑帕尼和贝伐珠单抗治疗肾细胞肾癌的III期临床试验结果提示，高水平的IL-6可作为这两种药物的疗效预测标志物(97)。

有趣的是，抗血管生成作用的VEGFA亚型已有详尽报道，但尚存争议(98)。$VEGF_{xxx}b$亚型有具有抗血管生成作用且能与贝伐珠单抗结合。理论上，结合贝伐珠单抗后，抗血管生成的$VEGF_{xxx}b$配体和贝伐珠单抗都得到消耗。相反，低水平的$VEGF_{xxx}b$则提示更依赖VEGFA、对贝伐珠单抗更敏感。有趣的是，在对来自二线E3200研究(FOLFOX ± 贝伐珠单抗)的肿瘤患者亚群分析发现，与仅接受化疗者相比，在增加贝伐珠单抗治疗后，mCRC患者肿瘤组织样本中低比值$VEGF_{165}b$：$VEGF_{total}$与临床获益相关；而当$VEGF_{165}b$：$VEGF_{total}$比值升高后，未观察到来自贝伐珠单抗的疗效(99)。

VEGFA和VEGFR1基因多态性可能影响包括参与肿瘤血管生成和对抗血管生成治疗反应在内的血管生成潜能。同样，多项实验进行了VEGF基因多态性与临床疗效的研究。Schneider等报道了III期临床研究E2100结果，该研究比较了紫杉醇±贝伐珠单抗治疗转移性乳腺癌的疗效，发现VEGF-2578 AA型患者有更多OS获益且毒性较轻(100)。此外，在贝伐珠单抗治疗转移性胰腺癌和转移性肾癌的AViTA和AVOREN临床试验中均发现，某些单核苷酸多态性(SNPs)与临床疗效相关。上述两项研究中，VEGFR1 SNP rs9582036与无进展生存相关，AC基因型和CC基因型与总生存相关。在安慰剂组则未观察到基因多态性的作用(93)。循环内皮细胞和肿瘤血管动态增强磁共振显像技术也是生物标志物研究新涌现领域(93,101,102)。如果在早期实验中坚持开展探索性血管生成标志物研究，那么下一步III期临床试验就会有前瞻性的血管生成标志物分析纳入研究设计，这样就有助于临床验证和运用验证和运用。例如，III期MERiDIAN试验正在评估紫杉醇±贝伐珠单抗治疗转移性乳腺癌的疗效，该实验设计系根据治疗前血浆VEGF水平进行分层(101)。

展望

过去十年所发表的大量临床数据一致证实，接受持续治疗的转移性CRC患者能从抗VEGF信号通路治疗中获益(11,50,103)。在过去一年中，作为新的血管生成靶向药物regorafenib和ziv-afliberecpt在III期临床试验中显示了疗效。尽管抗VEGF治疗的临床疗效在该人群中得以确认，但并非所有患者均能获益。而且，在抗血管生成治疗过程中疾病仍不可避免会出现进展，最终OS的提高仍是轻微的。有许多代偿性血管生成通路，可下调或绕开当前靶向药物机制。血管生成的替代性机制或许能解释许多对抗血管生成治疗初始即无反应(原发性耐药)或获得性耐药的临床表型。

需要合理地联合使用抗血管生成药物来克服血管生成耐药机制并抑制肿瘤血管生成的替代性通路。最近，已尝试将“纵向”治疗策略(靶向同一通路的多个层面)和“横向”治疗策略(覆盖多个不同的血管生成通路)用于治疗多种不同肿瘤，并进行述评(104)。尽管多种联合治疗已显示出令人鼓舞的抗肿瘤效应，但不良反应也难以避免。将来的策略包括联合使用毒性非重叠的抗血管生成药物毒性不重叠，并根据药代动力学/药效学数据调整剂量，以达最佳耐受性和发挥恰当的抗肿瘤疗效。最后，当务之急是常规设立疗效预测生物标志物，筛选合适的患者并提高新药联合治疗的疗效。

结论

抗血管生成治疗的耐药机制大致分为VEGF通路依赖、基质细胞相互作用和非VEGF通路。上述机制依赖于多种不同而又相互关联的旁分泌信号因子和细胞内级联反应。例如，与阻断VEGFA或VEFGR2等单一信号通路治疗，靶向VEGFC、VEGFD、Tie2-Ang2、Dll4-Notch和TGF-β参与的多种信号通路的临床策略可能会带来更多获益。大量临床试验正在评估特异性针对这些耐药机制的靶向治疗。在以后的临床试验中引入生物标志物，对开发新一代的抗血管生成药物至关重要。

致谢

声明：作者没有利益冲突。

参考文献

1. Ferrara N. Vascular endothelial growth factor as a target for anticancer therapy. Oncologist 2004;9 Suppl 1:2-10.
2. Potente M, Gerhardt H, Carmeliet P. Basic and therapeutic aspects of angiogenesis. Cell 2011;146:873-87.
3. Weis SM, Cheresh DA. Tumor angiogenesis: molecular pathways and therapeutic targets. Nat Med 2011;17:1359-70.
4. Kopetz S, Hoff PM, Morris JS, et al. Phase II trial of infusional fluorouracil, irinotecan, and bevacizumab for metastatic colorectal cancer: efficacy and circulating angiogenic biomarkers associated with therapeutic resistance. J Clin Oncol 2010;28:453-9.
5. Lieu CH, Tran HT, Jiang Z, et al. The association of alternate VEGF ligands with resistance to anti-VEGF therapy in metastatic colorectal cancer. ASCO Meeting 2011;abstr 29:3533.
6. Hedlund EM, Yang X, Zhang Y, et al. Tumor cell-derived placental growth factor sensitizes antiangiogenic and antitumor effects of anti-VEGF drugs. Proc Natl Acad Sci U S A 2013;110:654-9.
7. Carmeliet P, Moons L, Luttun A, et al. Synergism between vascular endothelial growth

或同期应用于卡培他滨放化疗，K-ras状态对反应率并未显示出显著的影响(97)。在对两项II期临床研究结果的综合分析之后发现82名患者中有20名KRAS突变(24.4%)。西妥昔单抗联合放化疗组的3年无进展生存率是86.6%，单纯放化疗组是75%，并没有显著提高。KRAS野生型或突变型之间有无生存结局的差异仍缺乏证据(115)。

一些学者指出通过调整化疗、靶向药和放疗之间的顺序可能避免其拮抗作用(58)。主要基于以下几点：加入其它的靶向药物并未增加疗效可能是因为药物均作用于同一靶点(如肿瘤中的内皮细胞？)；这些新药可能导致细胞周期阻滞使细胞免于5-FU的作用；较低且无效的周给药剂量导致药物浓度欠佳；在放疗期间药物间的拮抗作用可能更加突出[PACCE和CAIRO研究表明将西妥昔单抗、贝伐珠单抗和5-FU、奥沙利铂联合会产生拮抗作用(23,116)]；生物制剂和凋亡反应以及由此引起的继发性免疫反应发生改变——毕竟贝伐珠单抗和西妥昔单抗单药在辅助化疗中均未显示出获益；最后，增强的免疫反应可能轻而易举地招揽更多的干细胞从而促进修复。这些显而易见的因素对我们将靶向药与化疗、放疗联合提出了极大的挑战。然而，一些学者主张根据分子标志物指导靶向药物的个体化应用可能取得成功(117)。

一项多国参与的II期临床随机试验EXPERT-C(NCT00383695)比较了164名局部进展期直肠癌患者的新辅助治疗情况，患者被随机分为2组：一组接受奥沙利铂与卡培他滨诱导化疗后行卡培他滨为基础的放化疗；而另一组则在诱导化疗和同期化放疗阶段均增加西妥昔单抗(56)。在该研究中，回顾显示149例患者既往有KRAS/BRAF分子分型，其中90例(60%)患者为野生型。将西妥昔单抗加入新辅助化疗以及放化疗并未明显提高pCR率(分别是18%和15%)，对于KRAS野生型患者而言同样没有影响，尽管这个比例的准确性可能由于某些患者获得pCR便未行KRAS检测而有所降低。但有趣的是在KRAS野生型患者中接受西妥昔单抗治疗的患者DFS有所增加(56)。

直肠癌术前放化疗策略与头颈部肿瘤根治性化放疗在诸多方面存在差异。首先是放疗剂量，相比头颈部鳞癌中的60~70 Gy，在直肠癌中45~50 Gy虽不认为是根治性剂量，但考虑到直肠癌术前控制微小癌灶肿瘤细胞再增殖的重要程度低于头颈部鳞癌，该剂量已是足够的。当然，腺癌中肿瘤细胞再增殖相比某些鳞癌并不是最主要的问题。就单独放疗而言，总的治疗时长以及有无治疗中断能够影响局部控制率(118)。在持续的5-FU或者卡培他滨作用下肿瘤再增殖也显得相对次要。

细胞周期的作用似乎对于获得这些叠加效应非常重要(99,119)。5-FU是S期特异性药物，通过抑制DNA复制所需要的胸苷酸合成酶以及胸腺嘧啶核苷酸来阻断细胞分裂。通过一定浓度的5-FU与放疗结合，即使其自身无细胞毒作用或是在对5-FU耐药的肿瘤细胞中，也可明显观察到叠加效应。5-FU和放疗的叠加效应可能只发生于细胞中，5-FU使得S期进展异常(120)，当细胞周期在进入S期前即被阻断，则会导致G1期停滞或S期进展被抑制，那么5-FU和放疗就不能发生叠加效应，细胞周期停留在G1期或者G1/S过渡期可能正是导致5-FU耐药的原因(121)。

减慢细胞周期时间可能使DNA修复时间延长，S期前的G1期和有丝分裂时间增加，从而对5-FU和放疗都产生抵抗。只要有一小部分细胞停留在G0/G1或G2/M期，放疗前或者放疗同期应用西妥昔单抗就可能使氟尿嘧啶的放射敏感性失效。EGFR的高表达与Ki-67和PCNA的高表达相关，意味着较高的细胞增殖速度(122)。该研究显示加入5-FU能显著减慢细胞增殖，但单纯放疗并未观察到同样的现象。同时还提示5-FU并未使休眠细胞进入增殖状态。

西妥昔单抗只要使一小部分肿瘤细胞的细胞周期阻滞在G1或G2/M期，减慢增殖速度，就可能对是否获得pCR产生影响。这个假设已经被文中所引用的一个研究证实，该研究表明西妥昔单抗上调了若干个涉及增殖的基因(PIK31、CGREF1和PLAGL1)使得Ki67减少。这个过程可能同样受作用于S期的奥沙利铂影响，但是伊立替康对之影响较小。

帕尼单抗

帕尼单抗是一种完全人源化的抗EGFR的IgG2单克隆抗体。

近期的研究表明帕尼单抗对EGFR低表达、中度表达以及高表达的转移性结直肠癌患者中位无进展生存期均是相似的(123)。一项重要的开放性III期临床研究表明，对于KRAS野生型标准化疗治疗无效的转移性结直肠癌患者，帕尼单抗单药治疗相对于最佳支持治疗能显著延长无进展生存期(中位PFS 12.3月 *vs.* 7.3月，P<0.0001) (124,125)。疾病控制(PR,SD)从支持治疗的12%提高到51%。两组的总生存期并没有差异，可能是因为支持治疗组出现疾病进展后转为帕尼单抗治疗，从而产生混杂影响。探索性分析去除了上述交互作用因素后证实了这种假设。

PRIME随机研究评价了帕尼单抗与FOLFOX联合作为转移性结直肠癌一线化疗的有效性和安全性，该研究将1,183名患者随机分为FOLFOX4/帕尼单抗2周方案组和单纯FOLFOX4组。帕尼单抗组中KRAS野生型患者中位PFS为9.6个月，有效率(Response Rate, RR)为55%，而单纯FOLFOX4组中KRAS野生型患者的PFS则为8个月，RR为48% (126)。

多中心II期临床试验PACCE评价了将帕尼单抗加入到转移性结直肠癌一线化疗联合贝伐珠单抗方案中的有效性和安全性(116)。中期分析提示帕尼单抗/贝伐珠单抗/化疗这一组的PFS和OS均要低于贝伐珠单抗/化疗组。

在二线治疗中，KRAS野生型的患者FOLFIRI/帕尼单抗较单纯FOLFIRI能显著提高OS，分别为14.5个月和12.5个月(127)。两组在KRAS突变的患者中PFS或OS未发现明显差异。两项II期临床研究已经验证了帕尼单抗联合放化疗的疗效(61,63)见表5。在StarPan(STAR-02)研究中(61)，pCR率为12/60 (20%)，SAKK41/07研究中为4/40 (10%) (63)，该比例似乎要高于西妥昔单抗-氟尿嘧啶加或不加奥沙利铂II期临床研究中的pCR率。有趣的是SAKK研究中43%的患者肿瘤接近完全退缩(Dworak标准，TRG3分)，残留肿瘤细胞的大部分都未凋亡(63)。意大利研究组正筹划进一步的STAR研究(Rap Study/STAR-03)，即在低风险局部进展期直肠癌中将帕尼单抗与单纯放疗联合。

吉非替尼单抗和厄洛替尼单抗

对于EGFR下游酪氨酸激酶抑制剂，如吉非替尼和厄洛替尼，单药(128,129)或与标准化疗方案联合(130-132)应用于转移性结直肠癌的临床研究结果仍较少。现有的数据显示其治疗相关毒性增加，并未提高疗效。目前除了多靶点药物rogarafenib外(133)，尚无研究表明单用这些药物或者与化疗联用能使临床获益。

吉非替尼临床前期的研究表明当它与放疗和化疗联合时能产生叠加效应(134)。在吉非替尼联合卡培他滨和放疗治疗直肠癌的I期临床研究中，因明显的毒副反应使得其II期临床研究无法开展(59)。意大利一项小型的临床研究入组了超声内镜诊断为T3/T4或N+的直肠癌患者41人，将吉非替尼联合5-FU微泵化疗和盆腔放疗(60)。该研究报道的pCR率为30%。然而，出现了显著的3度毒性反应，21%的患者为消化道毒性，26%的患者为肝损伤， 这使得61%的患者需要减量。目前无论是已发表的或是进行中的，均尚无将厄洛替尼应用于直肠癌新辅助放化疗的研究。

预测指标

在其他肿瘤中发现即使是来源于同一部位的肿瘤，其活检标本也存在肿瘤内的异质性。并非在单次的肿瘤活检标本中就能发现所有的基因变异(包括基因突变、等位基因失衡和多倍体)。这也为个体化治疗以及未来生物标志物的开发带来了挑战(135)。

尽管一些检测创伤较小的临床标志物已被提出用于贝伐珠单抗疗效的预测，例如循环内皮细胞数(CECS)、循环中VEGF水平和严重高血压的形成，但这些指标未被证实并且只是在个别试验中所观察到。对于西妥昔单抗而言，痤疮样皮疹的出现和疗效相关，而低镁血症与疗效的关系尚存在争议。

EGFR

肿瘤中EGFR的表达具有明显异质性，目前认为对于EGFR表达水平的检测并不可靠，不能用来预测治疗反应性(136,137)，也没有临床研究的结果推荐EGFR表达阳性的患者应用西妥昔单抗。很难解释的一个现象是，有的肿瘤中只有不到1%的肿瘤细胞低表达EGFR，但其治疗的反应性与那些90%细胞高表达EGFR的肿瘤相似。我们也注意到KRAS的基因表达，因为KRAS突变会激活信号通路并刺激细胞增殖(138)。

KRAS、BRAF和PIK3CA突变在结直肠肿瘤中较为常见。

在I-III期结肠癌中PIK3A突变预示着更差的预后(139)，但KRAS和BRAF突变对于临床结局的影响并不那么明了。

BRAF、表皮调节素和双调蛋白配体的表达量及其他的RAS基因(NRAS和HRAS)同样被认为是潜在的预测因子，但尚未证实。值得注意的是确定某个基因是否存在突变比确立一种方法学来检测基因过表达或扩增要简单很多。

KRAS野生型是一项不那么好的生物标志物，因为只有30%~50%这样的患者对西妥昔敏感，或是在PFS或OS上有获益，但是部分放化疗研究(97,140)表明KRAS野生型与肿瘤

pCR并无关联。

BRAF

BRAF突变和KRAS突变是相互排斥的，在结肠肿瘤中的发生率较低(约为10%)，在直肠癌中比例可能更低(140)，但是少有研究将BRAF在直肠癌和结肠癌中区分开。大部分的BRAF突变位于第600位密码子，其缬氨酸被谷氨酸替代(V600E)。

PI3K

荷兰TME研究(141)对未行放疗的240名I~III期直肠癌标本进行了PIK3CA、KRAS和BRAF基因突变的检测。19例(7.9%)存在PIK3CA基因在9号和20号外显子的突变，其中12例在9号外显子(5%)，7例在20号外显子(2.9%)；81例(33.8%)存在PIK3CA基因1号外显子突变；5例存在BRAF V600E突变(2.1%)。PIK3CA突变是局部复发率的独立预测因素(HR，3.4；95% CI 1.2~9.2；P=0.017)，仅次于TNM分期。

PIK3CA突变可能是术前短程放疗(SCPRT)获益的预测因素(142)。荷兰TME研究中接受放疗的一组患者有32名出现局部复发，其中30例肿瘤标本进行了PIK3CA基因在9号外显子及20号外显子突变的检测。未放疗患者中PIK3CA的突变率为20.8% (5/24)，与之相反的是在放疗后复发的患者中突变率仅为6.7% (2/30)(141)。尽管样本量较少导致OR值并不显著(为0.3)，但也显示出PIK3CA突变患者较未突变者更能从SCPRT中获益。然而，其他研究表明直肠癌PIK3CA的突变率可能仅4%(143)。

此外，在EGFR信号通路更上游，EGFR配体双调蛋白和表皮调节素的过表达或高表达与西妥昔单抗的反应率相关(144,145)。EGFR配体表达的增加可能促进肿瘤的生长。

近期的综述(146)与荟萃分析(147)显示，不论是单因素还是多因素分析，西妥昔单抗加入5-FU/卡培他滨与奥沙利铂联合的放化疗中，能显著降低TRG评分，但对pCR率无明显影响(9% *vs.* 16%)。近期的研究利用同样的数据评估了肿瘤细胞上皮生长因子(EGF)和胸苷酸合成酶(TS)的功能性多态性(148)，同时结合TS、VEGFR1、VEGFR2d的表达水平(能预测病理学的缓解)，评估了Kras基因型等生物标志物(149)。其他可能的预测指标还包括TP53突变(150)。

意大利的一项研究表明EGFR基因拷贝数与西妥昔单抗联合直肠癌放化疗的肿瘤退缩情况及反应性明显相关(108)，但在标准化放疗中并不是预测因子(114)。

直肠癌原发灶与转移灶的基因表达存在差异，直肠和结肠肿瘤也存在不同的基因表达谱、细胞角蛋白构架、MSI-H水平以及KRAS、BRAF表达水平(151-154)。因此将结肠癌研究结果外推至直肠癌未必准确。

临床前研究的证据表明化疗、EGFR抑制剂和放疗之间的顺序是非常重要的，奥沙利铂在西妥昔单抗之前使用的效果可能会优于在其之后使用[Morelli 2005 (155)]。在放疗后期或放化疗之后应用西妥昔单抗的疗效可能会更佳。这种策略之前已经有人提出，例如在将抗代谢药物如吉西他滨与EGFR抑制剂和放疗联合时[Shewach 2007 (156)]。为此，未来通过分子标志物来更好地选择有效的EGFR抑制剂将更为恰当(140)。近期一项将VEGF和EGFR检测应用于直肠癌的研究发现，EGFR表达阴性但VEGF阳性的亚组对放疗较为抵抗，其中只有2/34 (6%)获得pCR (95)。

临床早期的研究终点常评价原发肿瘤治疗的有效性(如是否pCR)，但并不一定和长期的研究终点如DFS、OS一致。III期随机研究才是评价这些新治疗手段的最佳方法。需要注意的是50%左右的结直肠癌患者都在70岁以上，超过70%的患者都大于65岁。这些患者中的大部分都伴有其他方面的合并症，包括心脏疾病。

Her-2

Her-2 (ErbB2)是EGFR家族的又一成员，在大约30%的乳腺癌中过表达。Her-2过表达常预示着更差的预后以及更短的生存时间。近期的研究表明在直肠癌活检标本中Her-2阳性率为12.4%，在手术切除标本中为26.7% (157)。因此Her-2扩增在相当比例(26.7%)的直肠癌患者中可检测到。Her-2代表着一个可能的靶点，值得在前瞻性临床研究中进一步探讨。

贝伐珠单抗

将贝伐珠单抗与放化疗联合同样具有临床前的理论可行性。乏氧和血管内皮生长因子(VEGF)能导致放疗抵抗，促进新生血管形成。

肿瘤生长、浸润和远处转移都依赖于肿瘤新生血管形成。人类肿瘤异体种植模型的研究结果表明VEGF阻滞剂是一种有效且无毒的放疗增敏剂。

目前靶向作用于血管生成的药物主要有两类：血管阻断药物(可使肿瘤血管快速失去功能)和抗血管生成药物。抗血管生成药物通过纠正异常的肿瘤血管和阻断新生血管形成来发挥作用。临床前研究和临床研究均表明VEGF是促进血管生成的重要因子。VEGF能直接作用于内皮细胞，激活肿瘤增殖和迁移，同时可能通过抑制树突状细胞成熟、增强自然杀伤细胞在肿瘤微血管的黏附而促进肿瘤进展。贝伐珠单抗是一种重组的人源化单克隆抗体，能够结合VEGFR配体VEGF-A，阻断VEGF-A与目标受体结合。阿柏西普则是完全人源化的融合蛋白性VEGF抑制剂，可与VEGF-A、VEGF-B、胎盘生长因子(PGF)-1和PGF-2高度结合，阻断它们与VEGF受体结合。近期的III期临床试验VELOUR表明阿柏西妥联合FOLFIRI作为转移性结直肠癌的二线用药能发挥较好疗效[OS 危害比(HR)为0.82，P=0.0032] (24)。

实体肿瘤较正常组织常表现出组织间隙液压(IFP)升高、局部缺氧，导致细胞毒药物跨毛细血管壁运输减少、药效降低。一项在局部进展期直肠癌开展的研究显示，应用抗VEGF的贝伐珠单抗能降低肿瘤的组织间隙液压(158)。人类肿瘤异体种植模型的实验表明阻断VEGF能够通过纠正乏氧逆转放疗抵抗、提高放疗疗效。进一步的临床研究表明在转移性结直肠癌患者中抑制VEGF可逆延长OS (10,21)，但随机研究尚未证实在辅助治疗中抗VEGF治疗的生存获益(14,15)。

重组人源化抗VEGF贝伐珠单抗在直肠癌放化疗中的作用已被广泛研究。在一项I/II

期临床研究中(158)，直肠癌患者接受贝伐珠单抗和放化疗治疗，通过功能性、细胞和分子的检测发现抗VEGF治疗能产生直接的抗血管生成作用。简单来讲，贝伐珠单抗减少了肿瘤血管的分布、肿瘤灌注、肿瘤间质液压、循环中存活内皮细胞和原始肿瘤细胞数，最终显著增加了肿瘤细胞的凋亡(158)。据若干个I/II期临床试验报道，贝伐珠单抗联合5-FU为基础的放化疗治疗局部进展期直肠癌具有可行性，能取得令人满意的pCR率和程度中等的治疗毒性(66,159)。这些研究报道的术后伤口并发症达到36%，与其他联用贝伐珠单抗和放化疗的研究类似(72)。

更为近期的AVACROSS研究通过MRI评估入组了47名局部进展期直肠癌患者，先给予4个周期卡培他滨、奥沙利铂加贝伐珠单抗的诱导化疗，然后给予卡培他滨和贝伐珠单抗同期增敏的放化疗(70)。研究结果令人出乎意料，98%的患者进行了R0切除，34%的患者获得了pCR，另外有17例患者(36%)术后病理DworkTGR评分为3分。除了pCR外，23%的患者降期至ypT1/T2N0。有1例患者在诱导化疗时突然死亡。手术并发症是最主要的问题，因为26/45 (58%)的患者出现了至少一种术后并发症，11/45 (24%)的患者需行二次手术(尽管贝伐珠单抗末剂至手术的中位时间为2个月)。

一项针对57例局部进展期直肠癌患者的II期临床研究(77)术前行卡培他滨/奥沙利铂和贝伐珠单抗增敏的术前放化疗，术后行FOLFOX化疗联合贝伐珠单抗。17%的患者达到了pCR，但有47%的患者出现术后并发症。另一项设计相似的加拿大研究中pCR率为18%，但有4例(11%)患者因并发症需行二次手术。

一篇系统综述报道了过去10年内15项贝伐珠单抗与新辅助放化疗联合的研究(160)。累计的pCR率为21%，并未优于单纯5-FU增敏的放化疗。

考虑到目前尚缺乏将贝伐珠单抗应用于局部进展期直肠癌的III期临床研究证据，并且其治疗的反应性与基于5-FU的放化疗相似，而治疗相关毒性反应也较为明显，贝伐珠单抗作为放疗增敏剂联合5-FU为基础的放化疗似乎并不能带来获益。

仅有个别II期临床研究进行了全面的报道，贝伐珠单抗与放化疗联合时的毒性是可接受的(158,159,161)。在另一些研究中，毒性反应发生率则较为显著(74)，例如在一项研究中25名患者有19名出现3/4度的毒性反应，这也导致了研究的终止(72)。

一项II期临床研究(159)中pCR率低于20%，但实际的5年局部控制率和总生存率却均达到了100%。近期的一些研究强调了术后伤口感染的高发生率(66,68,69,72)。

目前并无肯定的证据显示贝伐珠单抗联合放化疗能增加获益。但是，在比较了2项相同入组标准的研究后发现，GEMCAD GCR3研究(70)中给予Xelox方案诱导化疗和卡培他滨/奥沙利铂增敏放化疗，其pCR率仅为14%；而AVACROSS研究(162)则在新辅助放疗中加用了贝伐珠单抗，其pCR率达到了36%。由此推断，贝伐珠单抗有可能提高疗效。然而，一系列研究指出贝伐珠单抗加入放化疗可能增加术后并发症的发生。未来的研究要么是延长贝伐珠单抗末剂至手术的间隔期，要么是干脆从放化疗中撤除贝伐珠单抗。

新型生物靶向治疗

拓扑异构酶I表达和EGFR基因拷贝数增加是否能作为基于伊立替康和西妥昔单抗放化疗疗效的预测因子还有待进一步研究。

随着对肿瘤细胞生物学理解的加深，关于EGFR我们已经了解了新的靶点，并开发新的生物修饰基因(EGFR、HER2、HER3、IGFR1、c-MET、VEGFR、BRAF和下游的PI3K，AKT和MTOR)。在结直肠癌中，BRAF抑制剂并不能发挥较好的疗效。由于8%~10%的直肠癌表达HER2，赫赛汀和拉帕替尼TDM1、帕妥珠单抗可能起到靶向作用。

近期的人类肿瘤细胞系研究提示胰岛素样生长因子(IGF-1)和胰岛素样生长因子受体(IGF1-R)信号通路可能是放疗抵抗的决定因素(163,164)。IGF1-R在结直肠肿瘤中过表达，并预示着更差的预后，但是针对它的药物并未显示出任何抗肿瘤疗效。有趣的是，正常直肠组织较结肠组织表达更高水平的IGF-1和IGF1-R，IGF-1在大肠的远端表达较近端增加。IGF1-R下游的主要信号通路是Ras-Raf丝裂原活化蛋白激酶和PI3K/Akt信号通路。IGF-1/IGF1-R介导了肿瘤对细胞毒药物的抵抗，同时也可能导致对EGFR抑制作用的逃逸或抵抗(165)。

MET是一种编码肝细胞生长因子(HGF)酪氨酸激酶受体的原癌基因，调节侵袭性生长，通过促使细胞侵入细胞外基质、抑制凋亡而控制细胞增殖。MET在大多数肿瘤中存在过表达和/或普遍突变，导致肿瘤的侵袭生长，成为了转移的先决条件。MET和蛋白酶网络交互作用可能为抑制肿瘤生长提供潜在的作用机制。联系MET活化和侵袭性生长的信号通路很可能与其他生长因子受体如MAP激酶、PI3K激酶-AKT STAT3、p38和NF-kB的通路存在交叉。c-MET在胃癌中高度扩增，但事实上在结直肠癌中并无扩增。

从荷兰的研究中可以看到PI3K突变是局部复发的预测因素，但c-MET可能对远处转移的影响更大。

此外，在结直肠癌研究中对环氧化酶2(COX2)的靶向作用也值得关注。

结论

目前看来，影响抗血管生成和生长因子的靶向药物(贝伐珠单抗、阿柏西普、西妥昔单抗和帕尼单抗)与常规细胞毒药物联合时作用于各自受体，能一定程度增加对远处转移的控制率，提高肝转移切除率，并延长DFS。这些药物即使单药使用也会带来一定的3~4度毒性反应，其远期的安全性并不明确。然而，当前对其临床疗效的产生机制、固有的和继发的耐药机制、对肿瘤和正常组织的中靶和脱靶效应等认识并不充分，这也限制了靶向药物与放疗或放化疗的联合。至今为止，我们仍缺乏实时监测这类靶向药物疗效的简单方法，使其可以在放射学、临床甚至分子影像评估前发现并纠正耐药的发生。

在直肠癌中将细胞毒药物、靶向药物和放疗结合是可行的。然而，以正确的顺序、最佳的时机和最合理的组合来理性地联合放化疗仍是十分困难的。尽管有部分临床前的证据，许多早期临床研究并未肯定这种叠加效应。尚无一项病例数较大的临床研究有观察到pCR率的提高。更何况基于5-FU的放化疗已经表明pCR的提高并不一定能延长DFS

或OS(25,26,166)。III期临床的研究结果也是令人失望的(44)。原因可能在于放疗的敏感性。西妥昔单抗和细胞毒药物如顺铂可能有相似的作用机制，主要是通过抑制增殖和DNA修复。也可能是全身治疗的强度过低。或许在最初制定这些新药治疗可切除肿瘤的临床研究方案时，我们应该将靶向药与单纯放疗联合而不是与放化疗联合，因为放化疗并未能影响生存期。但是，在我们了解每一种靶向药的最佳剂量和用药顺序前，使用多靶点药物，其结果可能是适得其反的。

上述讨论为我们提出的问题是将靶向药物联合至放化疗的目的到底是什么。在随机研究中，添加靶向药物在转移性直肠癌能够增加反应率，表现为PFS和OS轻微的提高，但在常规的辅助化疗中并未显示出疗效。所以，如果目标是提高反应率，将靶向药与放化疗联合治疗经MRI评估为环切缘阳性或直肠系膜受侵的直肠癌是合适的；但对于局部可切除直肠癌(cT3N0-N1)就不大可能获益，除非同时也希望对放射野外病灶加以控制(远端/免疫效应)。

对于VEGF、EGFR、mTOR和HER2通路抑制剂的有效可耐受剂量，由于毒性叠加或是未知毒性，目前也是较难明确的。然而，随着当今放疗技术的提高诸如IMRT/VMAT的开展，靶区剂量(瘤床和/或淋巴结引流区)也越为精确，同时对重要的正常组织也起到剂量限制。

只有通过生物预测标志物或者对肿瘤原发性及继发性治疗抵抗机制的明确，我们才能选择出最可能从靶向治疗中获益的患者。

未来我们需要预测性更好的生物标志物来预测分子靶向药联合放化疗时的有效性和毒性，同时需要临床前的药代动力学和药效动力学模型指导联合方案及剂量调整。我们也需要开展影像标志物的研究以间接评价体内临床及病理反应的有效性/抵抗性。

综上所述，未来应该更合理地设计临床前以及转化性研究(尤其在认识到阴性预测因子如KRAS、BRAF基因突变，EGFR、VEGF表达和EGFR基因拷贝数增加后)，以排除不宜应用靶向药的患者，确立化疗、靶向药和放疗三者之间最佳联合方式。只有那时才能开展大型的III期临床随机对照研究。

致谢

声明：本文作者声明无任何利益冲突。

参考文献

1. Taylor FG, Quirke P, Heald RJ, et al. One millimetre is the safe cut-off for magnetic resonance imaging prediction of surgical margin status in rectal cancer. Br J Surg 2011;98:872-9.
2. Frasson M, Garcia-Granero E, Roda D, et al. Preoperative chemoradiation may not always be needed for patients with T3 and T2N+ rectal cancer. Cancer 2011;117:3118-25.
3. Bernstein TE, Endreseth BH, Romundstad P, et al. Improved local control of rectal cancer

reduces distant metastases. Colorectal Dis 2012;14:e668-78.

4. Braendengen M, Tveit KM, Berglund A, et al. Randomized phase III study comparing preoperative radiotherapy with chemoradiotherapy in nonresectable rectal cancer. J Clin Oncol 2008;26:3687-94.
5. Engelen SM, Maas M, Lahaye MJ, et al. Modern multidisciplinary treatment of rectal cancer based on staging with magnetic resonance imaging leads to excellent local control, but distant control remains a challenge. Eur J Cancer 2013;49:2311-20.
6. Patel UB, Taylor F, Blomqvist L, et al. Magnetic Resonance Imaging-Detected Tumor Response for Locally Advanced Rectal Cancer Predicts Survival Outcomes: MERCURY Experience. J Clin Oncol 2011;29:3753-60.
7. Adam R, Wicherts DA, de Haas RJ, et al. Patients with initially unresectable colorectal liver metastases: is there a possibility of cure? J Clin Oncol 2009;27:1829-35.
8. Folprecht G, Gruenberger T, Bechstein WO, et al. Tumour response and secondary resectability of colorectal liver metastases following neoadjuvant chemotherapy with cetuximab: the CELIM randomised phase 2 trial. Lancet Oncol 2010;11:38-47.
9. Gruenberger T, Arnold D, Rubbia-Brandt L. Pathologic response to bevacizumab-containing chemotherapy in patients with colorectal liver metastases and its correlation with survival. Surg Oncol 2012;21:309-15.
10. Giantonio BJ, Catalano PJ, Meropol NJ, et al. Eastern Cooperative Oncology Group Study E3200. Bevacizumab in combination with oxaliplatin, fluorouracil, and leucovorin (FOLFOX4) for previously treated metastatic colorectal cancer: results from the Eastern Cooperative Oncology Group Study E3200. J Clin Oncol 2007;25:1539-44.
11. Cunningham D, Humblet Y, Siena S, et al. Cetuximab monotherapy and cetuximab plus irinotecan in irinotecan refractory metastatic colorectal cancer. N Engl J Med 2004;351:337-45.
12. Saltz LB, Niedzwiecki D, Hollis D, et al. Irinotecan fluorouracil plus leucovorin is not superior to fluorouracil plus leucovorin alone as adjuvant treatment for stage III colon cancer: results of CALGB 89803. J Clin Oncol 2007;25:3456-61.
13. Alberts SR, Sargent DJ, Nair S, et al. Effect of oxaliplatin, fluorouracil, and leucovorin with or without cetuximab on survival among patients with resected stage III colon cancer: a randomized trial. JAMA 2012;307:1383-93.
14. Allegra CJ, Yothers G, O'Connell MJ, et al. Bevacizumab in stage II-III colon cancer: 5-year update of the National Surgical Adjuvant Breast and Bowel Project C-08 trial. J Clin Oncol 2013;31:359-64.
15. de Gramont A, Van Cutsem E, Schmoll HJ, et al. Bevacizumab plus oxaliplatin-based chemotherapy as adjuvant treatment for colon cancer (AVANT): a phase 3 randomised

controlled trial. Lancet Oncol 2012;13:1225-33.
16. Bentzen SM, Trotti A. Evaluation of early and late toxicities in chemoradiation trials. J Clin Oncol 2007;25:4096-103.
17. Machtay M, Moughan J, Trotti A, et al. Factors associated with severe late toxicity after concurrent chemoradiation for locally advanced head and neck cancer: an RTOG analysis. J Clin Oncol 2008;26:3582-9.
18. Moertel CG, Childs DS Jr, Reitemeier RJ, et al . Combined 5-fluorouracil and supervoltage radiation therapy of locally unresectable gastrointestinal cancer. Lancet 1969;2:865-7.
19. Kuebler JP, Wieand HS, O'Connell MJ, et al. Oxaliplatin combined with weekly bolus fluorouracil and leucovorin as surgical adjuvant chemotherapy for stage II and III colon cancer: results from NSABP C-07. J Clin Oncol 2007;25:2198-204.
20. André T, Boni C, Navarro M, et al. Improved overall survival with oxaliplatin, fluorouracil, and leucovorin as adjuvant treatment in stage II or III colon cancer in the MOSAIC trial. J Clin Oncol 2009;27:3109-16.
21. Hurwitz H, Fehrenbacher L, Novotny W, et al. Bevacizumab plus irinotecan, fluorouracil and leucovorin for metastatic colorectal cancer. N Engl J Med 2004;350:2335-42.
22. Maughan TS, Adams RA, Smith CG, et al. MRC COIN Trial Investigators. Addition of cetuximab to oxaliplatin-based first-line combination chemotherapy for treatment of advanced colorectal cancer: results of the randomised phase 3 MRC COIN trial. Lancet 2011;377:2103-14.
23. Tol J, Koopman M, Cats A, et al. Chemotherapy, bevacizumab, and cetuximab in metastatic colorectal cancer. N Engl J Med 2009;360:563-72.
24. Van Cutsem E, Tabernero J, Lakomy R, et al. Addition of aflibercept to fluorouracil, leucovorin, and irinotecan improves survival in a phase III randomized trial in patients with metastatic colorectal cancer previously treated with an oxaliplatin-based regimen. J Clin Oncol 2012;30:3499-506.
25. Bosset JF, Calais G, Mineur L, et al. Enhanced tumoricidal effect of chemotherapy with preoperative radiotherapy for rectal cancer: preliminary results of EORTC 22921. J Clin Oncol 2005;23:5620-27.
26. Gérard JP, Conroy T, Bonnetain F, et al. Preoperative radiotherapy with or without concurrent fluorouracil and leucovorin in T3-4 rectal cancers: results of FFCD 9203. J Clin Oncol 2006;24:4620-5.
27. Roh MS, Colangelo LH, O'Connell MJ, et al. Preoperative multimodality therapy improves disease-free survival in patients with carcinoma of the rectum: NSABP-R03. J Clin Oncol 2009;27:5124-30.
28. Sauer R, Becker H, Hohenberger W, et al. German Rectal Cancer Study Group.

Preoperative versus postoperative chemoradiotherapy for rectal cancer. N Engl J Med 2004;351:1731-40.

29. Bujko K, Nowacki MP, Nasierowska-Guttmejer A, et al. Sphincter preservation following preoperative radiotherapy for rectal cancer: report of a randomised trial comparing short-term radiotherapy vs. conventionally fractionated radiochemotherapy. Radiother Oncol 2004;72:15-24.
30. Bujko K, Nowacki MP, Nasierowska-Guttmejer A, et al. Long-term results of a randomised trial comparing preoperative short-course radiotherapy with preoperative conventionally fractionated chemoradiation for rectal cancer. Br J Surg 2006;93:1215-23.
31. Gérard JP, Azria D, Gourgou-Bourgade S, et al. Comparison of two neoadjuvant chemoradiotherapy regimens for locally advanced rectal cancer: results of the phase III trial ACCORD 12/0405-Prodige 2. J Clin Oncol 2010;28:1638-44.
32. Bosset JF, Collette L, Calais G, et al. Chemotherapy with preoperative radiotherapy in rectal cancer. N Engl J Med 2006;355:1114-23.
33. Mohiuddin M, Winter K, Mitchell E, et al. Randomised phase II study of neoadjuvant combined modality chemoradiation in distal rectal cancer. Radiation Oncology Group Trials 0012. J Clin Oncol 2006;24:650-5.
34. Aschele C, Cionini L, Lonardi S, et al. Primary tumor response to preoperative chemoradiation with or without oxaliplatin in locally advanced rectal cancer: pathologic results of the STAR-01 randomized phase III trial. J Clin Oncol 2011;29:2773-80.
35. Mohiuddin M, Paulus R, Mitchell E, et al. Neoadjuvant Chemoradiation for Distal Rectal Cancer: 5-Year Updated Results of a Randomized Phase 2 Study of Neoadjuvant Combined Modality Chemoradiation for Distal Rectal Cancer. Int J Radiat Oncol Biol Phys 2013;86:523-8.
36. Glynne-Jones R, Anyamene N. Just how useful an endpoint is complete pathological response after neoadjuvant chemoradiation in rectal cancer? Int J Radiat Oncol Biol Phys 2006;66:319-20.
37. Sebag-Montefiore DJ, Rutten H, Rullier, et al. Three-year survival results of CORE (Capecitabine, Oxaliplatin, Radiotherapy, and Excision) study after postoperative chemotherapy in patients with locally advanced rectal adenocarcinoma. 2009 ASCO Gastrointestinal Cancers Symposium: abstract 447.
38. Gérard JP, Azria D, Gourgou-Bourgade S, et al. Clinical outcome of the ACCORD 12/0405 PRODIGE 2 randomized trial in rectal cancer. J Clin Oncol 2012;30:4558-65.
39. Rödel C, Liersch T, Becker H, et al. German Rectal Cancer Study Group. Preoperative chemoradiotherapy and postoperative chemotherapy with fluorouracil and oxaliplatin versus fluorouracil alone in locally advanced rectal cancer: initial results of the German

CAO/ARO/AIO-04 randomised phase 3 trial. Lancet Oncol 2012;13:679-87.

40. Roh MS, Yothers GA, O'Connell MJ, et al. The impact of capecitabine and oxaliplatin in the preoperative multimodality treatment in patients with carcinoma of the rectum: NSABP R-04. J Clin Oncol 2011;29:abstr 3503.
41. Bonner JA, Harari PM, Giralt J, et al. Radiotherapy plus cetuximab for squamous-cell carcinoma of the head and neck. N Engl J Med 2006;354:567-78.
42. Baumann M, Krause M, Dikomey E, et al. EGFR-targeted anti-cancer drugs in radiotherapy: preclinical evaluation of mechanisms. Radiother Oncol 2007;83:238-48.
43. Eriksen JG, Steiniche T, Overgaard J, et al. The role of epidermal growth factor receptor and E-cadherin for the outcome of reduction in the overall treatment time of radiotherapy of supraglottic larynx squamous cell carcinoma. Acta Oncol 2005;44:50-8.
44. Ang KK, Zhang QE, Rosenthal DI, et al. A randomized phase III trial (RTOG 0522) of concurrent accelerated radiation plus cisplatin with or without cetuximab for stage III-IV head and neck squamous cell carcinomas. J Clin Oncol 2011;29:abstr 5500.
45. Chung KY, Minsky B, Schrag D, et al. Phase I trial of preoperative cetuximab with concurrent continuous infusion 5-fluorouracil and pelvic radiation in patients with local-regionally advanced rectal cancer. J Clin Oncol 2006;24:abstr 3560.
46. Machiels JP, Sempoux C, Scalliet P, et al. Phase I/II study of preoperative cetuximab, capecitabine and external beam radiotherapy in patients with rectal cancer. Ann Oncol 2007;18:738-44.
47. Rödel C, Liersch T, Hermann RM, et al. Multicenter phase II trial of chemoradiation with oxaliplatin for rectal cancer. J Clin Oncol 2007;25:110-7.
48. Hofheinz RD, Horisberger K, Woernle C, et al. Phase I trial of cetuximab in combination with capecitabine, weekly irinotecan, and radiotherapy as neoadjuvant therapy for rectal cancer. Int J Radiat Oncol Biol Phys 2006;66:1384-90.
49. Horisberger K, Treschl A, Mai S, et al. MARGIT (Mannheimer Arbeitsgruppe für Gastrointestinale Tumoren). Cetuximab in Combination with Capecitabine, Irinotecan, and Radiotherapy for Patients with Locally Advanced Rectal Cancer: Results of a Phase II MARGIT Trial. Int J Radiation Oncol Biol Phys 2009;74:1487-93.
50. Bertolini F, Chiara S, Bengala C, et al. Neoadjuvant treatment with single-agent cetuximab followed by 5-FU, cetuximab, and pelvic radiotherapy: a phase II study in locally advanced rectal cancer. Int J Radiat Oncol Biol Phys 2009;73:466-72.
51. Hong YS, Kim DY, Lee KS, et al. Phase II study of preoperative chemoradiation (CRT) with cetuximab, irinotecan and capecitabine in patients with locally advanced resectable rectal cancer. J Clin Oncol 2007;25:abstr 4045.
52. Cabebe EC, Kuo T. Koong M, et al. Phase I trial of preoperative cetuximab in combination

with oxaliplatin, capecitabine, and radiation therapy for locally advanced rectal cancer. J Clin Oncol 2008;26:abstr 15019.
53. Eisterer WM, De Vries A, Oefner D, et al. Neoadjuvant chemoradiation therapy with capecitabine plus cetuximab and external beam radiotherapy in locally advanced rectal cancer (LARC) ABCSG trial R03. J Clin Oncol 2009;27;abstr 4109.
54. Velenik V, Ocvirk J, Oblak I, et al. A phase II study of cetuximab, capecitabine and radiotherapy in neoadjuvant treatment of patients with locally advanced resectable rectal cancer. Eur J Surg Oncol 2010;36:244-50.
55. Kim SY, Hong YS, Kim DY, et al. Preoperative chemo-radiation with cetuximab, irinotecan, and capecitabine in patients with locally advanced resectable rectal cancer: a multicenter Phase II study. Int J Radiat Oncol Biol Phys 2011;81:677-83.
56. Dewdney A, Cunningham D, Tabernero J, et al. Multicenter randomized phase II clinical trial comparing neoadjuvant oxaliplatin, capecitabine, and preoperative radiotherapy with or without cetuximab followed by total mesorectal excision in patients with high-risk rectal cancer (EXPERT-C). J Clin Oncol 2012;30:1620-7.
57. Sun PL, Li B, Ye QF. Effect of neoadjuvant cetuximab, capecitabine, and radiotherapy for locally advanced rectal cancer: results of a phase II study. Int J Colorectal Dis 2012;27:1325-32.
58. Nyati MK, Morgan MA, Feng FY, et al. Integration of EGFR inhibitors with radiochemotherapy. Nat Rev Cancer 2006;6:876-85.
59. Czito BG, Willett CG, Bendell JC, et al. Increased toxicity with Gefitinib, Capecitabine and radiation therapy in pancreatic and rectal cancer. Phase I trial results. J Clin Oncol 2006;24:656-62.
60. Valentini V, De Paoli A, Gambacorta MA, et al. Infusional 5-flourouracil and ZD1839 (Gefitinib-Iressa) in combination with preoperative radiotherapy in patients with locally advanced rectal cancer: a phase I and II trial (1839IL/0092). Int J Radiation Oncol Biol Phys 2008;72:644-9.
61. Pinto C, Di Fabio F, Maiello E, et al. Phase II study of panitumumab, oxaliplatin, 5-fluorouracil, and concurrent radiotherapy as preoperative treatment in high-risk locally advanced rectal cancer patients (StarPan/STAR-02 Study). Ann Oncol 2011;22:2424-30.
62. Blaszkowsky LS, Hong TS, Zhu AX, et al. A phase I/II study of bevacizumab, erlotinib and 5-fluorouracil with concurrent external beam radiation therapy in locally advanced rectal cancer. J Clin Oncol 2009;27:abstr 4106.
63. Helbling D, Bodoky G, Gautschi O, et al. Neoadjuvant chemoradiotherapy with or without panitumumab in patients with wild-type KRAS, locally advanced rectal cancer (LARC): a randomized, multicenter, phase II trial SAKK 41/07. Ann Oncol 2013;24:718-25.
64. Czito BG, Bendell JC, Willett CG, et al. Bevacizumab, oxaliplatin, and capecitabine with radiation therapy in rectal cancer: Phase I trial results. Int J Radiat Oncol Biol Phys 2007;68:472-8.

65. Willett CG, Duda DG, Ancukiewicz M, et al. A safety and survival analysis of neoadjuvant bevacizumab with standard chemoradiation in a phase I/II study compared with standard chemoradiation in locally advanced rectal cancer. Oncologist 2010;15:845-51.
66. Crane CH, Eng C, Feig BW, et al. Phase II trial of neoadjuvant bevacizumab, capecitabine, and radiotherapy for locally advanced rectal cancer. Int J Radiat Oncol Biol Phys 2010;76:824-30.
67. Koukourakis MI, Giatromanolaki A, Tsoutsou P, et al. Bevacizumab, capecitabine, amifostine, and preoperative hypofractionated accelerated radiotherapy (HypoArc) for rectal cancer: a Phase II study. Int J Radiat Oncol Biol Phys 2011;80:492-8.
68. Martinez Villacampa M, Santos C, Garcia M, et al. Phase II of preoperative bevacizumab, capecitabine and radiotherapy in locally advanced rectal cancer. J Clin Oncol 2011;177:abstr 516.
69. Liang JT, Lai H, Chen K. Technical feasibility of laparoscopic total mesorectal excision for patients with low rectal cancer after concurrent radiation and chemotherapy with bevacizumab plus FOLFOX. Surg Endosc 2011;25:305-8.
70. Nogué M, Salud A, Vicente P, et al. On behalf of the AVACROSS Study Group. Addition of Bevacizumab to XELOX Induction Therapy Plus Concomitant Capecitabine-Based Chemoradiotherapy in Magnetic Resonance Imaging-Defined Poor-Prognosis Locally Advanced Rectal Cancer: The AVACROSS Study. Oncologist 2011;16:614-20.
71. Velenik V, Ocvirk J, Music M, et al. Neoadjuvant capecitabine, radiotherapy, and bevacizumab (CRAB) in locally advanced rectal cancer: results of an open-label phase II study. Radiat Oncol 2011;6:105.
72. Dipetrillo T, Pricolo V, Lagares-Garcia J, et al. Neoadjuvant bevacizumab, oxaliplatin, 5-fluorouracil, and radiation for rectal cancer. Int J Radiat Oncol Biol Phys 2012;82:124-9.
73. Gasparini G, Torino F, Ueno T, et al. A phase II study of neoadjuvant bevacizumab plus capecitabine and concomitant radiotherapy in patients with locally advanced rectal cancer. Angiogenesis 2012;15:141-50.
74. Resch G, De Vries A, Öfner D, et al. Austrian Breast and Colorectal Cancer Study Group. Preoperative treatment with capecitabine, bevacizumab and radiotherapy for primary locally advanced rectal cancer--a two stage phase II clinical trial. Radiother Oncol 2012;102:10-3.
75. Kennecke H, Berry S, Wong R, et al. Preoperative bevacizumab, capecitabine, oxaliplatin and radiation among patients with locally advanced or low rectal cancer: a phase II trial. Eur J Cancer 2012;48:37-45.
76. Spigel DR, Bendell JC, McCleod M, et al. Phase II study of bevacizumab and chemoradiation in the preoperative or adjuvant treatment of patients with stage II/III rectal cancer. Clin Colorectal Cancer 2012;11:45-52.
77. Landry JC, Feng Y, Cohen SJ, et al. Phase 2 study of preoperative radiation with concurrent capecitabine, oxaliplatin, and bevacizumab followed by surgery and postoperative

5-fluorouracil, leucovorin, oxaliplatin (FOLFOX), and bevacizumab in patients with locally advanced rectal cancer: ECOG 3204. Cancer 2013;119:1521-7.

78. Dellas K, Höhler T, Reese T, et al. Phase II trial of preoperative radiochemotherapy with concurrent bevacizumab, capecitabine and oxaliplatin in patients with locally advanced rectal cancer. Radiat Oncol 2013;8:90.
79. Avallone A, Aloj L, Delrio P, et al. Multidisciplinary Approach to Rectal Cancer: Are We Ready for Selective Treatment Strategies? Anticancer Agents Med Chem 2012. [Epub ahead of print].
80. Bese NS, Hendry J, Jeremic B. Effects of prolongation of overall treatment time due to unplanned interruptions during radiotherapy of different tumor sites and practical methods for compensation. Int J Radiat Oncol Biol Phys 2007;68:654-61.
81. Yarden Y. The EGFR family and its ligands in human cancer. signalling mechanisms and therapeutic opportunities. Eur J Cancer 2001;37 Suppl 4:S3-8.
82. Uberall I, Kolar Z, Trojec R, et al. The status and role of ErbB receptors in human cancer. Exp Mol Pathol 2008;84:79-89.
83. Bandyopadhyay D, Mandal M, Adam L, et al. Physical interaction between epidermal growth factor receptor and DNA-dependent protein kinase in mammalian cells. J Biol Chem 1998;273:1568-73.
84. Meyn RE, Munshi A, Haymach JV, et al. Receptor signalling as a regulatory mechanism of DNA repair. Radiother Oncol 2009;92:316-22.
85. Giralt J, de las Heras M, Cerezo L, et al. The expression of epidermal growth factor receptor results in a worse prognosis for patients with rectal cancer treated with preoperative radiotherapy. Radiother Oncol 2005;74:101-8.
86. Steel GG, Peckham MJ. Exploitable mechanisms in combined radiotherapy-chemotherapy: the concept of additivity. Int J Radiat Oncol Biol Phys 1979;5:85-91.
87. Mayer A, Takimoto M, Fritz E, et al. The prognostic significance of proliferating cell nuclear antigen, epidermal growth factor receptor, and mdr gene expression in colorectal cancer. Cancer 1993;71:2454-60.
88. Khorana AA, Ryan CK, Cox C, et al. Vascular endothelial growth factor, CD68, and epidermal growth factor receptor expression and survival in patients with Stage II and Stage III colon carcinoma: a role for the host response in prognosis. Cancer 2003;97:960-8.
89. Akimoto T, Hunter NR, Buchmiller L, et al. Inverse relationship between Epidermal Growth Factor Expression and radio-curability of murine carcinomas. Clin Cancer Res 1999;5:2884-90.
90. Huang SM, Harari PM. Modulation of radiation response after epidermal growth factor receptor blockade in squamous cell carcinomas: inhibition of damage repair, cell cycle kinetics, and tumor angiogenesis. Clin Cancer Res 2000;6:2166-74.

91. Nasu S, Ang KK, Fan Z, et al. C225 antiepidermal growth factor receptor antibody enhances tumor radiocurability. Int J Radiat Oncol Biol Phys 2001;51:474-7.
92. Zips D, Krause M, Yaromina A, et al. Epidermal groth factor receptor inhibitors for radiotherapy: biological rationale and preclinical results. J Pharm Pharmacol 2008;60:1019-28.
93. Li S, Kim JS, Kim JM, et al. Epidermal growth factor receptor as a prognostic factor in locally advanced rectal-cancer patients treated with preoperative chemoradiation. Int J Radiat Oncol Biol Phys 2006;65:705-12.
94. Kim JS, Kim JM, Li S, et al. Epidermal Growth Factor Receptor as a predictor of tumour downstaging in locally advanced rectal cancer patients treated with preoperative radiotherapy. Int J Radiation Oncol Biol Phys 2006;66:195-200.
95. Zlobec I, Vuong T, Compton CC, et al. Combined analysis of VEGF and EGFR predicts complete tumour response in rectal cancer treated with preoperative radiotherapy. Br J Cancer 2008;98:450-6.
96. Azria D, Bibeau F, Barbier N, et al. Prognostic impact of epidermal growth factor receptor (EGFR) expression on loco-regional recurrence after preoperative radiotherapy in rectal cancer. BMC Cancer 2005;5:62.
97. Debucquoy A, Haustermanns K, Daemen A, et al. Molecular response to cetuximab and efficacy of preoperative cetuximab-based chemoradiation in rectal cancer. J Clin Oncol 2009;27:2751-7.
98. Sobrero AF, Maurel J, Fehrenbacher L, et al. EPIC: phase III trial of cetuximab plus irinotecan after fluoropyrimidine and oxaliplatin failure in patients with metastatic colorectal cancer. J Clin Oncol 2008;26:2311-9.
99. Van Cutsem E, Köhne CH, Hitre E, et al. Cetuximab and chemotherapy as initial treatment for metastatic colorectal cancer. N Engl J Med 2009;360:1408-17.
100. Madi A, Fisher D, Wilson RH, et al. COIN trial research group. Oxaliplatin/capecitabine vs oxaliplatin/infusional 5-FU in advanced colorectal cancer: the MRC COIN trial. Br J Cancer 2012;107:1037-43.
101. Tveit KM, Guren T, Glimelius B, et al. Phase III trial of cetuximab with continuous or intermittent fluorouracil, leucovorin, and oxaliplatin (Nordic FLOX) versus FLOX alone in first-line treatment of metastatic colorectal cancer: the NORDIC-VII study. J Clin Oncol 2012;30:1755-62.
102. Bokemeyer C, Bondarenko I, Makhson A, et al. Fluorouracil, leucovorin, and oxaliplatin with and without cetuximab in the first-line treatment of metastatic colorectal cancer. J Clin Oncol 2009;27:663-71.
103. Marchetti A, Gasparini G. K-ras mutations and cetuximab in colorectal cancer. N Engl J Med 2009;360:833-46.

104. Van Cutsem E, Köhne CH, Láng I, et al. Cetuximab plus irinotecan, fluorouracil, and leucovorin as first-line treatment for metastatic colorectal cancer: updated analysis of overall survival according to tumor KRAS and BRAF mutation status. J Clin Oncol 2011;29:2011-9.
105. Sastre J, Grávalos C, Rivera F, et al. First-line cetuximab plus capecitabine in elderly patients with advanced colorectal cancer: clinical outcome and subgroup analysis according to KRAS status from a Spanish TTD Group Study. Oncologist 2012;17:339-45.
106. Hirvikoski P, Auvinen A, Servomaa K, et al. K-ras and p53 mutations and overexpressions as prognostic factors in female rectal carcinoma. Anticancer Res 1999;19:685-91.
107. Luna-Pérez P, Segura J, Alvarado I, et al. Specific c-K-ras gene mutations as a tumor-response marker in locally advanced rectal cancer treated with preoperative chemoradiotherapy. Ann Surg Oncol 2000;7:727-31.
108. Bengala C, Bettelli S, Bertolini F, et al. Prognostic role of EGFR gene copy number and KRAS mutation in patients with locally advanced rectal cancer treated with preoperative chemoradiotherapy. Br J Cancer 2010;103:1019-24.
109. Gaedcke J, Grade M, Jung K, et al. KRAS and BRAF mutations in patients with rectal cancer treated with preoperative chemoradiotherapy. Radiother Oncol 2010;94:76-81.
110. Davies JM, Trembath D, Deal AM, et al. Phospho-ERK and AKT status, but not KRAS mutation status, are associated with outcomes in rectal cancer treated with chemoradiotherapy. Radiat Oncol 2011;6:114.
111. Erben P, Strobel P, Horisberger K, et al. KRAS and BRAF mutations and PTEN expression do not predict efficacy of cetuximab-based chemoradiotherapy in locally advanced rectal cancer. Int J Radiat Oncol Biol Phys 2011;81:1032-8.
112. Velenik V, Ocvirk J, Oblak I, et al. Cetuximab in preoperative treatment of rectal cancer - term outcome of the XERT trial. Radiol Oncol 2012;46:252-7.
113. Garcia-Aguilar J, Chen Z, Smith DD, et al. Identification of a biomarker profile associated with resistance to neoadjuvant chemoradiation therapy in rectal cancer. Ann Surg 2011;254:486-92; discussion 492-3.
114. Bengala C, Patelli S, Bertolini F, et al. Epidermal Growth Factor Receptor gene copy number KRAS mutation and pathological response to preoperative Cetuximab, 5FU and radiation therapy in locally advanced rectal cancer Ann Oncol 2009;20:469-74.
115. Kim SY, Shim EK, Yeo HY, et al. KRAS Mutation Status and Clinical Outcome of Preoperative Chemoradiation With Cetuximab in Locally Advanced Rectal Cancer: A Pooled Analysis of 2 Phase II Trials. Int J Radiat Oncol Biol Phys 2013;85:201-7.
116. Hecht JR, Mitchell E, Chidiac T, et al. A randomized phase IIIB trial of chemotherapy, bevacizumab, and panitumumab compared with chemotherapy and bevacizumab alone for metastatic colorectal cancer. J Clin Oncol 2009;27:672-80.

117. Cubillo A, Hernando-Requejo O, García-García E, et al. A Prospective Pilot Study of Target-guided Personalized Chemotherapy with Intensity-modulated Radiotherapy in Patients With Early Rectal Cancer. Am J Clin Oncol 2012. [Epub ahead of print].
118. Brierley JD, Keane TJ, Cummings B, et al. The absence of an adverse effect of prolongation of radiation treatment of primary rectal adenocarcinoma. Clin Oncol (R Coll Radiol) 1996;8:97-101.
119. Lawrence TS, Blackstock AW, McGinn C. The mechanism of action of radiosensitisation of conventional chemotherapeutic agents. Semin Radiat Oncol 2003;13:13-21.
120. Lawrence TS, Davis MA, Tang HY, et al. Fluorodeoxyuridine-mediated cytotoxicity and radiosensitisation require S phase progression. Int J Radiation Biol 1996;70:273-80.
121. Guo X, Goessl E, Jin G, et al. Cell cycle perturbation and acquired 5-fluorouracil chemoresistance. Anticancer Res 2008;28:9-14.
122. Willett CG, Warland G, Cheek R, et al. Proliferating cell nuclear antigen and mitotic activity in rectal cancer: predictor of response to preoperative irradiation. J Clin Oncol 1994;12:679-82.
123. Hecht JR, Mitchell E, Neubauer MA, et al. Lack of correlation between epidermal growth factor receptor status and response to Panitumumab monotherapy in metastatic colorectal cancer. Clin Cancer Res 2010;16:2205-13.
124. Van Cutsem E, Peeters M, Siena S, et al. Open-label phase III trial of panitumumab plus best supportive care compared with best supportive care alone in patients with chemotherapy-refractory metastatic colorectal cancer. J Clin Oncol 2007;25:1658-64.
125. Amado RG, Wolf M, Peeters M, et al. Wild-type KRAS is required for panitumumab efficacy in patients with metastatic colorectal cancer. J Clin Oncol 2008;26:1626-34.
126. Douillard JY, Siena S, Cassidy J, et al. Randomized, phase III trial of panitumumab with infusional fluorouracil, leucovorin, and oxaliplatin (FOLFOX4) versus FOLFOX4 alone as first-line treatment in patients with previously untreated metastatic colorectal cancer: the PRIME study. J Clin Oncol 2010;28:4697-705.
127. Peeters M, Price TJ, Cervantes A, et al. Randomized phase III study of panitumumab with fluorouracil, leucovorin, and irinotecan (FOLFIRI) compared with FOLFIRI alone as second-line treatment in patients with metastatic colorectal cancer. J Clin Oncol 2010;28:4706-13.
128. Rothenberg ML, LaFleur B, Levy DE, et al. Randomized phase II trial of the clinical and biological effects of two dose levels of gefitinib in patients with recurrent colorectal adenocarcinoma. J Clin Oncol 2005;23:9265-74.
129. Townsley CA, Major P, Siu LL, et al. Phase II study of erlotinib (OSI-774) in patients with metastatic colorectal cancer. Br J Cancer 2006;94:1136-43.
130. Meyerhardt JA, Zhu AX, Enzinger PC, et al. Phase II study of capecitabine, oxaliplatin,

and erlotinib in previously treated patients with metastastic colorectal cancer. J Clin Oncol 2006;24:1892-7.

131. Messersmith WA, Jimeno A, Jacene H, et al. Phase I trial of oxaliplatin, infusional 5-fluorouracil, and leucovorin (FOLFOX4) with erlotinib and bevacizumab in colorectal cancer. Clin Colorectal Cancer 2010;9:297-304.

132. Carlomagno C, Daniele G, Bianco R, et al. Addition of erlotinib to fluoropyrimidine-oxaliplatin-based chemotherapy with or without bevacizumab: Two sequential phase I trials. Exp Ther Med 2011;2:449-55.

133. Grothey A, Van Cutsem E, Sobrero A, et al. Regorafenib monotherapy for previously treated metastatic colorectal cancer (CORRECT): an international, multicentre, randomised, placebo-controlled, phase 3 trial. Lancet 2013;381:303-12.

134. Williams KJ, Telfer BA, Stratford IJ, et al. ZD1839 ('Iressa') A specific oral epidermal growth factor receptor tyrosine kinase inhibitor potentiates radiotherapy in a human colorectal cancer xenograft model. Br J Cancer 2002;86:1157-61.

135. Gerlinger M, Rowan AJ, Horswell S, et al. Intratumor heterogeneity and branched evolution revealed by multiregion sequencing. N Engl J Med 2012;366:883-92.

136. Chung KY, Shia J, Kemeny NE, et al. Cetuximab shows activity in colorectal cancer patients with tumors which do not express the epidermal growth factor receptor by immunocytochemistry. J Clin Oncol 2005;23:1803-10.

137. Hebbar M, Wacrenier A, Desauw C, et al. Lack of usefulness of epidermal growth factor receptor expression determination for cetuximab therapy in patients with colorectal cancer. Anticancer drugs 2006;17:855-7.

138. Bos JL. Ras oncogenes in human cancer: a review. Cancer Res 1989;49:4682-9.

139. Ogino S, Nosho K, Kirkner GJ, et al. PIK3CA mutation is associated with poor prognosis among patients with curatively resected colon cancer. J Clin Oncol 2009;27:1477-84.

140. Di Nicolantonio F, Martini M, Molinari F, et al. Wild-type BRAF is required for response to panitumumab or cetuximab in metastatic colorectal cancer. J Clin Oncol 2008;26:5705-12.

141. He Y, Van't Veer LJ, Mikolajewska-Hanclich I, et al. PIK3CA mutations predict local recurrences in rectal cancer patients. Clin Cancer Res 2009;15:6956-62.

142. He Y, Van't Veer LJ, Lopez-Yurda M, et al. Do rectal cancer patients with PIK3CA mutations benefit from preoperative radiotherapy with regard to local recurrences? Clin Cancer Res 2010;16:6179.

143. Derbel O, Wang Q, Desseigne F, et al. Impact of KRAS, BRAF and PI3KCAmutataions in rectal carcinomas treated with neoadjuvant radiochemotherapy and surgery. BMC Cancer 2013;13:200.

144. Khambata-Ford S, Garrett CR, Meropol NJ, et al. Expression of epiregulin and

amphiregulin and K-ras mutation status predict disease control in metastatic colorectal cancer patients treated with cetuximab. J Clin Oncol 2007;25:3230-7.
145. Pentheroudakis G, Kotoula V, De Roock W, et al. Biomarkers of benefit from cetuximab-based therapy in metastatic colorectal cancer: interaction of EGFR ligand expression with RAS/RAF, PIK3CA genotypes. BMC Cancer 2013;13:49.
146. Glynne-Jones R, Mawdsley S, Harrison M. Cetuximab and chemoradiation for rectal cancer-is the water getting muddy? Acta Oncol 2010;49:278-86.
147. Weiss C, Arnold D, Dellas K, et al. Preoperative radiotherapy of advanced rectal cancer with capecitabine and oxaliplatin with or without cetuximab: a pooled analysis of three prospective phase I-II trials. Int J Radiat Oncol Biol Phys 2010;78:472-8.
148. Hu-Lieskovan S, Vallbohmer D, Zhang W, et al. EGF61 polymorphism predicts complete pathologic response to cetuximab-based chemoradiation independent of KRAS status in locally advanced rectal cancer patients. Clin Cancer Res 2011;17:5161-9.
149. Grimminger PP, Danenberg P, Dellas K, et al. Biomarkers for cetuximab-based neoadjuvant radiochemotherapy in locally advanced rectal cancer. Clin Cancer Res 2011;17:3469-77.
150. Oden-Gangloff A, Di Fiore F, Bibeau F, et al. TP53 mutations predict disease control in metastatic colorectal cancer treated with cetuximab-based chemotherapy. Br J Cancer 2009;100:1330-5.
151. Fransén K, Klintenäs M, Osterström A, et al. Mutation analysis of the BRAF, ARAF and RAF-1 genes in human colorectal adenocarcinomas. Carcinogenesis 2004;25:527-33.
152. Birkenkamp-Demtroder K, Olesen SH, Sorensen FB, et al. Differential gene expression in colon cancer of the caecum versus the sigmoid and rectosigmoid. Gut 2005;54:374-84.
153. Jönsson M, Ekstrand A, Edekling T, et al. Experiences from treatment-predictive KRAS testing; high mutation frequency in rectal cancers from females and concurrent mutations in the same tumor. BMC Clin Pathol 2009;9:8.
154. Kalady MF, Sanchez JA, Manilich E, et al. Divergent oncogenic changes influence survival differences between colon and rectal adenocarcinomas. Dis Colon Rectum 2009;52:1039-45.
155. Morelli MP, Cascone T, Troiani T, et al. Sequence-dependent antiproliferative effects of cytotoxic drugs and epidermal growth factor receptor inhibitors. Ann Oncol 2005;16 Suppl 4:iv61-68.
156. Shewach DS, Lawrence TS. Antimetabolite Radiosensitizers. J Clin Oncol 2007;25:4043-50.
157. Conradi LC, Styczen H, Sprenger T, et al. Frequency of HER-2 positivity in rectal cancer and prognosis. Am J Surg Pathol 2013;37:522-31.
158. Willett CG, Boucher Y, di Tomaso E, et al. Direct evidence that the VEGF-specific antibody bevacizumab has antivascular effects in human rectal cancer. Nat Med 2004;10:145-7.

基因突变状态可预测EGFR靶向治疗疗效(22)。Lievre等研究了30例接受西妥昔单抗治疗的肿瘤患者，其中11例有临床疗效。同时用直接测序法检测KRAS、BRAF、PI3KCA基因突变状态及原位杂交技术检测EGFR基因拷贝数。在11例有临床反应者中，未发现KRAS基因突变；而在19例无临床反应者中，13例呈KRAS基因突变。所测标本中未发现BRAF突变，PIK3CA 第9外显子突变者仅2例(7%)；EGFR拷贝数增加者仅3例，且与临床反应相关(P=0.004) (22)。KRAS基因突变的常见位点包括第2外显子的第12、第13和第61号密码子突变。另一大样本研究结果显示，37%的KRAS突变发生于第12和第13号密码子，6.6%的突变发生于第8、9、10、15、16、19、20和25号密码子(23)。自2006年Lievre的结果发表以来，多项研究结果均显示了KRAS基因突变状态与疗效的关系，验证了KRAS基因突变状态预测疗效的价值(24-31)。2008年11月，KRAS基因突变检测被写入NCCN指南(19)。值得指出的是，EGFR基因突变可作为酪氨酸激酶抑制剂治疗肺癌的疗效预测标志物，但此类突变罕见于结直肠癌(32)。

在开发其他分子标志物方面，有研究结果提示BRAF基因突变状态难以预测EGFR单抗疗效(33)，但也有研究结果提示BRAF突变状态是判断预后而非抗EGFR治疗的指标(25)。EGFR蛋白表达，最初被认为是预测抗EGFR治疗的标志物，故早期的抗EGFR治疗研究均将肿瘤细胞有EGFR蛋白表达作为入组标准。一项回顾性分析及II期临床研究结果发现，对EGFR低表达甚至无表达者中，同样可观察到抗EGFR治疗的疗效，提示EGFR蛋白表达不能作为抗EGFR单抗治疗的入选条件(34,35)。

有研究发现，EGFR基因拷贝数可能与接受EGFR抑制剂治疗患者的预后相关，但结果并不一致。近期一项meta分析结果确实发现EGFR基因拷贝数增加与接受EGFR抑制剂二线治疗者的生存期延长相关(HR 0.60，95% CI 0.47~0.75)，但在一线治疗中并未显示此类相关性(36)。然而，鉴于EGFR基因拷贝数通常与免疫组织化学染色检测到的EGFR蛋白高表达通常呈正相关，因此EGFR拷贝数有可能并不直接提示EGFR阻断治疗的疗效。

即便对KRAS野生型转移性结直肠癌患者，EGFR单抗治疗不一定都有疗效。2008年发表了一项荟萃8个临床研究的meta分析，计算了KRAS检测的敏感性与特异性，发现KRAS突变检测的特异性为0.93，但敏感性仅为0.47；提示仍有必要在KRAS野生型患者中深入发掘新的疗效预测标志物(37)。EGAPP工作组近期公布了用于EGFR抑制剂疗效预测的KRAS基因突变检测操作推荐，指出尽管有足够的临床证据支持第12号和第13号密码子突变状态作为疗效预测标志物的价值；但对其他罕见的KRAS突变位点而言(如第61号密码子)，证据尚显不足。即便第13号密码子突变的疗效预测价值仍存争议(后文详述)。该推荐还指出，BRAF、NRAS、PIK3CA、PTEN或AKT蛋白表达缺失等作为指导EGFR抑制治疗的疗效预测标志物，尚缺乏足够证据(38)。

在原发灶和转移灶中，KRAS基因突变状态是否一致？近期一项荟萃19个临床研究，纳入986例原发灶和转移灶检测结果的meta分析显示，KRAS突变状态在原发灶与转移灶一致率高达 94.1% (95% CI 88.3%~95.0%)，但原发灶与转移淋巴结的一致性略低，为81.3% (95% CI 69.6%~97.4%)；提示应尽量避免检测转移淋巴结的KRAS突变状态(39)。NCCN指南推荐，原发灶或转移灶均可用于检测KRAS基因突变状态(19)。

KRAS基因突变状态是一种阴性疗效预测标志物，即只能筛出不能从EGFR抑制治疗中获益的患者；避免了潜在毒性和不必要的费用。但KRAS基因野生型患者也并非对EGFR抑制治疗都有获益，故仍需探索相关的阳性疗效预测标志物。

近期临床研究结果（仅限于 KRAS 基因野生型者）

最早的两项研究开展于KRAS基因突变检测时代之前，结果显示，与最佳支持治疗相比，西妥昔单抗(40)和帕妥木单抗(41)组的无进展生存曲线特征非常相似，表现为两条曲线延迟分离，提示某种生物标志物可能解释此类现象。后来发现，在结直肠癌组织中有40%的KRAS基因突变。2006年，KRAS基因突变的临床重要性被认可后，研究者回顾分析了相关临床研究数据，进一步验证了KRAS基因突变状态检测的重要性(表1)。

西妥昔单抗

第一项研究结果显示了西妥昔单抗单药用于晚期结直肠癌的疗效，与最佳支持治疗相比，西妥昔单抗明显提高了KRAS基因野生型患者的ORR(13% *vs.* 0%)，延长了PFS(3.7月 *vs.* 1.9月，P<0.001)和OS (9.5月 *vs.* 4.8月，P<0.001)；该研究未设计疾病进展后的组间交叉(24)。

第一项将EGFR抑制剂与化疗联合，用于晚期结直肠肿瘤的研究是2004年发表的BOND研究，该研究同样开展于KRAS基因检测时代之前。以往接受过含伊立替康方案化疗进展的mCRC患者，二线接受伊立替康联合西妥昔单抗治疗后，ORR达22%，PFS 为4.1月，OS为8.6月，而接受西妥昔单抗单药治疗组的数据则相应为 ORR 10.8%，PFS 1.5月，OS 6.9月(42)。该研究并未检测KRAS基因突变状态。上述研究显示，EGFR抑制剂可能具有对原化疗药(伊立替康)的“再次致敏”效应。

CRYSTAL研究是西妥昔单抗迄今最大样本量的临床研究，评价了FOLFIRI方案联合西妥昔单抗用于晚期结直肠癌一线治疗的价值(13)。2011年公布的更新数据显示，KRAS基因野生型的晚期结直肠癌患者在FOLFIRI方案的基础上，加用西妥昔单抗可明显提高反应率(57.3% *vs.* 39.7%， P<0.001)，延长中位PFS (9.9月 *vs.* 8.4月，P=0.0012)和中位OS (23.5月 *vs.* 20.0月，P=0.0093) (25)。基于上述结果，FDA于2012年7月批准西妥昔单抗联合FOLFIRI方案用于晚期结直肠癌一线治疗的适应证。此外，EPIC研究随机化了1298例以往接受过含奥沙利铂方案化疗的晚期结直肠癌患者，分别给予伊立替康或伊立替康联合西妥昔单抗。回顾性分析了其中300例有KRAS基因突变状态者的数据，发现KRAS基因突变率为36%。KRAS野生型患者的PFS明显长于KRAS基因突变型者(4.0 月 *vs.* 2.8月，P=0.095)，但RR和OS相似。在KRAS野生型患者中，未行西妥昔单抗组和非西妥昔单抗组的疗效比较(43)。

数个III期研究结果显示，西妥昔单抗联合含奥沙利铂方案并未产生明显生存获益。COIN(27)研究和NORDIC VII(28)研究均未显示明确生存获益(表1)，这与OPUS等显示西妥昔单抗可延长中位PFS的II期临床研究结果不一致(26)。值得指出的是，上述临床研

表 1 EGFR 单抗用于 KRAS 野生型 mCRC 患者的临床研究

Trial	No of patients	Line of therapy	Phase	Regimen	1° endpoint	Primary outcome	Secondary outcome	Reference
CO.17	215	Refractory	III	BSC +/− Cmab	OS	9.5 *vs.* 4.8 mo (HR 0.55, P<0.001)	PFS 3.7 *vs.* 1.9 mo (HR 0.40, P<0.001); RR 13% *vs.* 0%	(24)
CRYSTAL	666	1	III	FOLFIRI +/− Cmab	PFS	9.9 *vs.* 8.4 mo (P=0.0012)	OS 23.5 *vs.* 20 mo (P=0.0093), ORR 57.3% *vs.* 39.7% (P<0.001)	(25)
OPUS	134	1	II	FOLFOX4 +/− Cmab	ORR	61% *vs.* 37% (OR 2.54, P=0.011)	PFS 7.7 *vs.* 7.2 mo (HR 0.57, P=0.0163)	(26)
COIN	729	1	III	mFOLFOX6/ CAPEOX +/− Cmab	OS	17.9 *vs.* 17 mo (ns)	PFS 8.6 *vs.* 8.6 mo, ORR 64% *vs.* 57% (P=0.049)	(27)
NORDIC VII	303	1	III	FLOX/FLOX + Cmab*	PFS	8.7 *vs.* 7.9 mo (ns)	ORR 47% *vs.* 46% (ns), OS 22 *vs.* 20.1 mo (ns)	(28)
2002048	243	Refractory	III	BSC +/− Pmab	PFS	12.3 *vs.* 7.3 w	OS 8.1 *vs.* 7.6 mo; RR 17% *vs.* 0%	(29)
20050181	597	2	III	FOLFIRI +/− Pmab	PFS/OS	5.9 *vs.* 3.9 mo (P=0.004)/14.5 *vs.* 12.5 mo (ns)	ORR 35% *vs.* 10% (P<0.001)	(30)
PRIME	656	1	III	FOLFOX4 +/− Pmab	PFS	9.6 *vs.* 8.0 mo (P=0.02)	OS 23.9 *vs.* 19.7 mo (P=0.072); ORR 55% *vs.* 48% (P=0.068)	(31)

*Third arm with intermittent FLOX and Cmab is not presented here. BSC, best supportive care; Cmab, cetuximab; mo, months; ns, nonsignificant; ORR, overall response rate; Pmab, panitumumab; PFS, progression-free survival; OS, overall survival. Chemotherapy regimens: FOLFIRI, 5-FU bolus 400 mg/m^2, infusional 5-FU 2400 mg/m^2 over 46 h, leucovorin 400 mg/m^2, irinotecan 180 mg/m^2, repeated every 2 weeks; FOLFOX4, 5-FU bolus 400 mg/m^2 and leucovorin 200 mg/m^2 followed by infusional 5-FU 600 mg/m^2 over 22 h on days 1-2, oxaliplatin 85 mg/m^2, repeated every 2 weeks; FLOX, bolus 5-FU 500 mg/m^2 iv with folinic acid 60 mg/m^2 on days 1 and 2 with oxaliplatin 85 mg/m^2 on day 1, repeated every 2 weeks; Modified FOLFOX6, 5-FU bolus 400 mg/m^2, infusional 5-FU 2,400 mg/m^2 over 46 h, leucovorin 400 mg/m^2, oxaliplatin 85 mg/m^2, repeated every 2 weeks/CAPEOX: Capecitabine 1,000 mg/m^2 bid po 2 weeks out of 3 with oxaliplatin 85 mg/m^2 iv every 3 weeks.

究使用了较新的方案，COIN临床研究使用了改良FOLFOX6(5-FU 400 mg/m^{2}团注，5-FU 2,400 mg/m^{2}静脉持续输注46 h，醛氢叶酸400 mg/m^2，奥沙利铂85 mg/m^2，每2周重复)或CAPOX方案(卡培他滨1,000 mg/m^2，bid，口服两周，奥沙利铂85 mg/m^{2}静脉滴注，每3周重复)；而NORDIC VII研究则使用了FLOX方案(5-FU 500 mg/m^{2}团注，叶酸60 mg/m^2，第1~2天，奥沙利铂85 mg/m^{2}第一天静脉滴注，每2周重复)；OPUS研究使用FOLFOX4方案(5-FU 400 mg/m^{2}团注，醛氢叶酸 200 mg/m^2，5-FU 600 mg/m^{2}静脉持续输注，第1-2天，奥沙利铂85 mg/m^2，每2周重复)。COIN 研究是一项随机对照的III期临床研究，纳入1,630例晚期结直肠癌患者，随机分组后分别接受 mFOLFOX6/CAPEOX (A组)、mFOLFOX6/CAPEOX联合西妥昔单抗(B组)、间断性化疗组(C组)。在KRAS野生型者中，A组与B组比较，ORR显著提高(57% *vs.* 64%，P=0.049)，但PFS (8.6月 *vs.* 8.6月)和OS (17.9月 *vs.* 17.0月)未见明显延长(27)。在近期的ASCO会议上，报告了423例入组OPUS研究或COIN研究的KRAS野生型患者数据，显示联合使用西妥昔单抗可提高RR (OR 1.87，95% CI 1.07~3.28)并延长PFS (HR 0.69，95% CI 0.52~0.92)，但OS未见明显改善(HR 0.90，95% CI 0.73~1.11)(44)。基于以上结果，NCCN指南去除了西妥昔单抗联合含奥沙利铂方案的推荐(19)，尽管部分欧洲国家仍保留了该推荐(45)。

帕尼单抗帕尼单抗的第一项研究结果证实了其单药用于耐药的晚期结直肠癌患者优于最佳支持治疗。该研究随机化了463例患者，其中57%为KRAS野生型者，在此类患者中，西妥昔单抗组较最佳支持治疗组的ORR明显提高(17% *vs.* 0%)，PFS(12.3周*vs.* 7.3周)和OS(8.1月*vs.* 7.6月，HR 0.67，95% CI 0.55-0.82)也获明显延长(29)。另一项随机化的III期临床研究(20050181)则探索了FOLFORI联合帕尼单抗用于晚期结直肠癌二线治疗的价值，该研究将PFS和OS作为共同的主要终点指标。入组的1,186例患者中，597例为KRAS野生型。结果显示，化疗联合帕尼单抗组的ORR提高(35% *vs.* 10%)、PFS延长(5.9月*vs.* 3.9月)，但OS未明显延长(14.5月*vs.* 12.5月) (30)。III期临床研究PRIME研究则评价了FOLFOX4方案联合帕尼单抗用于mCRC一线治疗的疗效，发现尽管两组ORR无明显差异(55% *vs.* 48%，P=0.068)，但化疗联合帕尼单抗组的PFS明显延长(9.6月*vs.* 8.0月，P=0.02)，OS有延长趋势(23.9月*vs.* 19.7月，P=0.072)。2013年ASCO会议公布的更新数据显示，接受帕尼单抗治疗的KRAS野生型患者OS明显优于单用化疗组(HR 0.78，95% CI 0.62-0.99) (46)。与20050181的研究结果不同，PRIME研究结果显示，在KRAS突变型患者中，如使用帕尼单抗联合FOLFOX方案， PFS显著缩短(HR 1.29，P=0.02) (31)。帕尼单抗联合使用FOLFOX方案用于晚期肠癌一线治疗的适应证，只在美国以外的地区获得注册。然而，欧洲ESMO指南和NCCN 指南均推荐帕尼单抗单药、或联合FOLFOX/FOLFIRI、或联合伊立替康单药使用(19,45)。

联合使用 EGFR 单抗和 VEGF 单抗

基于较多的临床前数据及一项小样本II期随机研究(BOND-2)的阳性结果(该研究比较了西妥昔单抗联合贝伐珠单抗加减伊立替康的疗效，但入组对象KRAS基因突变状态不明)(47)，开展了2项大样本的III期临床研究(48,49)，旨在评价标准化疗联合双重信号通路阻断(贝伐珠单抗联合西妥昔单抗/帕尼单抗)治疗晚期结直肠肿瘤的疗效。III期研究CAIRO-2研究随机化了755例初治的mCRC患者，分别接受CAPEOX联合贝伐珠单抗、CAPEOX联合贝伐珠单抗和西妥昔单抗治疗，主要终点指标为PFS，同时评估KRAS基因突变状态。结果显示，对KRAS基因野生型患者而言，在标准细胞毒药物联合贝伐珠单抗的基础上，再加西妥昔单抗仅提高了RR，未显著延长PFS和OS，且毒性反应明显增加。另一方面，对KRAS突变型患者加用西妥昔单抗，OS反而缩短(48)。另一项纳入1,053例患者的III期临床研究PACCE结果显示，在FOLFOX/FOLFIRI联合贝伐珠单抗的基础上，加用帕尼单抗，在KRAS野生型患者和突变型患者中，PFS和OS均缩短且毒性增加(49)。此外，西妥昔单抗与标准FOLFOX方案联合，用于肠癌辅助治疗的III期临床研究结果显示，在毒性增加的基础上，未见临床获益(50)。

EGFR 抑制剂与 VEGF 抑制剂的比较

EGFR抑制剂最早获批单药用于化疗失败患者，当时并未明确其联合化疗用于一线、二线或三线治疗的疗效。两项2期随机临床研究比较了在化疗基础上，联合使用帕尼单抗或贝伐珠单抗的疗效。该研究结果公布于2013年1月的美国临床肿瘤协会胃肠肿瘤年会(ASCO-GI)上。PEAK临床研究入组了285例KRAS野生型mCRC患者，结果显示，改良FOLFOX6方案联合帕尼单抗组的PFS为10.9月，而联合贝伐单抗组的PFS为10.1月(HR 0.87，P=0.35)；帕尼单抗组OS尚未达到，而贝伐单抗组为25.4月(HR 0.72，P=0.14)。两组的治疗中断率无差异(24% *vs.* 27%)，3/4度不良事件发生率相似(86% *vs.* 76%) (51)。SPIRITT研究则入组182例以往接受过贝伐单抗联合奥沙利铂为基础方案失败、且KRAS基因为野生型的患者，随机接受FOLFIRI联合帕尼单抗或贝伐单抗的二线治疗，结果显示，两组中位PFS(7.7月 *vs.* 9.2月，HR 1.01)和OS (18.0月 *vs.* 21.4月，HR 1.06)均类似，但帕尼单抗组的RR更高(32% *vs.* 19%)(52)。

随机对照研究CALGB 80405 比较了西妥昔单抗或贝伐单抗联合化疗在一线治疗中的疗效(53)，该研究结果将于2013年底公布。3期临床FIRE-3研究则比较了FOLFIRI方案联合西妥昔单抗或贝伐珠单抗一线治疗mCRC的疗效，该研究结果将在2013年ASCO会议上公布(54)。根据作者自身单位的经验，以往化疗方案的线数并不显著影响后续接受帕尼单抗治疗的中位生存时间，这与其他的研究数据一致(55)。

仅有肝脏转移者的治疗

EGFR抑制剂在仅有肝转移的mCRC患者治疗中的最大价值，是将原本无法切除或临界可切除的肿瘤，转化为可切除。II期临床研究(CELIM研究)评价了西妥昔单抗联合以奥沙利铂或伊立替康为基础的化疗方案，用于初始无法切除的结直肠癌肝转移患者(定义：病灶数目5个或者5个以上，技术上不可切除或切除后残余肝组织不足以代偿，肝动脉/门静脉分支浸润或肝静脉浸润)的疗效，结果显示，FOLFOX联合西妥昔单抗组客观缓解率为68%，FOLFIRI联合西妥昔单抗组为57%，R0切除率也获明显提高(38% *vs.* 30%)。鉴于该研究并未设立无西妥昔单抗的单用化疗组，故EGFR抑制剂在此类患者中的确切获益程度，仍有待明确(56)。尽管如此，明显提高的RR仍提示了该方案的有效性，可用于KRAS野生型、仅限于肝转移的mCRC患者。CRYSTAL研究显示了类似结果，与FOLFIRI组相比，KRAS基因野生型患者接受FOLFIRI联合西妥昔单抗组的手术切除率和R0切除率有所提高(手术切除率 7.9% *vs.* 4.6%，P=0.0633，R0切除率为5.1% *vs.* 2.0%，P=0.0265)(25)。2012年欧洲肿瘤年会上公布的一项II期临床研究，随机化了116例KRAS基因野生型患者，分别给予mFOLFOX6/FOLFIRI联合或不联合西妥昔单抗。结果显示，两组RR分别为66%和33%，R0切除率分别为31%和9%。西妥昔单抗组接受转移灶切除术后患者的中位OS达到46.6月(57)。

所有的 KRAS 突变都一样?

近期公布的结果提示，并非所有的KRAS突变都预示对EGFR抑制剂的耐药。最近的一项基于CRYSTAL和OPUS研究的回顾性分析结果显示，携带密码子G13D突变的肿瘤患者，仍可从西妥昔单抗治疗中获得RR的提高和PFS的延长(58)。另一项帕尼单抗研究的回顾性分析结果显示，不同基因类型的第12和第13号密码子突变者，从帕尼单抗治疗中的获益程度也不相同(59)。一项荟萃7个EGFR抑制剂研究的meta分析结果显示，携带第13号密码子突变、其他类型KRAS突变和KRAS野生型患者，从抗EGFR治疗中获得的总体反应率分别为25.2%、17.6%和42.6% (59)；而PFS则分别为6.4、4.1和6.6个月，OS分别为14.6、11.8和17.3个月。第13号密码子突变率为6.6%。对第13号密码子突变携带者，EGFR抑制剂作为二线治疗的疗效优于其用于一线治疗的疗效(60)。因此携带G13D突变的KRAS基因突变患者，有可能从EGFR抑制剂治疗中获得的反应率高于携带其他类型KRAS突变的患者。尽管如此，仍需考虑上述有限获益的基础上，患者付出的毒性代价和高昂的治疗费用。鉴于此，NCCN指南并未推荐将EGFR抑制剂用于13D突变患者(19)。PRIME研究的基因组学分析研究结果将在2013年的ASCO会议上公布，包括KRAS基因第3外显子、第4外显子、NRAS基因第2、3、4号外显子，以及BRAF基因第15号外显子分析。现有结果显示，帕尼单抗对任何KRAS突变者，均未显示获益，BRAF基因突变状态无疗效预测价值(46)。

EGFR 抑制剂治疗进展者，可否从另一抑制剂中获益

对西妥昔单抗治疗后疾病进展者，能否从后续的帕妥木单抗治疗中获益，迄今仍未明了；反之亦然。两项前瞻性研究的结果存在明显分歧。这些小样本研究提示西妥昔单抗治疗进展后，帕尼单抗可否带来临床获益的重要决定因素，可能是患者先期是否从西妥昔单抗治疗中明显获益。Metges等报告了32例以往接受过西妥昔单抗联合伊立替康治疗者在疾病进展后使用帕尼单抗的疗效。发现以往在西妥昔单抗治疗中反应明显者，接受后续帕尼单抗的反应率更高(54% *vs.* 7.7%) (61)。Wadlow等报告了一项纳入20例患者的II期临床研究，均为西妥昔单抗治疗进展后使用帕尼单抗者，未见明显临床反应率，

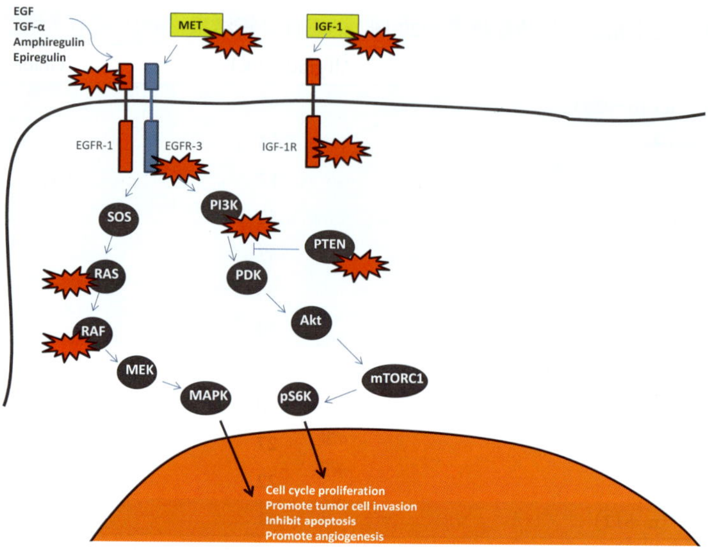

图 2 EGFR 抑制剂的可能耐药机制。

3~4度超敏反应者的比例高达22%。所有的输液反应均发生于首次输液(63)。其机制可能与半乳糖-alpha-1,3-半乳糖特异性IgE的产生相关，也可能与上述地区某些动物或植物相关的特异性抗原产生交叉反应相关(68)；CRYSTAL研究报道其他地区发生3~4度输液反应的比例仅为2.3% (25)。作为全人源化的单抗，帕尼单抗引起的输液反应发生率不到1% (30)。

耐药机制

KRAS基因突变可造成MAPK信号通路的持续激活，导致EGFR抑制剂的耐药。即便在KRAS野生型患者中，也仅有40%~60%者可从EGFR单抗治疗中获益(10%~20%退缩，30%~40%稳定)。甚者，即便是肿瘤退缩者最终仍可发生疾病进展。EGFR单抗的耐药机制总结于图2。研究者正试图寻找EGFR抑制剂的疗效预测标志物。mCRC中发生PIK3CA突变和PTEN丢失的比例分别为~15% 和20%；继而导致PIK3/AKT/mTOR信号通路的持续激活，而后者是对抗细胞凋亡和维持细胞生存的关键通路(69)。PIK3/Akt/mTOR通路可由包括IGF-R1、IGR-2、HER-2、HER-3、HER-4等受体激活，也可通过MAP激酶通路在两条信号通路间发挥串话作用而激活。部分研究结果显示，PIK3CA突变和(或)PTEN丢失可预测EGFR抑制剂疗效(70-73)，但并非所有研究都得到类似结果(74,75)。因入组病例数不多，且缺少相关性检测的验证，故价值有限。截止目前，最大规模的一项研究收集了1,022例肿瘤组织，显示仅PIK3CA第20外显子(编码激酶结构域)突变具有疗效预测价值，而第9外显子突变(编码螺旋结构域)则否。仅约20%的PI3KCA突变发生于第20外显子，而68.5%的突变发生于第9外显子。PTEN表达状态作为疗效预测标志物的价值并未受到关注(76)。上述研究结果提示，PIK3/Akt/mTOR通路状态在EGFR抑制治疗起始阶段就无效者中，有一定价值。

部分研究者则聚焦于EGFR抑制治疗期间继发耐药的机制。Montagut等报道，在10例接受西妥昔单抗治疗期间发生疾病进展者中，2例有EGFR 胞外段结构域突变(S492R)，该结构的变异，影响了西妥昔单抗与EGFR结合，但不影响帕尼单抗与EGFR结合(77)。Misale等对EGFR抑制剂治疗期间发生疾病进展患者的组织标本进行了KRAS基因深度测序，在10例患者中发现了6例KRAS基因的二次突变。其原因可能与治疗期间的继发性突变有关，也可能与治疗筛选了KRAS突变克隆相关(78)。

IGF-1R表达上调见于50%~90%的mCRC，且与预后不良相关。IGF-1R通路异常可使肿瘤细胞躲避EGFR抑制介导的死亡，其机制可能与IGF-1R与EGFR形成异二聚体，激活PI3K通路相关。IGF-1过表达则可能与KRAS野生型患者中发生的西妥昔单抗耐药相关(79)。HER-3过表达在mCRC中的比例为30%~80%，与EGFR抑制剂耐药相关(80)；其机制可能与PI3K/Akt通路激活相关。MET过表达见于多数mCRC患者，无论KRAS突变状态，该基因过表达可与EGFR通路促进CRC细胞生长相关(81)。临床前证据显示，MET与HER-3的偶联可导致肺癌细胞株中PI3K/Akt通路的持续激活，而无需依赖EGFR通路(82)。

此外，EGFR抑制剂耐药的机制，也可能与药物筛选出原本耐药的亚克隆相关。目前已经清楚有多种不同机制通过激活PI3K/Akt通路和维持肿瘤细胞生存而参与耐药。该领域目前是研究热点。

总结

EGFR抑制是mCRC总体治疗策略的重要组成部分。在日益强化精细治疗的时代，KRAS基因突变有助于预测抗EGFR治疗的耐药，并有助于聚焦于更多潜在获益的患者。尽管这是一个很大的进步，但将此类价格昂贵且具有潜在毒性的治疗用于更加精选的患者，并产生更好的临床获益，仍需继续努力。BRAF基因突变状态似乎并不具疗效预测价值；临床期待开发更多的阳性疗效预测标志物。此外，必须深入研究EGFR抑制剂耐药的分子机制，以进一步富集人群，提高疗效。以PI3K、c-met、HER-3或IGF-1R等为靶点的药物有望逆转EGFR抑制剂耐药，正在开发中。

EGFR抑制剂显示了单药抗肿瘤活性，并显示了除西妥昔单抗联合FOLFOX方案外，与其他标准化疗方案配伍的协同效应。临床前研究结果显示，与标准化疗方案配伍，EGFR抑制剂显示了与VEGF抑制剂类似的疗效，我们期待大样本随机临床研究(FIRE-3和CALGB80405)的结果。临床证据提示，EGFR抑制剂和VEGF抑制剂两药联合用于晚期结直肠肿瘤的一线治疗，反而不利于预后。皮肤毒性仍是限制EGFR临床应用的障碍，但包括局部使用美满霉素或强力霉素等策略可有助于减轻皮疹严重度。

致谢

声明：作者没有利益冲突。

参考文献

1. Siegel R, Ward E, Brawley O, et al. Cancer statistics, 2011: the impact of eliminating socioeconomic and racial disparities on premature cancer deaths. CA Cancer J Clin 2011;61:212-36.
2. Gray BN. Colorectal cancer: the natural history of disseminated disease-a review. Aust N Z J Surg 1980;50:643-6.
3. Sanoff HK, Sargent DJ, Campbell ME, et al. Five-year data and prognostic factor analysis of oxaliplatin and irinotecan combinations for advanced colorectal cancer: N9741. J Clin Oncol 2008;26:5721-7.
4. Salomon DS, Brandt R, Ciardiello F, et al. Epidermal growth factor-related peptides and their receptors in human malignancies. Crit Rev Oncol Hematol 1995;19:183-232.
5. Ciardiello F, Tortora G. EGFR antagonists in cancer treatment. N Engl J Med 2008;358:1160-74.
6. Messa C, Russo F, Caruso MG, et al. EGF, TGF-alpha, and EGF-R in human colorectal adenocarcinoma. Acta Oncol 1998;37:285-9.
7. Porebska I, Harlozińska A, Bojarowski T. Expression of the tyrosine kinase activity growth factor receptors (EGFR, ERB B2, ERB B3) in colorectal adenocarcinomas and adenomas. Tumour Biol 2000;21:105-15.
8. Goldstein NS, Armin M. Epidermal growth factor receptor immunohistochemical reactivity in patients with American Joint Committee on Cancer Stage IV colon adenocarcinoma: implications for a standardized scoring system. Cancer 2001;92:1331-46.
9. Mayer A, Takimoto M, Fritz E, et al. The prognostic significance of proliferating cell nuclear antigen, epidermal growth factor receptor, and mdr gene expression in colorectal cancer. Cancer 1993;71:2454-60.
10. Spano JP, Lagorce C, Atlan D, et al. Impact of EGFR expression on colorectal cancer patient prognosis and survival. Ann Oncol 2005;16:102-8.
11. Resnick MB, Routhier J, Konkin T, et al. Epidermal growth factor receptor, c-MET, beta-catenin, and p53 expression as prognostic indicators in stage II colon cancer: a tissue microarray study. Clin Cancer Res 2004;10:3069-75.
12. Baselga J. The EGFR as a target for anticancer therapy-- focus on cetuximab. Eur J Cancer 2001;37 Suppl 4:S16-22.
13. Van Cutsem E, Köhne CH, Hitre E, et al. Cetuximab and chemotherapy as initial treatment for metastatic colorectal cancer. N Engl J Med 2009;360:1408-17.
14. Li S, Schmitz KR, Jeffrey PD, et al. Structural basis for inhibition of the epidermal growth factor receptor by cetuximab. Cancer Cell 2005;7:301-11.
15. Zhang W, Gordon M, Schultheis AM, et al. FCGR2A and FCGR3A polymorphisms associated

with clinical outcome of epidermal growth factor receptor expressing metastatic colorectal cancer patients treated with single-agent cetuximab. J Clin Oncol 2007;25:3712-8.

16. Sunada H, Magun BE, Mendelsohn J, et al. Monoclonal antibody against epidermal growth factor receptor is internalized without stimulating receptor phosphorylation. Proc Natl Acad Sci U S A 1986;83:3825-9.
17. Squibb B-M. Erbitux Package Insert. Available online: http://packageinserts.bms.com/pi/pi_erbitux.pdf, Rev March 2013
18. Pfeiffer P, Nielsen D, Bjerregaard J, et al. Biweekly cetuximab and irinotecan as third-line therapy in patients with advanced colorectal cancer after failure to irinotecan, oxaliplatin and 5-fluorouracil. Ann Oncol 2008;19:1141-5.
19. Network NCC. NCCN clinical practice guidelines in oncology (NCCN Guidelines): colon cancer. Version 3. 2013. Accessed 04/25/13.
20. Yang XD, Jia XC, Corvalan JR, et al. Eradication of established tumors by a fully human monoclonal antibody to the epidermal growth factor receptor without concomitant chemotherapy. Cancer Res 1999;59:1236-43.
21. Inc. A. Vectibix Package Insert. Available online: http:// pi.amgen.com/united_states/vectibix/vectibix_pi.pdf, Rev March 2013.
22. Lièvre A, Bachet JB, Le Corre D, et al. KRAS mutation status is predictive of response to cetuximab therapy in colorectal cancer. Cancer Res 2006;66:3992-5.
23. Brink M, de Goeij AF, Weijenberg MP, et al. K-ras oncogene mutations in sporadic colorectal cancer in The Netherlands Cohort Study. Carcinogenesis 2003;24:703-10.
24. Karapetis CS, Khambata-Ford S, Jonker DJ, et al. K-ras mutations and benefit from cetuximab in advanced colorectal cancer. N Engl J Med 2008;359:1757-65.
25. Van Cutsem E, Köhne CH, Láng I, et al. Cetuximab plus irinotecan, fluorouracil, and leucovorin as first-line treatment for metastatic colorectal cancer: updated analysis of overall survivalaccording to tumor KRAS and BRAF mutation status. J Clin Oncol 2011;29:2011-9.
26. Bokemeyer C, Bondarenko I, Makhson A, et al. Fluorouracil, leucovorin, and oxaliplatin with and without cetuximab in the first-line treatment of metastatic colorectal cancer. J Clin Oncol 2009;27:663-71.
27. Maughan TS, Adams RA, Smith CG, et al. Addition of cetuximab to oxaliplatin-based first-line combination chemotherapy for treatment of advanced colorectal cancer: results of the randomised phase 3 MRC COIN trial. Lancet 2011;377:2103-14.
28. Tveit KM, Guren T, Glimelius B, et al. Phase III trial of cetuximab with continuous or intermittent fluorouracil, leucovorin, and oxaliplatin (Nordic FLOX) versus FLOX alone in first-line treatment of metastatic colorectal cancer: the NORDIC-VII study. J Clin Oncol 2012;30:1755-62.

29. Amado RG, Wolf M, Peeters M, et al. Wild-type KRAS is required for panitumumab efficacy in patients with metastatic colorectal cancer. J Clin Oncol 2008;26:1626-34.
30. Peeters M, Price TJ, Cervantes A, et al. Randomized phase III study of panitumumab with fluorouracil, leucovorin, and irinotecan (FOLFIRI) compared with FOLFIRI alone as second-line treatment in patients with metastatic colorectal cancer. J Clin Oncol 2010;28:4706-13.
31. Douillard JY, Siena S, Cassidy J, et al. Randomized, phase III trial of panitumumab with infusional fluorouracil, leucovorin, and oxaliplatin (FOLFOX4) versus FOLFOX4 alone as first-line treatment in patients with previously untreated metastatic colorectal cancer: the PRIME study. J Clin Oncol 2010;28:4697-705.
32. Barber TD, Vogelstein B, Kinzler KW, et al. Somatic mutations of EGFR in colorectal cancers and glioblastomas. N Engl J Med 2004;351:2883.
33. Di Nicolantonio F, Martini M, Molinari F, et al. Wild-type BRAF is required for response to panitumumab or cetuximab in metastatic colorectal cancer. Clin Oncol 2008;26:5705-12.
34. Chung KY, Shia J, Kemeny NE, et al. Cetuximab shows activity in colorectal cancer patients with tumors that do not express the epidermal growth factor receptor by immunohistochemistry. J Clin Oncol 2005;23:1803-10.
35. Hecht JR, Mitchell E, Neubauer MA, et al. Lack of correlation between epidermal growth factor receptor status and response to Panitumumab monotherapy in metastatic colorectal cancer. Clin Cancer Res 2010;16:2205-13.
36. Jiang Z, Li C, Li F, et al. EGFR gene copy number as a prognostic marker in colorectal cancer patients treated with cetuximab or panitumumab: a systematic review and meta analysis. PLoS One 2013;8:e56205.
37. Linardou H, Dahabreh IJ, Kanaloupiti D, et al. Assessment of somatic k-RAS mutations as a mechanism associated with resistance to EGFR-targeted agents: a systematic review and meta-analysis of studies in advanced non-small-cell lung cancer and metastatic colorectal cancer. Lancet Oncol 2008;9:962-72.
38. Evaluation of Genomic Applications in Practice and Prevention (EGAPP) Working Group, Calonge N, Fisher NL, et al. Recommendations from the EGAPP Working Group: can testing of tumor tissue for mutations in EGFR pathway downstream effector genes in patients with metastatic colorectal cancer improve health outcomes by guiding decisions regarding anti-EGFR therapy? Genet Med 2013;15:517-27.
39. Han CB, Li F, Ma JT, et al. Concordant KRAS mutations in primary and metastatic colorectal cancer tissue specimens: a meta-analysis and systematic review. Cancer Invest 2012;30:741-7.
40. Jonker DJ, O'Callaghan CJ, Karapetis CS, et al. Cetuximab for the treatment of colorectal

cancer. N Engl J Med 2007;357:2040-8.

41. Van Cutsem E, Peeters M, Siena S, et al. Open-label phase III trial of panitumumab plus best supportive care compared with best supportive care alone in patients with chemotherapy-refractory metastatic colorectal cancer. J Clin Oncol 2007;25:1658-64.
42. Cunningham D, Humblet Y, Siena S, et al. Cetuximab monotherapy and cetuximab plus irinotecan in irinotecan-refractory metastatic colorectal cancer. N Engl J Med 2004;351:337-45.
43. Langer C, Kopit J, Awad M, et al. Analysis of K-RAS mutations in patients with metastatic colorectal cancer receiving cetuximab in combination with irinotecan: results from the EPIC trial. Ann Oncol 2008;19:133.
44. Taieb J, Maughan TS, Bokemeyer C, et al. Cetuximab combined with infusional 5-fluorouracil/folinic acid (5-FU/FA) and oxaliplatin in metastatic colorectal cancer (mCRC): a pooled analysis of COIN and OPUS study data. J Clin Oncol 2012;30:abstr 3574.
45. Schmoll HJ, Van Cutsem E, Stein A et al. ESMO Consensus Guidelines for management of patients with colon and rectal cancer. A personalized approach to clinical decision making. Ann Oncol 2012;23:2479-516.
46. Oliner K, Douillard J, Siena S, et al. Analysis of KRAS/ NRAS and BRAF mutations in the phase III PRIME study of panitumumab (pmab) plus FOLFOX versus FOLFOX as first-line treatment (tx) for metastatic colorectal cancer (mCRC). Available online: http://www.asco.org/sites/www. asco.org/files/abstract_115136.pdf, 2013.
47. Saltz LB, Lenz HJ, Kindler HL, et al. Randomized phase II trial of cetuximab, bevacizumab, and irinotecancompared with cetuximab and bevacizumab alone in irinotecan-refractory colorectal cancer: the BOND-2 study. J Clin Oncol 2007;25:4557-61.
48. Tol J, Koopman M, Cats A, et al. Chemotherapy, bevacizumab, and cetuximab in metastatic colorectal cancer. N Engl J Med 2009;360:563-72.
49. Hecht JR, Mitchell E, Chidiac T, et al. A randomized phase IIIB trial of chemotherapy, bevacizumab, and panitumumab compared with chemotherapy and bevacizumab alone for metastatic colorectal cancer. J Clin Oncol 2009;27:672-80.
50. Alberts SR, Sargent DJ, Nair S, et al. Effect of oxaliplatin, fluorouracil, and leucovorin with or without cetuximab on survival among patients with resected stage III colon cancer: a randomized trial. JAMA 2012;307:1383-93.
51. Schwartzberg L, Rivera F, Karthaus M, et al. PEAK (study 20070509): A randomized phase II study of mFOLFOX6 with either panitumumab (pmab) or bevacizumab (bev) as first-line treatment (tx) in patients (pts) with unresectable wild type (WT) KRAS metastatic colorectal cancer (mCRC). J Clin Oncol 2012;30:abstr 446.
52. Hecht J, Cohn A, Dakhil S, et al. SPIRITT (study 20060141): A randomized phase II

study of FOLFIRI with either panitumumab (pmab) or bevacizumab (bev) as second-line treatment (tx) in patients (pts) with wild-type (WT) KRAS metastatic colorectal cancer (mCRC). J Clin Oncol 2012;30:abstr 454.

53. Venook AP, Blanke CD, Niedzwiecki D, et al. Revisiting the Cancer and Leukemia Group B/Southwest Oncology Group 80405 Trial: a phase III trial of chemotherapy and biologic agents for patients with untreated advanced colorectal adenocarcinoma. Clin Colorectal Cancer 2007;6:536-8.
54. ClinicalTrials.gov. 5-FU, folinic acid and irinotecan (FOLFIRI) plus cetuximab versus FOLFIRI plus bevacizumab in first line treatment colorectal cancer (CRC). Available online: http://clinicaltrials.gov/ct2/show/ NCT00433927, Accessed 05/08/2013.
55. Haraldsdottir S, Rose JS, Wu C, et al. A single institutional experience with panitumumab in metastatic colorectal cancer. Journal of Cancer Therapy 2012;3:948-55.
56. Folprecht G, Gruenberger T, Bechstein WO, et al. Tumour response and secondary resectability of colorectal liver metastases following neoadjuvant chemotherapy with cetuximab: the CELIM randomised phase 2 trial. Lancet oncol 2010;11:38-47.
57. Xu J, Ye L, Ren L, et al. A randomized, controlled trial of cetuximab plus chemotherapy for patients with KRAS wild-type unresectable colorectal liver-limited metastasis. ESMO (ed).2012:abstract 1806.
58. Tejpar S, Celik I, Schlichting M, et al. Association of KRAS G13D tumor mutations with outcome in patients with metastatic colorectal cancer treated with first-line chemotherapy with or without cetuximab. J Clin Oncol 2012;30:3570-7.
59. Peeters M, Douillard JY, Van Cutsem E, et al. Mutant KRAS codon 12 and 13 alleles in patients with metastatic colorectal cancer: assessment as prognostic and predictive biomarkers of response to panitumumab. J Clin Oncol 2013;31:759-65.
60. Chen J, Ye Y, Sun H, et al. Association between KRAS codon 13 mutations and clinical response to anti- EGFR treatment in patients with metastatic colorectal cancer: results from a meta-analysis. Cancer Chemother Pharmacol 2013;71:265-72.
61. Metges J, Raoul J, Achour N, et al. PANERB study: panitumumab after cetuximab-based regimen failure. J Clin Oncol 2010;28:e14000.
62. Wadlow RC, Hezel AF, Abrams TA, et al. Panitumumab in patients with KRAS wild-type colorectal cancer after progression on cetuximab. Oncologist 2012;17:14.
63. O'Neil BH, Allen R, Spigel DR, et al. High incidence of cetuximab-related infusion reactions in Tennessee and North Carolina and the association with atopic history. J Clin Oncol 2007;25:3644-8.
64. Lacouture ME, Mitchell EP, Piperdi B, et al. Skin toxicity evaluation protocol with panitumumab (STEPP), a phase II, open-label, randomized trial evaluating the impact of

a pre-Emptive Skin treatment regimen on skin toxicities and quality of life in patients with metastatic colorectal cancer. J Clin Oncol 2010;28:1351-7.

65. Peeters M, Van Cutsem E, Berlin J, et al. Safety of panitumumab, a fully human monoclonal antibody against the epidermal growth factor receptor (EGFr), in patients (pts) with metastatic colorectal cancer (mCRC) across clinical trials. J Clin Oncol 2007;25:4138.
66. Peeters M, Siena S, Van Cutsem E, et al. Association of progression-free survival, overall survival, and patient-reported outcomes by skin toxicity and KRAS status in patients receiving panitumumab monotherapy. Cancer 2009;115:1544-54.
67. Van Cutsem E, Tejpar S, Vanbeckevoort D, et al. Intrapatient cetuximab dose escalation in metastatic colorectal cancer according to the grade of early skin reactions: the randomized EVEREST study. J Clin Oncol 2012;30:2861-8.
68. Chung CH, Mirakhur B, Chan E, et al. Cetuximab-induced anaphylaxis and IgE specific for galactose-alpha- 1,3-galactose. N Engl J Med 2008;358:1109-17.
69. Samuels Y, Wang Z, Bardelli A, et al. High frequency of mutations of the PIK3CA gene in human cancers. Science 2004;304:554.
70. Sartore-Bianchi A, Martini M, Molinari F, et al. PIK3CA mutations in colorectal cancer are associated with clinical resistance to EGFR-targeted monoclonal antibodies. Cancer Res 2009;69:1851-7.
71. Frattini M, Saletti P, Romagnani E, et al. PTEN loss of expression predicts cetuximab efficacy in metastatic colorectal cancer patients. Br J Cancer 2007;97:1139-45.
72. Loupakis F, Pollina L, Stasi I, et al. PTEN expression and KRAS mutations on primary tumors and metastases in the prediction of benefit from cetuximab plus irinotecan for patients with metastatic colorectal cancer. J Clin Oncol 2009;27:2622-9.
73. Perrone F, Lampis A, Orsenigo M, et al. PI3KCA/ PTEN deregulation contributes to impaired responses to cetuximab in metastatic colorectal cancer patients. Ann Oncol 2009;20:84-90.
74. Prenen H, De Schutter J, Jacobs B, et al. PIK3CA mutations are not a major determinant of resistance to the epidermal growth factor receptor inhibitor cetuximab in metastatic colorectal cancer. Clin Cancer Res 2009;15:3184-8.
75. Souglakos J, Philips J, Wang R, et al. Prognostic and predictive value of common mutations for treatment response and survival in patients with metastatic colorectal cancer. Br J Cancer 2009;101:465-72.
76. De Roock W, Claes B, Bernasconi D, et al. Effects of KRAS, BRAF, NRAS, and PIK3CA mutations on the efficacy of cetuximab plus chemotherapy in chemotherapy-refractory metastatic colorectal cancer: a retrospective consortium analysis. Lancet Oncol 2010;11:753-62.

77. Montagut C, Dalmases A, Bellosillo B, et al. Identification of a mutation in the extracellular domain of the Epidermal Growth Factor Receptor conferring cetuximab resistance in colorectal cancer. Nat Med 2012;18:221-3.
78. Misale S, Yaeger R, Hobor S, et al. Emergence of KRAS mutations and acquired resistance to anti-EGFR therapy in colorectal cancer. Nature 2012;486:532-6.
79. Scartozzi M, Mandolesi A, Giampieri R, et al. Insulin-like growth factor 1 expression correlates with clinical outcome in K-RAS wild type colorectal cancer patients treated with cetuximab and irinotecan. Int J Cancer 2010;127:1941-7.
80. Scartozzi M, Mandolesi A, Giampieri R, et al. The role of HER-3 expression in the prediction of clinical outcome for advanced colorectal cancer patients receiving irinotecan and cetuximab. Oncologist 2011;16:53-60.
81. Seiden-Long IM, Brown KR, Shih W, et al. Transcriptional targets of hepatocyte growth factor signaling and Ki-ras oncogene activation in colorectal cancer. Oncogene 2006;25:91-102.
82. Engelman JA, Zejnullahu K, Mitsudomi T, et al. MET amplification leads to gefitinib resistance in lung cancer by activating ERBB3 signaling. Science 2007;316:1039-43.

（翻译：杨晨，张俊；审校：林振宇）

Cite this article as: Haraldsdottir S, Bekaii-Saab T. Integrating anti-EGFR therapies in metastatic colorectal cancer. J Gastrointest Oncol 2013;4(3):285-298. doi: 10.3978/j.issn.2078-6891.2013.028

第十四章：抗血管生成治疗在转移性结直肠癌中的持续性应用

Brandon G. Smaglo, Jimmy Hwang

Lombardi Comprehensive Cancer Center, Georgetown University Hospital, Podium B, 3800 Reservoir Road, NW, Washington, DC 20007, USA

Correspondence to: Jimmy Hwang, MD, Associate Professor. Lombardi Comprehensive Cancer Center, Georgetown University Hospital, Podium B, 3800 Reservoir Road, NW, Washington, DC 20007, USA. Email: jh96@gunet.georgetown.edu.

摘要：抗肿瘤血管生成治疗已成为转移性结直肠癌的重要治疗方式。现有三种抗血管生成药物——贝伐珠单抗 (Bevacizumab)、阿柏西普 (Ziv-aflibercept) 和瑞戈非尼 (Regorafenib) 被批准临床上用于转移性结直肠癌的治疗。贝伐珠单抗，一种作用于血管生成驱动因子 - 血管内皮生长因子 A (vascular endothelial growth factor A，VEGF-A) 的单克隆抗体，也是目前唯一获准可与含用 5- 氟脲嘧啶静脉化疗方案联合用于转移性结直肠癌一线治疗的抗血管生成药物。无论一线治疗是否已经使用过贝伐珠单抗，二线治疗换用化疗方案时继续加用贝伐珠单抗均可获益。阿柏西普，可粘合血管内皮生长因子 VEGF-A 至 VEGF-B 及胎盘生长因子 PIGF，研究已证明其与 FOLFIRI 联合在二线治疗中有效。瑞戈非尼，可阻断包括 VEGFR 在内的多靶点酪氨酸激酶，可用于所有常规治疗均失败的难治性转移性结直肠癌。此外，临床证据还显示对既往所有治疗均无效但从未使用过贝伐珠单抗的患者，可以选择贝伐珠单抗联合 5- 氟脲嘧啶治疗。迄今为止，虽然我们尚不清楚分别在转移性结直肠癌的各线治疗中哪种抗血管生成药物更有效，或每种抗血管生成药物与何种化疗方案配伍最佳，以及哪一亚组人群是抗血管生成治疗的最适宜人群，但基于现有的疗效和不良反应数据，抗血管生成药物在转移性结直肠癌的全线治疗中都应考虑使用，不同药物在各线治疗的运用以及与相应化疗方案联合的相关证据可以协助我们进行药物的选择。

关键词：结直肠癌；转移；血管生成；贝伐珠单抗；阿柏西普；瑞戈非尼

引言

近年来，治疗转移性结直肠癌的新药种类层出不穷，惊人增长。在过去的数十年里，氟尿嘧啶曾一直是唯一的选择，然而从2000年到2012年，先后共有8种新的化疗和生物靶向药物成为了转移性结直肠癌的治疗选择。随着药物的增多，这些药物的最佳使用顺序及最合适的化疗方案，从而给患者带来最大程度的临床获益及最少的毒副反应就显得尤为重要。

抗血管生成抑制剂是新生代治疗武器中非常重要的一类。已有充足证据证明新生血管形成在肿瘤生长及转移过程中起到了关键作用(1)。VEGF家族是最重要的促血管生成因子，由VEGF A~E及PIGF六种蛋白组成(2)。VEGF因子作为配体可与三种不同类型的酪氨酸激酶受体结合，激活下游的信号通路，从而促进肿瘤的血管新生(3)。因此，VEGF和其与受体的结合成为了结直肠癌等恶性肿瘤的重要治疗靶点。

贝伐珠单抗是首个获批用于治疗转移性结直肠癌的单克隆抗体(4)。可靶向结合VEGF-A，阻断其与受体的结合从而抑制肿瘤新生血管生成(5)。另外还有阿柏西普和瑞戈非尼两种抗血管生成药物也被批准用于治疗转移性结直肠癌。

阿柏西普是一种可溶性受体，粘合VEGF-A至VEGF-B或PIGF结合，阻断这三种因子结合和激活其相应的受体。阿柏西普联合FOLFIRI方案已被批准用于转移性结直肠癌的二线治疗(6,7)。阿柏西普(Aflibercept)也可用于治疗视网膜黄斑变性，因此为了区别用途，使用加了前缀的“ziv-aflibercept”这一名词专指用于治疗肿瘤。在该篇文章的余下部分，只讲述其抗肿瘤作用，“ziv-aflibercept”和“aflibercept”两个名称也可以互换，并和参考文献保持一致。

瑞戈非尼是一种多靶点酪氨酸激酶抑制剂，靶点包括了VEGFR在内的多个与血管新生、间充质、癌基因相关的酪氨酸激酶。目前适应证为对其他所有已上市药物均无效的难治性转移性结直肠癌(8,9)。

本文中我们将回顾抗血管生成药物在转移性结直肠癌一、二线治疗和难治性结直肠癌中的相关研究，评价这些药物的临床获益和不良反应水平。我们列举的这些有效性和安全性数据大多来自于抗血管生成药物与化疗药物的联合使用。虽然各个抗血管生成药物在结直肠癌特定的某线治疗中的应用均有高水平的证据支持，但并不是所有抗血管生成药物与化疗方案的逻辑组合方案以及每种药物在每线治疗中的作用都已被证明。至今很少有证据提示在转移性结直肠癌特定的同一线治疗中，何种抗血管生成药物更优，哪些生物学或人口学的特征能够预测药物的疗效。本文将适当地对这些尚待完善的数据加以说明，以便大家对现有证据有一个清晰的认识，了解它们是在何种情况下支持抗血管生成药物在治疗转移性结直肠癌中的作用。

一线抗血管生成治疗

贝伐珠单抗是唯一被批准用于转移性结直肠癌患者一线治疗的抗血管生成药物，它在一线治疗中的研究最为深入，已有充分的证据支持贝伐珠单抗与多种化疗方案联合，包括了氟尿嘧啶单药及氟尿嘧啶与伊立替康或者奥沙利铂的联合方案。

贝伐珠单抗最早显示出生存获益是与IFL方案联用，IFL方案中5-FU采用的是静脉推

表1 转移性结直肠癌一线贝伐珠单抗联合含伊立替康化疗方案的中位OS及PFS

一线治疗方案	OS（月）	PFS（月）
IFL+贝伐珠单抗 *vs.* IFL+安慰剂(4)	20.3 *vs.* 15 (P<0.001)	10.6 *vs.* 6 (P<0.001)
FOLFIRI+贝伐珠单抗*vs.* mIFL+贝伐珠单抗(10,11)	28 *vs.* 19.2 (P=0.037)	11.2 *vs.* 8.3 (P=0.28)

注(4)。该研究中患者随机接受IFL联合贝伐珠单抗(每周期5 mg/kg)或IFL联合安慰剂治疗。结果发现，与安慰剂相比，贝伐珠单抗治疗的患者中位OS明显延长(20.3月 *vs.* 15.6月)，有显著统计学差异和临床获益。在次要研究终点如无疾病进展生存(PFS)，客观有效率(RR)、中位有效时间方面，贝伐珠单抗联合IFL也获得了统计学上的显著提高。OS和PFS数据见表1。

安全性和生活质量同样是该研究的次要研究终点(4)。正如研究者的预期，贝伐珠单抗相关的不良反应发生率高于安慰剂组，不过这些不良反应较易处理：包括3或4度白细胞减少(37% *vs.* 31.1%)，3或4度腹泻(32.4% *vs.* 24.7%)，高血压(22.4% *vs.* 8.3%)，血栓事件(19.4% *vs.* 16.2%)，3或4度出血(3.1% *vs.* 2.5%)，蛋白尿(26.5% *vs.* 21.7%)以及胃肠道穿孔(1.5% *vs.* 0%)。不良反应致死率两组相似(安慰剂组2.8%，贝伐珠单抗组2.6%)。

由于5-FU静脉滴注所致的胃肠道反应更易耐受，IFL方案中5-FU推注的用法目前已不常用。事实上，在上述的研究中，IFL联合安慰剂组的3或4度不良反应的发生率可高达74%(4)。因此，有几个研究评估了采用5-FU持续静脉滴注的FOLFIRI方案联合贝伐珠单抗在转移性结直肠癌一线治疗中的疗效。

一是BICC-C研究，该研究最初是为了比较伊立替康联合不同氟尿嘧啶用法的化疗方案一线治疗转移性结直肠癌(10)。患者被随机分至三组，分别是FOLFIRI组(5-FU 推注和持续输注合用)，mIFL组(5-FU仅推注)以及CapeIRI组。研究过程中方案进行了修改，CapeIRI组因为出现不可接受的毒性反应水平被终止，病人被随机分配至FOLFIRI或mIFL联合贝伐珠单抗组。

虽然患者是在方案修改前后不同时间点进入的研究，但修改后的方案允许所有继续化疗的患者同时联合贝伐珠单抗的治疗，因此该研究结果不能直接用于比较化疗加或不加贝伐珠单抗。贝伐珠单抗用法在FOLFIRI组是5 mg/kg，每14天一次，在mIFL组是7.5 mg/kg，每21天一次。

在贝伐珠单抗加入研究前的患者中，FOLFIRI组PFS明显优于mIFL组(7.6 *vs.* 5.9月，P=0.004) (10)。接受了贝伐珠单抗治疗的患者中，FOLFIRI联合贝伐单抗组PFS为11.2月，mIFL联合贝伐单抗组PFS为8.3月，两组比较有差别但未达统计学意义。

在贝伐珠单抗加入研究前的患者中，次要终点-中位总生存期(OS)在FOLFIRI组为23.1月，mIFL组为17.6月，两者无统计学差异(P=0.09) (10)。然而BICC-C研究的后续随访结果显示，FOLFIRI联合贝伐珠单抗组的OS是28月，mIFL联合贝伐珠单抗组OS为19.2月，两组有显著统计学差异(11)，BICC生存数据见表1。

BICC-C另一个次要研究终点-毒副反应在早期文献中已有报道(10)，FOLFIRI联合贝伐珠单抗组3度及以上不良反应中高血压最受关注，发生率为12.5%；其他类型不良反应发生率与单用FOLFIRI组类似。mIFL联合贝伐珠单抗组3度及以上不良反应发生较多的同样是高血压1.7%，其他类型不良反应发生率则稍低于单用mIFL组。

表2 转移性结直肠癌一线贝伐珠单抗联合含奥沙利铂化疗方案的中位OS及PFS

一线治疗方案	OS (月)	PFS (月)
mFOLFOX 6/bFOL/Capeox+贝伐珠单抗(12)	26.1/20.4/24.6	未报道
Xelox or FOLFOX4+贝伐珠单抗 *vs.* Xelox or FOLFOX4+安慰剂(13)	21.3 *vs.* 19.9 (P=0.0769)	9.4 *vs.* 8.0 (P=0.0023)

综上数据显示在转移性结直肠癌的一线治疗中，FOLFIRI联合贝伐珠单抗带来的生存获益明显优于mIFL联合贝伐珠单抗，且不良反应通常易控制。BICC-C研究虽然没有设计为直接对比FOLFIRI联合贝伐单抗是否优于单纯FOLFIRI，但也的确证明了FOLFIRI联合贝伐珠单抗作为一线治疗的临床疗效和耐受性。

除了与伊立替康方案的联合，一些研究还评估了贝伐珠单抗联合含奥沙利铂方案在转移性结直肠癌一线治疗中的疗效。TREE-2研究比较了贝伐珠单抗与三种不同含奥沙利铂方案的联合(12)。与BICC-C研究类似，TREE研究最初是用于比较三种不同含奥沙利铂化疗方案的疗效，并未考虑加入贝伐珠单抗的获益，因此研究者将贝伐珠单抗加入前后的研究分别称为TREE-1和TREE-2。试验的三种含奥沙利铂方案分别是mFOLFOX 6(5-FU推注和持续输注合用)，bFOL (5-FU 推注)和CapeOx。TREE-2中贝伐珠单抗均在化疗周期的第一天使用，根据化疗周期间歇长短，用量分别为5 mg/kg (每2周一次)或7.5 mg/kg (每3周一次)。基于BICC-C试验的结果，该研究允许继续化疗的患者同时接受贝伐珠单抗的治疗，因此也没有直接对比含含奥沙利铂化疗加或不加贝伐珠单抗的疗效。

TREE研究的主要研究终点是治疗开始12周内3或4级不良反应发生率(12)。正如预期，TREE-2报道了一些与贝伐珠单抗相关的不良反应如肠穿孔、伤口愈合延迟、高血压和蛋白尿等，总体发生率均较低。

次要研究终点为用于评估临床获益的客观有效率和总生存期，见表2(12)。联合贝伐珠单抗，mFOLFOX 6，bFOL和CapeOx三组的客观有效率和总生存分别为52%和26.1月，39%和20.4月以及46%和24.6月。TREE-2结果表明贝伐珠单抗联合奥沙利铂和氟尿嘧啶类化疗一线治疗转移性结直肠癌，耐受性好且临床有效。

另一项试验N016966也评价了一线治疗中贝伐珠单抗联合含奥沙利铂方案的疗效。与前面研究不同的是，该研究在设计之初即联合了贝伐珠单抗，旨在评价加入贝伐单抗的受益(13)。按照2×2析因分析设计，患者随机分配入XELOX或FOLFOX4组，后再随机分入联合贝伐珠单抗组(根据化疗周期长短用法为7.5或5 mg/kg)或安慰剂组。

结果显示，在含铂化疗的基础上，与安慰剂相比，贝伐珠单抗明显延长了患者的PFS (主要终点指标) (13)，但没能提高患者的OS和ORR (见表2)。OS无获益可能与许多患者在疾病进展前过早停止治疗有关，如果患者治疗持续至疾病进展，如前所分析，有可能获得总生存获益。考虑到上述不足和贝伐珠单抗不良反应的可处理性，贝伐珠单抗联合含奥沙利铂方案应是转移性结直肠癌一线治疗的合理选择。

另一项针对年龄大于65岁患者的II期临床试验表明一线治疗贝伐珠单抗联合5-FU疗效

表3 转移性结直肠癌一线贝伐珠单抗联合5-FU的中位OS及PFS		
一线治疗方案	OS (月)	PFS (月)
5-Fu+贝伐珠单抗 *vs.* 5-Fu (14)	16.6 *vs.* 12.9 (P=0.16)	9.2 *vs.* 5.5 (P=0.0002)

优于仅5-FU化疗(14)。在该研究中，所有患者均行含亚叶酸钙和5-FU推注的化疗，随机分配为同时接受贝伐珠单抗(5 mg/kg，每2周一次)或安慰剂治疗。结果显示在5-FU基础上增加贝伐珠单抗没有得到有显著统计学意义的OS获益，但明显延长了PFS。这一结果提示：对于无法耐受伊立替康或奥沙利铂的转移性结直肠癌患者，一线治疗5-FU单药联合贝伐珠单抗是更好的选择。本研究认为贝伐珠单抗在年龄较大的患者中也具有较好的耐受性和临床可行性(见表3)。

此外，还有研究评估了可阻断多种VEGFR的口服酪氨酸激酶抑制剂与化疗联合一线治疗转移性结直肠癌的疗效，如Vatalanib、Cediranib和Sunitinib。结果显示无论与标准化疗方案联用或与贝伐珠单抗加化疗的方案联用，上诉酪氨酸激酶抑制剂均未增加疗效(15-17)。某些具有特殊生物标志物的亚组患者，如Vatalanib研究中LDH升高者，可能是潜在获益人群，但需要未来进一步的明确。此外，这些药物一致地表现出了与贝伐珠单抗不同的毒副反应类型，如腹泻、恶心和呕吐，这些反应通常被认为是酪氨酸激酶抑制剂的特殊不良反应。

迄今为止，在转移性结直肠癌的一线治疗中，贝伐珠单抗仍是唯一被证实有效的抗血管生成药物。它与化疗联合有着多种选择，可以与含奥沙利铂或伊立替康的化疗方案联用；如果患者不能耐受上述两种化疗药物，也可与5-FU单药联用。相对于明显的临床获益，不同化疗方案加用贝伐单抗所致的不良反应情况大致相当并可以恰当处理。因此，为转移性结直肠癌初治患者选择治疗方案时应首先考虑患者的治疗耐受力，是否加用贝伐珠单抗应该基于对患者能否耐受贝伐珠单抗特异性不良反应的独立判断，以期获得联合治疗的最大临床受益。

二线抗血管生成治疗

当转移性结直肠癌患治疗进展后，有多个被证明有效的含抗血管生成药物的方案可供选择。其中，随着贝伐珠单抗在一线治疗中使用越来越多，二线化疗是否可以继续与贝伐珠单抗协同使用也成为一个重要的问题。此外，阿柏西普也是主要的二线治疗药物。

E3200研究旨在确定一线治疗未使用过贝伐珠单抗的转移性结直肠癌患者中，二线治疗单用贝伐珠单抗或贝伐珠单抗联合化疗的疗效差异(18)。纳入研究的患者均为一线经含伊立替康/氟尿嘧啶方案治疗失败者，随机接受了FOLFOX4化疗、贝伐珠单抗单药或FOLFOX4联合贝伐珠单抗治疗。值得注意的是，该研究中贝伐珠单抗剂量高于前面讨论的所有研究，为10 mg/kg (每2周一次)。

研究结果显示：FOLFOX4联合贝伐珠单抗组的OS(主要研究终点)较FOLFOX4组明显延长(12.9月 *vs.* 10.8月，P=0.0011)，而贝伐珠单抗单药组OS最短，为10.2月(18)，PFS也显示了同样的结果(7.3月 *vs.* 4.7月 *vs.* 2.7月)。客观有效率方面，FOLFOX4联合贝伐单抗组高

cancer: updated results from the BICC-C study. J Clin Oncol 2008;26:689-90.
12. Hochster HS, Hart LL, Ramanathan RK, et al. Safety and efficacy of oxaliplatin and fluoropyrimidine regimens with or without bevacizumab as first-line treatment of metastatic colorectal cancer: results of the TREE Study. J Clin Oncol 2008;26:3523-9.
13. Saltz LB, Clarke S, Díaz-Rubio E, et al. Bevacizumab in combination with oxaliplatin-based chemotherapy as first-line therapy in metastatic colorectal cancer: a randomized phase III study. J Clin Oncol 2008;26:2013-9.
14. Kabbinavar FF, Schulz J, McCleod M, et al. Addition of bevacizumab to bolus fluorouracil and leucovorin in first-line metastatic colorectal cancer: results of a randomized phase II trial. J Clin Oncol 2005;23:3697-705.
15. Hecht JR, Trarbach T, Hainsworth JD, et al. Randomized, placebo-controlled, phase III study of first-line oxaliplatin-based chemotherapy plus PTK787/ZK 222584, an oral vascular endothelial growth factor receptor inhibitor, in patients with metastatic colorectal adenocarcinoma. J Clin Oncol 2011;29:1997-2003.
16. Hoff PM, Hochhaus A, Pestalozzi BC, et al. Cediranib plus FOLFOX/CAPOX versus placebo plus FOLFOX/ CAPOX in patients with previously untreated metastatic colorectal cancer: a randomized, double-blind, phase III study (HORIZON II). J Clin Oncol 2012;30:3596-603.
17. Carrato A, Swieboda-Sadlej A, Staszewska-Skurczynska M, et al. Fluorouracil, leucovorin, and irinotecan plus either sunitinib or placebo in metastatic colorectal cancer: a randomized, phase III trial. J Clin Oncol 2013;31:1341-7.
18. Giantonio BJ, Catalano PJ, Meropol NJ, et al. Bevacizumab in combination with oxaliplatin, fluorouracil, and leucovorin (FOLFOX4) for previously treated metastatic colorectal cancer: results from the Eastern Cooperative Oncology Group Study E3200. J Clin Oncol 2007;25:1539-44.
19. Allegra CJ, Lakomy R, Tabernero J, et al. Effects of prior bevacizumab (B) use on outcomes from the VELOUR study: A phase III study of aflibercept (Afl) and FOLFIRI in patients (pts) with metastatic colorectal cancer (mCRC) after failure of an oxaliplatin regimen. J Clin Oncol 2012;30:abstr 3505.
20. Bennouna J, Sastre J, Arnold D, et al. Continuation of bevacizumab after first progression in metastatic colorectal cancer (ML18147): a randomised phase 3 trial. Lancet Oncol 2013;14:29-37.
21. Chen HX, Mooney M, Boron M, et al. Phase II multicenter trial of bevacizumab plus fluorouracil and leucovorin in patients with advanced refractory colorectal cancer: an NCI Treatment Referral Center Trial TRC- 0301. J Clin Oncol 2006;24:3354-60.

（翻译：周继陶，邱萌；审校：秦文星）

Cite this article as: Smaglo BG, Hwang J. Continuum of care with anti-angiogenic therapies in metastatic colorectal cancer. J Gastrointest Oncol 2013;4(3):299-307. doi: 10.3978/j.issn.2078-6891.2013.030

第十五章：EGFR抑制剂治疗结直肠癌的耐药标志物

Walid Shaib, Reena Mahajan, Bassel El-Rayes

Department of Hematology and Oncology, Winship Cancer Institute, Emory University, Atlanta, GA 30322, USA

Correspondence to: Bassel El-Rayes, MD, Associate Professor, Director of the GI Oncology Translational Research Program. Winship Cancer Institute, Emory University School of Medicine, 1365 Clifton Road NE, Atlanta, GA 30322, USA. Email: bassel.el-rayes@emoryhealthcare.org.

摘要：表皮生长因子受体(EGFR)是治疗结直肠癌(colorectal cancer，CRC)的一个靶点，然而EGFR抑制剂似乎只对部分CRC病人有作用。EGFR抑制剂的耐药机制逐渐被认识。KRAS12号外显子活化突变在EGFR抑制剂的耐药方面占主导地位，约40%晚期结直肠癌病人发生该基因突变。其他可能的耐药机制包括配体表达、EGFR拷贝数增加、BRAF基因突变和其他信号通路的激活等。

关键词：耐药性；抗表皮生长因子受体(抗EGFR)；结直肠癌

前言

结直肠癌是美国诊出率第四、死亡率第二的癌症，2012年的新发病例数为143,460例，死亡病例数为51,690例(1)。40%~50%的初诊结直肠癌病人已经出现转移，说明全身的系统性治疗非常重要(2)。过去的10年中，奥沙利铂、伊立替康、西妥昔单抗、帕尼单抗、贝伐珠单抗、阿柏西普、瑞戈非尼等化疗药物(3-6)的批准上市，使得晚期结直肠癌患者的中位总生存期几乎翻倍——从5-FU时代的12个月延长至22个月左右。然而，这些药物的应用在大大增加了结直肠癌患者治疗费的同时，也带来了一系列的不良反应。这些因素促使基于耐药机制的生物标志物的研究，以使患者真正从特定治疗方案中获益。KRAS基因突变是对西妥昔单抗(7-9)和帕尼单抗(10-13)耐药的一个机制，它引领了结直肠癌个体化治疗的开始。大约40%的结直肠癌病人存在KRAS基因突变以及对EGFR抑制剂耐药。而KRAS基因野生型的存在使得病人不能从EGFR抑制剂的治疗中获益。因此，在KRAS野生型的转移性结直肠癌病人中，寻找那些能够识别无效以及初始有效，随后耐药的其他的耐药通路和可能的预测标志物显得尤为重要。

表皮生长因子受体(EGFR)

EGFR已被确定存在于多种人类上皮源性肿瘤，如头颈部鳞状细胞癌、结直肠癌、乳腺癌、胰腺癌、非小细胞肺癌和脑肿瘤。EGFR是一种170 kD的糖蛋白，其编码基因位于7号染色体p12。EGFR是人类表皮酪氨酸激酶受体(Her)家族的成员之一，Her家族包括EGFR (erbB1/Her1)、Her2/neu (erbB2)、Her3 (erbB3)、Her4 (erbB4)。EGFR包括一个胞外配体结合域(I、II、III、IV)，一个跨膜区，一个胞内近膜结构域和胞浆酪氨酸激酶结合域。EGFR结合配体(如EGF、TGFα、双调蛋白、肝素结合EGF、细胞调节素和上皮调节蛋白)后形成同源或异源二聚体，激活酪氨酸激酶结合域。在羧基终端尾部酪氨酸激酶介导酪氨酸磷酸化位点进行磷酸化。EGFR的活化激活多种复杂的胞内信号传导通路，而这些信号通路受配体、异源二聚体复合物、磷酸酪氨酸结合蛋白的调节。EGFR激活的两条主要信号通路是RAS-RAF-MAPK通路和PI3K-PTEN/PTEN/AKT通路(图1)。PI3K/AKT通路的激活促使蛋白质合成、细胞生长、存活和迁移。而RAS-RAF-MAPK通路则促使细胞周期性生长和增殖(14,15)。

KRAS

人类KRAS癌基因同系物编码一种小GTP结合蛋白。细胞表面受体(包括EGFR)被活化后，此蛋白可在GDP和GTP结合状态的循环中起自我失活信号传导的作用。KRAS基因可庇护致癌性的突变并产生持续活化的蛋白。鉴于KRAS基因在EGFR信号传导通路中起关键性作用，因此，评估KRAS基因的突变影响并以此研究EGFR抑制剂的耐药机制是一种很好的方法。在结直肠癌中(包括原发灶和转移灶，不包括淋巴结)，大约35%~45%病人存在KRAS基因12号外显子突变。多项回顾性研究发现KRAS基因突变型患者对抗EGFR治疗耐药(6,16)。这些研究的总结见表1。两项重要的EGFR抑制剂单药对比最佳支持治疗的研究显示KRAS基因突变在EGFR抑制剂耐药中所起的作用。在第一项研究(NCIC试验)中，572例化疗难治性的晚期结直肠癌患者被随机分成两组，分别为西妥昔单抗组和最佳支持治疗的三线治疗。结果显示西妥昔单抗可显著延长OS (HR，0.77；95% CI 0.64~0.92；P=0.005)和PFS (HR，0.68；95% CI 0.57~0.80；P<0.001) (5)。可取得标本的394例进行了亚组分析，结果显示，KRAS野生型的患者OS (中位9.5月*vs.* 4.8月；HR，0.55；95% CI 0.41~0.74；P<0.001)和PFS (中位3.7月*vs.* 1.9月；HR，0.40；95% CI 0.30~0.54；P<0.001)明显延长。相对于最佳支持治疗来讲，KRAS突变型患者的OS和PFS并未从西妥昔单抗的治疗中获益(27)。另外一项帕尼单抗对比最佳支持治疗在化疗难治性结直肠癌的随机对照临床研究中也得出相似结果。KRAS野生型患者接受帕尼单抗治疗的PFS为8周，较最佳支持治疗组(7.3周)长(HR，0.54；95% CI 0.44~0.66，P<0.0001)。帕尼单抗组的有效率为10%，而最佳支持治疗组为0 (P<0.0001)。KRAS突变型患者接受帕尼单抗治疗的OS并未较最佳支持治疗组延长(HR，1.00；95% CI 0.82~1.22) (26)。

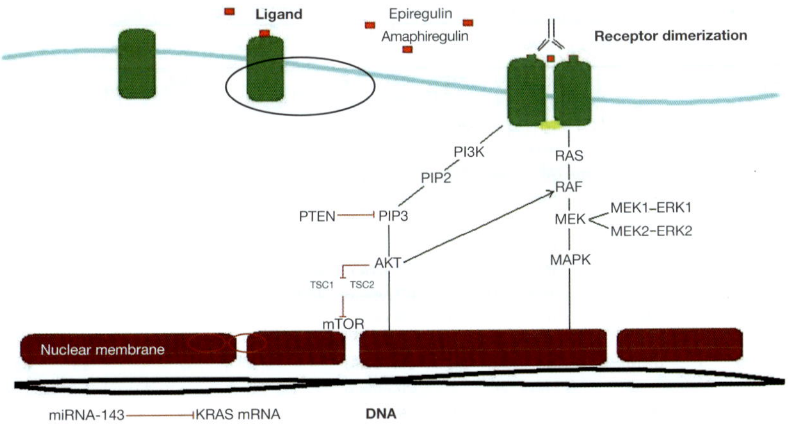

图 1 EGFR 生物学。配体（图中为红色，epiregulin, amphiregulin）结合于 EGFR 的细胞外功能区，引起同源或异源性二聚体化，导致细胞浆尾部的酪氨酸残基（图中黄色部分）磷酸化。激活的 EGFR 导致 KRAS 活化，由此而顺序激活癌基因 BRAF、MEK(分裂原活化蛋白激酶激酶）和 MAPK(分裂原活化蛋白激酶)，并导致促生长基因的表达。除了激活 KRAS，EGFR 还激活 PIK3CA，后者依次将 PIP2(2- 磷酸 - 磷脂酰肌醇）磷酸化为 PIP3(3- 磷酸 - 磷脂酰肌醇）、激活 AKT 和几个下游的效应因子，导致蛋白质合成、细胞生长、存活、增值、迁移和血管生成。耐药机制已经被假说过，部分在该图中得到显示，miRNA-143 在肿瘤细胞中表达较低，导致对 KRAS 的抑制减弱，肿瘤增值加快。红色方块代表 EGFR 配体 (epiregulin, amphiregulin)，红色线条代表抑制效应。

在CRYSTAL研究中，1,198例初治的晚期结直肠癌患者被随机分成两组，分别接受西妥昔单抗+FOLFIRI或FOLFIRI治疗。结果显示西妥昔单抗+FOLFIRI组的PFS较FOLFIRI组延长(HR，0.85；95% CI 0.72~0.99；P=0.048)，而两组的OS没有差别(HR，0.93；95% CI 0.81~1.07；P=0.31)。亚组分析显示，KRAS突变型患者(37%)接受西妥昔单抗+FOLFIRI治疗后，其OS (HR，1.03)和PFS (HR，1.07；P=0.75)都没有延长。KRAS野生型患者接受西妥昔单抗+FOLFIRI治疗后的PFS为9.9月，FOLFIRI组为8.4月 (HR，0.68；95% CI 0.50~0.94；P=0.02)；而两组的OS分别为23.5月和20.0月(HR，0.84；P=0.0093)；两组的有效率分别为57.3%和39.7% (P=0.001)。这项研究的结果使西妥昔单抗被批准联合FOLFIRI一线治疗KRAS野生型的转移性结直肠癌(6,25)。

大约6%的结直肠癌病人存在KRAS基因13号密码子突变。13号密码子突变对产生EGFR抑制剂耐药的影响仍然是有争论的。有体外实验显示KRAS13号密码子突变较12号密码子突变有更低的转化活性，对凋亡和生长能力的耐药性更低(28)。DeRoock等人研究了应用西妥昔单抗治疗的难治性结直肠癌病人的p.G13D突变与有效率及生存期的关系。p.G13D突变者有更长的OS(7.6月 *vs.* 5.7月，P=0.005)和PFS (4.0月 *vs.* 1.9月，P=0.004)。虽然这些结果提示p.G13D突变的病人对西妥昔单抗治疗有效，但其有效率仍然低于KRAS野生型病人。在此研究中，体外实验和小鼠模型均提示p.G12V突变的结直肠癌细胞对西妥昔单抗不敏感，而p.G13D突变的细胞和KRAS野生型对西妥昔单抗是敏感的(21)。Peeters

不少作者回顾了EGFR抑制剂所致皮肤毒性的治疗措施。Jatoi等开展的随机、双盲、安慰剂对照研究中，65例患者随机进入四环素治疗组(500 mg口服，一天两次，连用28 d)或安慰剂组(10)。监控时间为治疗期的4周及治疗后4周，主要监控目标为比较两组2级或以上的皮疹发生率。该研究发现口服四环素不能显著降低EGFR抑制剂所致皮疹的发生率或严重程度。随后，Scope等在2007年进行了出现西妥昔单抗所致痤疮样皮疹的患者口服米诺环素的随机双盲对照研究(11)。48例患者按1:1随机分配到米诺环素组或安慰剂组，共接受8周的治疗。在治疗的第1~4周中，治疗组总体面部皮损数目均显著低于安慰剂组。在第4周，米诺环素治疗组中到重度皮疹的发生率低于安慰剂组，而在第8周，两组总的面部皮损数均减少。米诺环素组中没有患者因为痤疮样皮疹而停用西妥昔单抗，而在安慰剂组有4例患者因3度皮疹而不得不中断治疗。此外，有研究也观察过外用他扎罗汀的疗效，但他扎罗汀无法控制痤疮样皮疹的症状，反而会引起显著刺激感，这一研究再次印证了该皮疹对药物的反应与传统的寻常痤疮不同。

De Nornha等对使用厄洛替尼和西妥昔单抗治疗的肺癌和结直肠癌患者的皮肤副反应治疗方法进行了回顾总结(12)。他们提出了一套处理这类患者的治疗流程。自患者开始EGFR抑制剂治疗即开始使用日常防晒剂、温和的皮肤清洁剂以及润肤霜。出现轻度痤疮样皮疹的患者则外用抗生素和过氧化苯甲酰；出现2至3级皮肤反应的患者即开始口服多西环素或米诺环素(100 mg/d)。如果患者口服抗生素无效，则建议其口服低剂量异维a酸，对于伴瘙痒的患者推荐使用抗组胺类药物。在作者报道的这19例患者中没有出现因为皮肤反应而停用EGFR抑制剂治疗的情况；除一例外，所有患者在服用口服抗生素后症状均改善，其中42%的患者的皮疹完全消失。

Lacouture等开展了一项关于帕尼单抗所致皮肤毒性的随机研究(STEPP)，以评估使用帕尼单抗的患者使用多西环素的预防或治疗性的作用(13)。所有患者在化疗起始即接受标准方案的治疗，包括每日使用润肤霜、防晒霜以及外用类固醇类药物。48例患者接受了预防性口服多西环素100 mg一天两次的治疗，而其余47例患者则在皮肤毒性出现后才使用。在总共6周的治疗时间里发生2级皮肤毒性的患者比例，预防组为29%，而治疗组为62%。预防组患者对多西环素治疗耐受良好，且生活质量的影响程度更小。

Requena等报道了3例使用EGFR抑制剂后发生严重痤疮样皮疹的患者，经口服异维a酸治疗后达到症状完全缓解(14)。根据我们尚待发表的数据，我们同样运用口服异维a酸成功治疗了12例因EGFR抑制剂导致严重痤疮样皮疹的患者。

EGFR抑制剂还可能引起一些其他类型的皮肤毒性反应，如干燥症及疼痛性皮肤皲裂(见图4)。正如Han等的描述，EGFR抑制剂会导致角化细胞分化异常，致使丝聚蛋白和兜甲蛋白合成减少(15)。这两种蛋白正是皮肤表层组织——角质层的组成部分，参与保持皮肤的湿润和锁水。这些蛋白的表达降低可能是EGFR抑制剂相关干燥症的原因。Rodríguez-Murphy等观察到使用西妥昔单抗的43例患者中1/4不到的患者出现了皮肤干燥症，平均发生时间为治疗40 d (16)，其中3例在手足部位发生了疼痛性皮肤皲裂。然而实际上，干燥症的发生率要比上述研究报道的更加常见，这可能是因为上述研究没有设定足够长的随

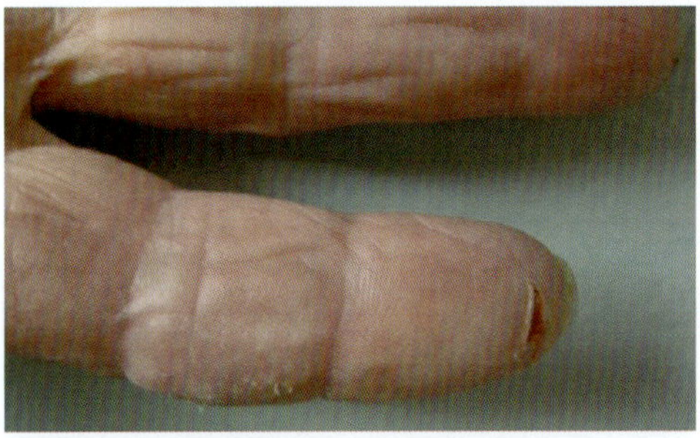

图 4 EGFR 抑制剂治疗导致的手指皮肤皲裂。

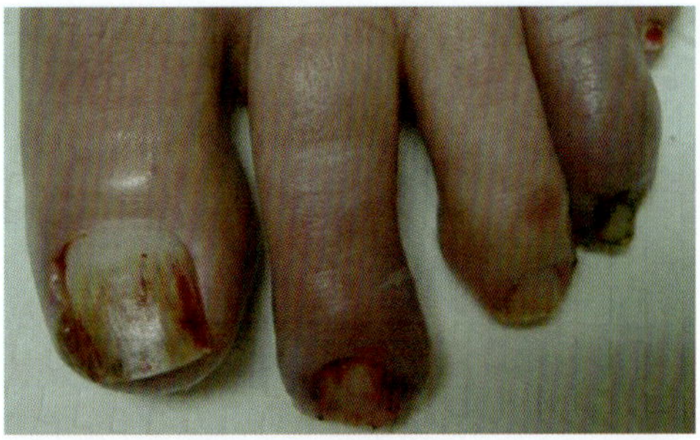

图 5 EGFR 抑制剂治疗相关的甲沟炎伴甲周化脓性肉芽肿样皮损。

访评估时间。2009年，Osio等报道了一项观察长期使用EGFR抑制剂患者皮肤毒性反应的研究，16例患者随访时间为6~27个月，平均治疗时间为10个月，最终患者全部出现皮肤干燥症(17)。因此，所有患者都应该得到关于预防皮肤干燥的专业建议，包括温水洗浴，尽量减少香皂的使用(主要是腋窝、腹股沟和双足)，以及每日使用足量润肤剂。在出现皮肤皲裂的患者，最好的治疗方式是立即使用超级生物胶进行皲裂的粘合。

使用EGFR抑制剂的患者可能在2个月或以上的治疗后出现甲襞改变，其中最常见的是甲襞发炎(甲沟炎)，以及甲周化脓性肉芽肿样皮损(见图5)。甲床发炎后，指甲可变得营养不良，或甲板从甲床翘起(甲剥离)。外伤不一定是导致以上改变的必要原因，但可能是恶化因素。手指甲和脚趾甲都可受累，其中大拇指是最易受累部位。受累指(趾)甲会感觉疼痛，并因功能受限导致日常生活不便。Rodríguez-Murphy等报道了43例使用西妥昔单抗的患者中就有2例出现了甲沟炎(16)。

甲沟炎通常是无菌性的，但却可能继发感染，因此，推荐进行皮损处的细菌培养以协助选择适合的抗感染治疗。Lacouture等在一项回顾性研究中报道了152例使用西妥昔单抗的患者中有27例(17.7%)出现了甲沟炎(18)。共42份样品进行了细菌培养，全部培养出了微生物，其中31%培养出凝固酶阴性的革兰氏阳性菌，23%培养出金黄色葡萄球菌。因此，为尽量减少甲沟损伤，推荐穿着舒适合脚的鞋，经常修理指甲但避免修剪过度，以及在打扫清洁及做家务时戴手套保护。局部使用糖皮质激素以及抗炎剂量的四环素有助于改善甲沟炎；使用抗菌物质如稀释后的漂白剂或白醋等浸泡，可预防继发感染。

甲周化脓性肉芽肿性皮损在临床上表现为脆性血管组织增生，常伴出血。局部外伤可能会引起皮损的发生或恶化进而导致出血症状更加明显。Santiago等观察了14例使用EGFR抑制剂西妥昔单抗或厄洛替尼的患者，有5例出现了甲周化脓性肉芽肿，其中有4例同时伴有甲沟炎(19)。化脓性肉芽肿的平均发生时间为开始治疗后8周，可能需要采取一些医疗措施以消除多余的肉芽组织，治疗方式包括电烙法，硝酸银法和指甲拔除。

EGFR抑制剂可以引起患者毛发异常。患者可能出现多毛症，特别是眉毛和眼睫毛的增多(睫毛粗长症) (见图6)。此外，患者也可能出现疤痕性或非疤痕性脱发。

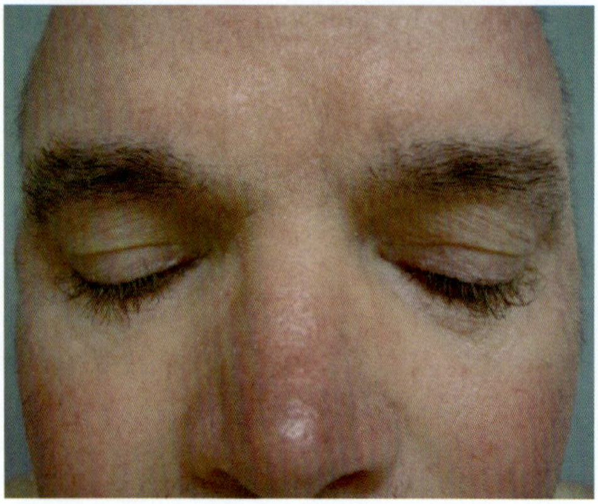

图 6 EGFR 抑制剂治疗导致的睫毛粗长症。

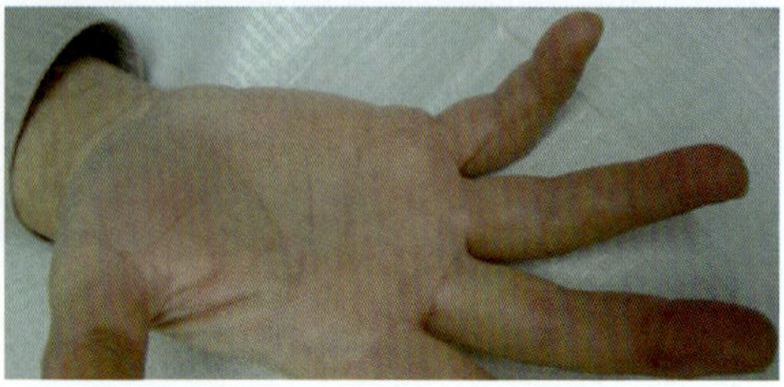

图 7 EGFR 抑制剂治疗中发生的皮肤继发性细菌感染。

皮肤的继发感染可以加重EGFR抑制剂导致的皮肤毒性反应(见图7)。目前已有一些致力于揭示这些感染病原学的研究。Amitay-Laish等观察了29例使用西妥昔单抗或厄洛替尼的患者，24例出现了丘疹脓疱疮(20)。研究者将这组患者按照发生丘疹脓疱疮的时间早晚分为2组：早期组有17例患者，中位发生时间为8天；晚期组7例患者，中位发生时间为200 d。金黄色葡萄球菌感染发生于早期组患者中的7例和所有晚期组患者。葡萄球菌感染的高发生率再次提示细菌培养对于评估和治疗EGFR抑制剂所致皮疹患者的重要性。该研究同样强调了当患者稳定使用EGFR抑制剂发生晚期丘疹脓疱疮时，应搜索致病性病原菌。Eilers等在使用EGFR抑制剂的221例患者中发现84例在皮肤毒性发生部位有感染迹象(21)。细菌培养结果显示，50例为金黄色葡萄球菌感染阳性，12例为耐甲氧西林金黄色葡萄球菌阳性。其他少见感染类型包括单纯疱疹、带状疱疹及皮肤真菌感染。在少数情况下，一些少见病原菌也可见于使用EGFR抑制剂的患者，如Bark等就报道了一例使用西妥昔单抗进行解救化疗的头颈部肿瘤患者合并了龟亚科分枝杆菌感染(22)。上述情况进一步强调了细菌培养的重要性，以发现可能对常规抗炎治疗无效的特殊病原菌。

我们的诊疗流程建议在患者使用EGFR抑制剂之前或开始之初尚未出现显著皮肤毒性时开始进行评估。建议患者使用防晒霜，皮肤干燥的强调凡士林或厚层润肤霜的规律涂用。当出现瘙痒性鳞状皮疹时可外用甾体类药物，如0.1%的曲安西龙软膏1-2次/d。建议在化疗开始、皮疹出现以前，就开始口服抗生素预防或尽量减少痤疮样皮疹，常用药物包括米诺环素50或100 mg一天两次，并观察包括头痛、眩晕、高敏反应以及药疹等副反应发生情况，一旦患者出现新的皮疹或其他药物副反应则立即停药。另一种可选择的治疗方式是多西环素50或100 mg一天两次，并观察胃肠道和光敏性的副反应。建议患者在进餐时服用药物和喝一整杯水，以降低多西环素的胃肠道副反应。当使用口服抗生素和外用甾体类药物后，皮疹无缓解或加重时，应该排除继发感染。对于排除了感染的难治性痤疮样皮疹，可口服异维a酸。若口服异维a酸不宜处方或限制使用，应在治疗初期向熟悉EGFR抑制剂相关皮肤毒性反应的皮肤科医生寻求帮助这将有益于治疗的进行。

瑞戈非尼

最新获准用于结直肠癌的靶向治疗新药——瑞戈非尼，是一种口服多激酶抑制剂，其靶点包括血管内皮细胞生长因子受体2、血小板源性生长因子受体β、成纤维细胞生长因子受体1、C-KIT、RET以及B-RAF(23)。目前，瑞戈非尼已被用于胃肠道间质瘤(GIST)、结直肠癌以及肾细胞癌的治疗性研究。除了与经典的多激酶抑制剂如索拉非尼和苏尼替尼相似的共性以外，瑞戈非尼还在结构上和生物学特性上具有独特性，老一代靶向药物发生肿瘤耐药后仍可使用瑞戈非尼。一项III期临床研究表明对伊马替尼和苏尼替尼耐药的胃肠道间质瘤，使用瑞戈非尼可较安慰剂延长中位无进展生存时间(24)。与之类似，在难治性结直肠癌治疗中，瑞戈非尼组的中位总生存时间为6.4月，而安慰剂组仅5月(25)。本文中我们将回顾此类多激酶抑制剂如索拉非尼和舒尼替尼的不良反应，以及目前为止发现的瑞戈非尼毒副作用。索拉非尼的作用靶点包括B-RAF、VEGF-2、C-KIT、Flt-3及PDGFR，它可以引起手足皮肤反应(HFSR)、甲下线形出血、脂溢性面部皮疹以及躯干和四肢的毛囊性皮疹。舒尼替尼的靶点包括VEGF-2、C-KIT、Flt-3以及PDGFR。该药与HFSR、甲下线形出血，毛发色素脱失、皮肤色素减退以及嗜中性皮肤病相关。

HFSR就被认为是多激酶抑制剂如索拉非尼和舒尼替尼的常见毒副作用之一，也可见于瑞戈非尼。多激酶抑制剂所致HFSR是一种特殊的皮肤反应类型，应该与传统细胞毒性化疗药物所致肢端红斑(也叫手足综合征和掌跖感觉迟钝)相鉴别。多激酶抑制剂导致的HFSR表现为肢端疼痛和感觉减退，但其症状通常比由化疗药物如5-氟尿嘧啶、多柔比星和胞嘧啶阿糖胞苷所致皮肤反应更轻微，水肿程度也更低。HFSR最具有特征性的表现是掌端和足底的过度角化(见图8,9)，尤其以摩擦部位更为多见。据文献报道，在索拉非尼和舒尼替尼的治疗过程中有高达9%的患者出现了高级别的手足皮肤反应，表现为水疱和溃疡并导致功能受损(26)。Nardone等发现，这些药物所致手足皮肤反应对患者的健康相关生活质量评分有负性影响(27)。

使用瑞戈非尼治疗的转移性结肠腺癌的患者中，也有手足皮肤反应的发生。通常在治疗开始后的数周，在双足出现水疱性斑块或皮疹，以及在指尖出现触痛性增厚斑块，这些水疱、斑块和不适感常常发生在受力部位，如手指和脚趾的指(趾)腹部位最严重，从而影响患者日常生活。在一项瑞戈非尼治疗胃肠道间质瘤的临床研究中，Demetri等报道20% (26/132例)的患者发生了手足皮肤反应(24)。在瑞戈非尼治疗结直肠癌患者的临床研究中，Grothey等在17% (83/500例)的患者中观察到3级及以上的手足皮肤反应(25)。

处理HFSR是一件有挑战性工作，不过仍然有一些基本治疗原则可供遵循，包括穿着舒适合脚的鞋以及保护性的手套以尽可能减少摩擦和外伤。外用皮质类固醇类药物能尽量减少炎性反应。此外，使用含有角质软化成分如尿素和乳酸的霜剂，能够软化位于手足的增厚过度角化斑。减少瑞戈非尼的使用剂量也能减轻这种令人烦恼的副作用。与EGFR抑制剂所致痤疮样皮疹不同，瑞戈非尼所致HFSR皮疹或其他任何皮肤毒性与药物疗效之间无确切相关性。

脂溢性皮炎样皮疹也是包括瑞戈非尼在内的多激酶抑制剂时可能出现的皮肤毒性反

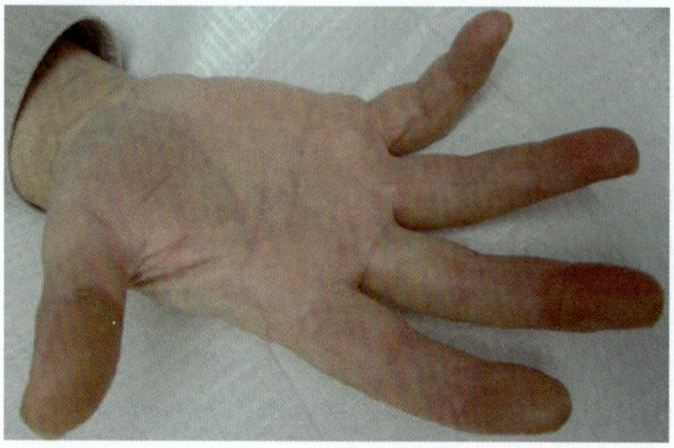

图 8 瑞戈非尼导致的摩擦部位过度角化斑块。

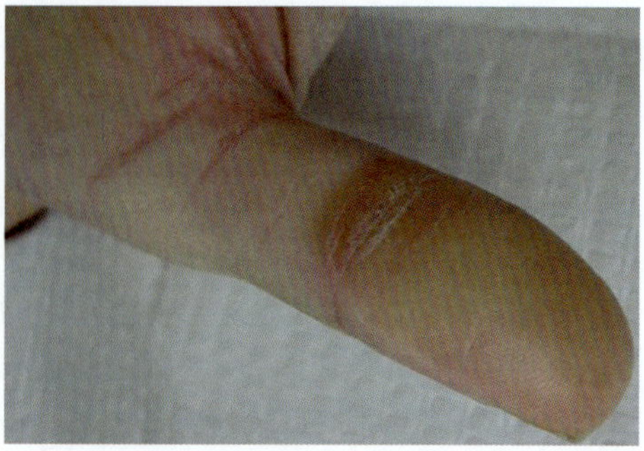

图 9 瑞戈非尼导致的大拇指过度角化斑块。

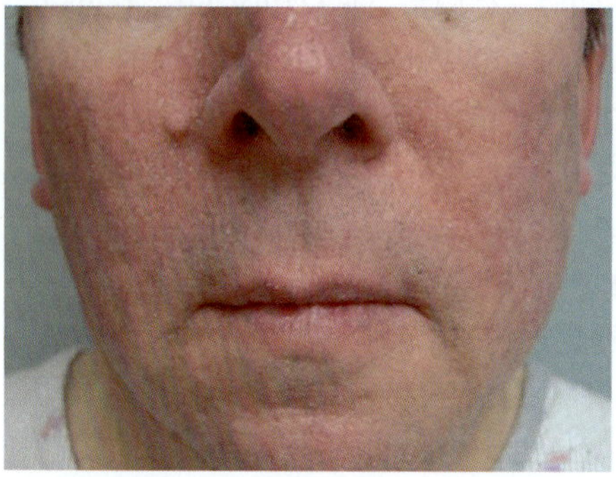

图 10 瑞戈非尼导致的脂溢性皮炎样皮疹。

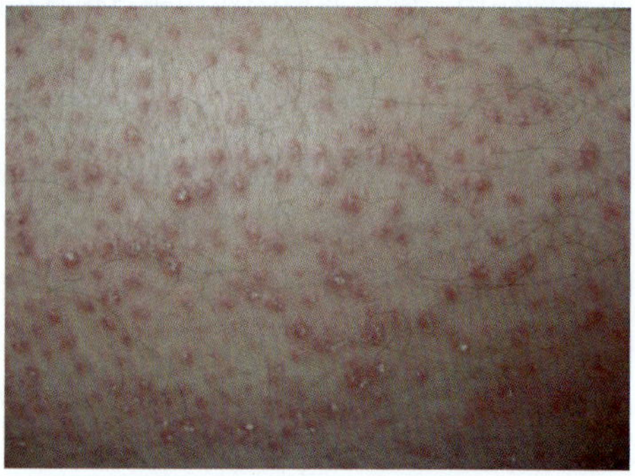

图 11 多激酶抑制剂治疗导致的红斑毛囊角化性丘疹。

应之一(见图10)，通常可被外用药控制，低效能的皮质类固醇类药物如2.5%的氢化可的松软膏或酮康唑软膏可能有效。

据Lopez等报道，一种滤泡样的皮疹也可能继发于多激酶抑制剂的治疗(28)，临床上表现为皮肤出现红斑毛囊角化性丘疹(见图11)，免疫组化显示为显著的滤泡增生。外用皮质类固醇类药物或角质软化药物可能有利于控制上述症状。

2009年Dubauskas等报道了皮肤鳞状细胞癌和日光性角化病与索拉非尼的相关性(29)，在131例使用索拉非尼治疗的转移性肾细胞癌患者中，7例出现了皮肤鳞状细胞癌，2例为角化棘皮瘤型。在2013年，Breaker等报道了使用索拉非尼和舒尼替尼治疗肾细胞癌与发生皮肤癌的相关性(30)，69例使用多靶点激酶抑制剂的患者中，5例使用索拉非尼的，2例使用舒尼替尼的患者出现了皮肤癌，其中5例为鳞状细胞癌，3例为基底细胞癌。在确诊皮肤癌前的中位治疗时间超过1年。图12显示的是在多激酶抑制剂的治疗过程中出现的鳞状细胞癌。BRAF抑制剂威罗非尼目前已被用于治疗转移性黑色素瘤，它同样可以激发鳞状细胞癌的发生，可能的机制是在日光照射后受损的角化细胞中激活了野生型RAF通路。因此，有必要对使用瑞戈非尼治疗的患者进行长期随访，以确定罹患类似皮肤癌的风险是否存在。

上述发现强调了同类靶向化疗药物产生的特征性皮肤反应具有相似性，从而为新药物

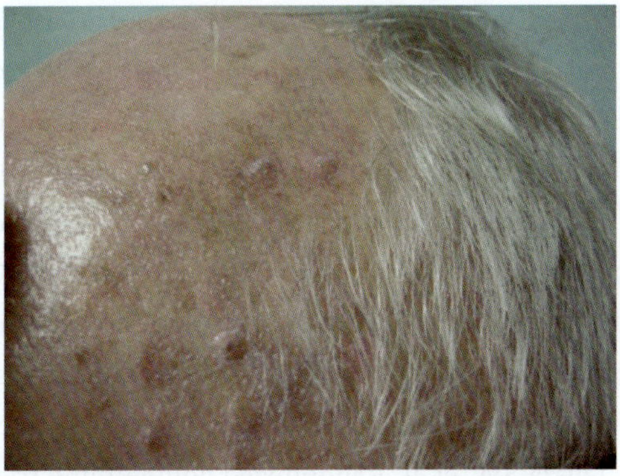

图 12 威罗非尼 (BRAF 抑制剂）治疗中发生的鳞状细胞癌。

的副反应提供了预测依据。无论是肿瘤科医生还是皮肤病医生，了解这些皮肤毒性反应的特征性表现和治疗方法，更好地将上述靶向药物运用于结直肠癌的治疗，都是极其重要的。成功的皮疹治疗既可以保证肿瘤治疗的持续性，又能改善患者的生活质量，尽量减少这些挽救生命的治疗方式所致皮肤毒性反应作用，可以使抗肿瘤药物继续维持适当剂量和使用时间，以达到最佳疗效。

致谢

Urban教授没有与本文相关的利益冲突或经济受益。Anadkat教授曾被聘为ImClone, Bristol-Myers Squibb, Astra-Zeneca, Eisai和Therakos公司的顾问和代言人。

声明：本文作者均没有与本文相关的利益冲突。

参考文献

1. Common Terminology Criteria for Adverse Events version 4.0. Available online: http://www.cancer.gov
2. Erbitux® (cetuximab) [package insert]. Branchburg, NJ and Princeton, NJ: ImClone LLC, 2010.
3. Panitumumab (Vectibix) [package insert]. Thousand Oaks, CA: Amgen Inc, 2010.
4. Tol J, Koopman M, Rodenburg CJ, et al. A randomised phase III study on capecitabine, oxaliplatin and bevacizumab with or without cetuximab in first-line advanced colorectal cancer, the CAIRO2 study of the Dutch Colorectal Cancer Group (DCCG). An interim analysis of toxicity. Ann Oncol 2008;19:734-8.
5. Douillard JY, Siena S, Cassidy J, et al. Randomized, phase III trial of panitumumab with infusional fluorouracil, leucovorin, and oxaliplatin (FOLFOX4) versus FOLFOX4 alone as first-line treatment in patients with previously untreated metastatic colorectal cancer: the PRIME study. J Clin Oncol 2010;28:4697-705.
6. Peréz-Soler R, Saltz L. Cutaneous adverse effects with HER1/EGFR-targeted agents: is there a silver lining? JClin Oncol 2005;23:5235-46.

7. Jatoi A, Nguyen PL. Do patients die from rashes from epidermal growth factor receptor inhibitors? A systematic review to help counsel patients about holding therapy. Oncologist 2008;13:1201-4.
8. Romito F, Giuliani F, Cormio C, et al. Psychological effects of cetuximab-induced cutaneous rash in advanced colorectal cancer patients. Support Care Cancer 2010;18:329-34.
9. Wu PA, Balagula Y, Lacouture ME, et al. Prophylaxis and treatment of dermatologic adverse events from epidermal growth factor receptor inhibitors. Curr Opin Oncol 2011;23:343-51.
10. Jatoi A, Dakhil SR, Sloan JA, et al. Prophylactic tetracycline does not diminish the severity of epidermal growth factor receptor (EGFR) inhibitor-induced rash: results from the North Central Cancer Treatment Group (Supplementary N03CB). Support Care Cancer 2011;19:1601-7.
11. Scope A, Agero AL, Dusza SW, et al. Randomized double-blind trial of prophylactic oral minocycline and topical tazarotene for cetuximab-associated acne-like eruption. J Clin Oncol 2007;25:5390-6.
12. de Noronha e Menezes NM, Lima R, Moreira A, et al. Description and management of cutaneous side effects during erlotinib and cetuximab treatment in lung and colorectal cancer patients: a prospective and descriptive study of 19 patients. Eur J Dermatol 2009;19:248-51.
13. Lacouture ME, Mitchell EP, Piperdi B, et al. Skin toxicity evaluation protocol with panitumumab (STEPP), a phase II, open-label, randomized trial evaluating the impact of a pre-Emptive Skin treatment regimen on skin toxicities and quality of life in patients with metastatic colorectal cancer. J Clin Oncol 2010;28:1351-7.
14. Requena C, Llombart B, Sanmartín O. Acneiform eruptions induced by epidermal growth factor receptor inhibitors: treatment with oral isotretinoin. Cutis 2012;90:77-80.
15. Han SS, Lee M, Park GH, et al. Investigation of papulopustular eruptions caused by cetuximab treatment shows altered differentiation markers and increases in inflammatory cytokines. Br J Dermatol 2010;162:371-9.
16. Rodríguez-Murphy E, Villanueva-Herraiz S, Ortega- García MP, et al. Cutaneous toxicity associated with cetuximab treatment in metastatic colorectal cancer. Farm Hosp 2011;35:114-20.
17. Osio A, Mateus C, Soria JC, et al. Cutaneous side-effects in patients on long-term treatment with epidermal growth factor receptor inhibitors. Br J Dermatol 2009;161:515-21.
18. Lacouture ME, Anadkat MJ, Bensadoun RJ, et al. Clinical practice guidelines for the prevention and treatment of EGFR inhibitor-associated dermatologic toxicities. Support Care Cancer 2011;19:1079-95.
19. Santiago F, Gonçalo M, Reis JP, et al. Adverse cutaneous reactions to epidermal growth factor receptor inhibitors: a study of 14 patients. An Bras Dermatol 2011;86:483-90.
20. Amitay-Laish I, David M, Stemmer SM. Staphylococcus coagulase-positive skin inflammation associated with epidermal growth factor receptor-targeted therapy: an early and a late phase of papulopustular eruptions. Oncologist 2010;15:1002-8.

21. Eilers RE Jr, Gandhi M, Patel JD, et al. Dermatologic infections in cancer patients treated with epidermal growth factor receptor inhibitor therapy. J Natl Cancer Inst 2010;102:47-53.
22. Bark CM, Traboulsi RS, Honda K, et al. Disseminated Mycobacterium chelonae infection in a patient receiving an epidermal growth factor receptor inhibitor for advanced head and neck cancer. J Clin Microbiol 2012;50:194-5.
23. Wilhelm SM, Dumas J, Adnane L, et al. Regorafenib (BAY 73-4506): a new oral multikinase inhibitor of angiogenic, stromal and oncogenic receptor tyrosine kinases with potent preclinical antitumor activity. Int J Cancer 2011;129:245-55.
24. Demetri GD, Reichardt P, Kang YK, et al. Efficacy and safety of regorafenib for advanced gastrointestinal stromal tumours after failure of imatinib and sunitinib (GRID): an international, multicentre, randomised, placebo-controlled, phase 3 trial. Lancet 2013;381:295-302.
25. Grothey A, Van Cutsem E, Sobrero A, et al. Regorafenib monotherapy for previously treated metastatic colorectal cancer (CORRECT): an international, multicentre, randomised, placebo-controlled, phase 3 trial. Lancet 2013;381:303-12.
26. Gomez P, Lacouture ME. Clinical presentation and management of hand-foot skin reaction associated with sorafenib in combination with cytotoxic chemotherapy: experience in breast cancer. Oncologist 2011;16:1508-19.
27. Nardone B, Hensley JR, Kulik L, et al. The effect of hand-foot skin reaction associated with the multikinase inhibitors sorafenib and sunitinib on health-related quality of life. J Drugs Dermatol 2012;11:e61-5.
28. Lopez V, Pinazo I, Marti N, et al. Follicular hyperplasia on the face subsequent to therapy with sorafenib. A new skin side effect. J Eur Acad Dermatol Venereol 2009;23:959-60.
29. Dubauskas Z, Kunishige J, Prieto VG, et al. Cutaneous squamous cell carcinoma and inflammation of actinic keratoses associated with sorafenib. Clin Genitourin Cancer 2009;7:20-3.
30. Breaker K, Naam M, La Rosa FG, et al. Skin Cancer Associated With the Use of Sorafenib and Sunitinib for Renal Cell Carcinoma. Dermatol Surg 2013;39:981-7.

（翻译：刘洁薇，邱萌；审校：苗琳）

Cite this article as: Urban C, Anadkat MJ. A review of cutaneous toxicities from targeted therapies in the treatment of colorectal cancers. J Gastrointest Oncol 2013;4(3):319-327. doi: 10.3978/j.issn.2078-6891.2013.033

positive resection margins in rectal cancer patients: report of a multicenter randomized trial. Int J Radiat Oncol Biol Phys 2003;55:1311-20.

11. Gérard JP, Azria D, Gourgou-Bourgade S, et al. Comparison of two neoadjuvantchemoradiotherapy regimens for locally advanced rectal cancer: results of the phase III trial ACCORD 12/0405-Prodige 2. J Clin Oncol 2010;28:1638-44.
12. vanGijn W, Marijnen CA, Nagtegaal ID, et al. Preoperative radiotherapy combined with total mesorectal excision for resectable rectal cancer: 12-year follow-up of the multicentre, randomised controlled TME trial. Lancet Oncol 2011;12:575-82.
13. Van Den Brink M, Van Den Hout WB, Stiggelbout AM, et al. Cost-utility analysis of preoperative radiotherapy in patients with rectal cancer undergoing total mesorectal excision: a study of the Dutch Colorectal Cancer Group. J Clin Oncol 2004;22:244-53.
14. Francois Y, Nemoz CJ, Baulieux J, et al. Influence of the interval between preoperative radiation therapy and surgery on downstaging and on the rate of sphincter-sparing surgery for rectal cancer: the Lyon R90-01 randomized trial. J Clin Oncol 1999;17:2396.
15. Stein DE, Mahmoud NN, Anné PR, et al. Longer time interval between completion of neoadjuvantchemoradiation and surgical resection does not improve downstaging of rectal carcinoma. Dis Colon Rectum 2003;46:448-53.
16. Marijnen CA, Nagtegaal ID, Klein Kranenbarg E, et al. No downstaging after short-term preoperative radiotherapy in rectal cancer patients. J Clin Oncol 2001;19:1976-84.
17. Colorectal Cancer Collaborative Group. Adjuvant radiotherapy for rectal cancer: a systematic overview of 8,507 patients from 22 randomised trials. Lancet 2001;358:1291-304.

第三章：局部进展期直肠癌新辅助短程放化疗

彭亦凡

北京大学肿瘤医院结直肠肿瘤外科，北京 100142
通信作者：彭亦凡，副主任医师。北京市海淀区阜成路 52 号北京大学肿瘤医院结直肠肿瘤外科，北京 100142。Email: pengyf_1972@aliyun.com.

病例类型：局部进展期直肠癌新辅助短程放化疗 (IMRT)

病史部分

性别、年龄

王 XX，女，44 岁。

既往史、家族史及特殊内科疾病史

无既往史，无肿瘤家族史，无慢性内科疾病史。

现病史、诊断及重要的实验室检查（内窥镜、肿瘤标志物、异常血常规、肝肾功、心脏检查等）/ 基因检查

患者因“间断便血 1 年余”入院。入院前 1 年开始出现大便习惯改变，每日大便次数 1-5 次，均为少量褐色不成型稀便，间断伴有少量血和脓液。我院行结肠镜诊断为“直肠癌”，距肛门 2.5 cm，病理示中分化腺癌，为求进一步诊治入我院。

入院后行直肠 MRI 示：直肠下段可见溃疡性病变，肠壁近环周增厚，长度范围约 5 cm，最厚处约 1.4 cm，增强扫描中度强化。病变穿透肌层，周围直肠系膜脂肪内见条索影，病变下缘向下超过肛提肌与直肠交界水平。直肠周围系膜内、直肠上动脉走行区及髂血管旁可见多发淋巴结，较大者约 7 mm × 6 mm。腹部及胸部 CT 除外同时性肝肺转移。纤维结肠镜示直肠溃疡型肿物，距肛门 2.5 cm，病理示中分化腺癌，术前 CEA 27.45 ng/mL，直肠指诊：膝胸位进指 2 cm 后可及直肠后壁溃疡型肿物，质硬，

指套无染血。诊断为直肠中分化腺癌 cT3N1-2M0。

治疗经过和预后

治疗前评估、治疗目标和治疗策略

该患者属于局部进展期直肠癌 (cT3-4N0 或 cTAnyN1-2)。治疗目标为缩小肿瘤，提高肿瘤切除的可能性，降低环周切缘阳性的风险，提高局部控制率，防止术后复发。治疗策略：行新辅助放化疗 + 直肠癌根治术 + 术后辅助化疗。

具体诊治经过和疗效评估：根据病人类型，突出该病例的特点和诊治策略

入院后，通过我院每周消化肿瘤 MDT 讨论，总结意见：评估患者为 cT3N1-2M0，属于局部进展期直肠癌，胸腹 CT 未发现远处转移灶，拟行新辅助同步放化疗，新辅助治疗结束后休息 6~8 周行根治性直肠癌切除术，根据术后病理决定下一步治疗方案。

患者于 2007 年 5 月 23 日开始行常规分割放疗 (GTV 50.6 Gy/CTV 41.8 Gy/22 f)，同步行卡培他滨 825 mg/m^2 bid 化疗。放化疗期间未出现 III/IV 级毒性反应。放疗后分期评价：我院 MRI：与 2007-8-13 盆腔 MRI 对比：直肠中下段见溃疡性病变，局部肠壁近环周增厚大致同前，病灶较前明显缩小，最厚处原约 1.4 cm，现约 1.1 cm。病变穿透肌层，周围直肠系膜脂肪内仍见条索影，较前减轻。直肠周围系膜内多发淋巴结较前缩小，现均小于 5 mm。详见图 1 评价 PR。复查胸腹 CT 示放疗间期未发现远处转移，放疗后 CEA 为数值 3.74 ng/mL；放疗后分期：cT3N0-1M0。

放疗后休息 2 周；2007 年 8 月 29 日行根治性直肠癌腹会阴联合切除术，手术顺利，术后恢复良好，术后标本见图 2，病理示：(直肠癌放化疗后) 溃疡型中分化腺癌，大小 4 cm × 2 cm，侵及肌层，未见脉管癌栓，肠周淋巴结未见癌转移 (0/8)。远近端未见癌。环周切缘阴性。术后病理分期为 ypT2N0M0，Ib 期。

术后治疗：术后继续行 XELOX 方案化疗 8 周期。

病人转归和预后

手术后 1 年内每 3 个月一次；手术后 2~5 年每 6 个月一次；手术后 5 年后每年一次。检查项目包括：血常规、生化全项、便常规、血 CEA、腹部及盆腔 B 超或 CT、胸片或胸部 CT、结肠镜。末次随访 2013 年 2 月 21 日，未发现复发或转移征象。MRI (2013 年 2 月 24 日)：扫及直肠及各段结肠肠壁未见异常增厚及强化。胸腹 CT 未见异常。CEA 2.67 ng/mL。

特殊影像学检查 (按治疗前后排列对比) (图 1,2)

治疗流程图 (图 3)

新辅助治疗前　　新辅助治疗后

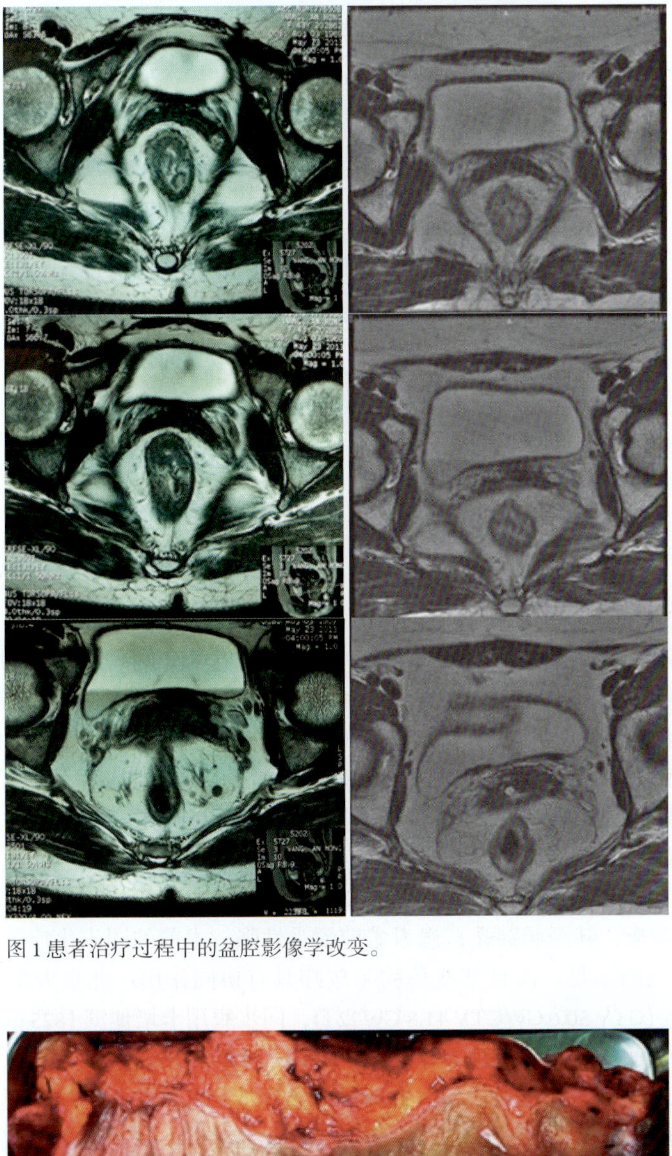

图 1 患者治疗过程中的盆腔影像学改变。

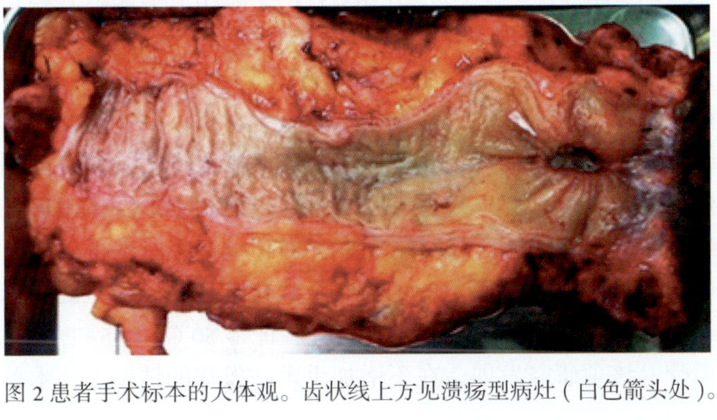

图 2 患者手术标本的大体观。齿状线上方见溃疡型病灶（白色箭头处）。

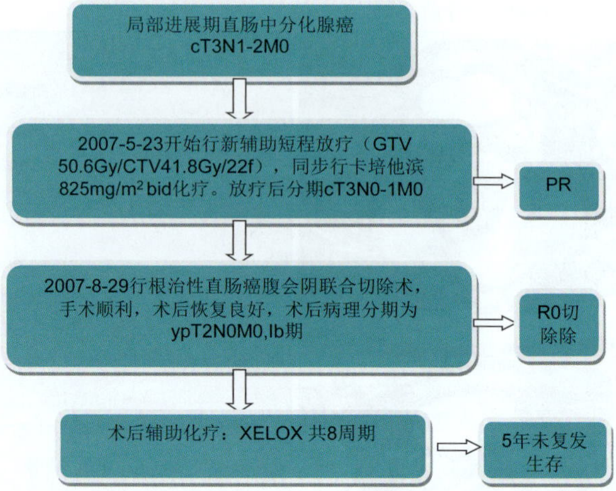

图 3 患者的治疗流程图。

讨论

该病例的主要特点和治疗选择的依据

局部进展期直肠癌为距离肛缘 ≤12 cm，局部分期 T3-T4 或任何 T、N 阳性，无远隔转移的直肠癌。外科手术一直以来都是治疗直肠癌的最主要治疗手段。但即使遵循全直肠系膜切除术 (TME) 治疗原则，单纯手术治疗效果也往往不尽人意，术后复发率仍相对较高 (1)。因此，国际上有许多学者将目光投向了术前新辅助治疗，期待它与手术的配合可以降低复发率，改善预后。术前新辅助放化疗 (nCRT) 目前已被 NCCN 指南所推荐，成为中低位局部进展期直肠癌的标准治疗。

术前新辅助放疗的优点在于术前组织氧合好，治疗疗效佳；避免术后术野粘连、固定所致放射性肠炎，甚至肠穿孔；患者术前耐受性强。术前的同步化疗可以弥补放疗这一局部治疗手段的不足，而且某些药物与放疗具有协同作用。北京大学肿瘤医院采用 IMRT 放疗方案 (GTV 50.6 Gy/CTV 41.8 Gy/22 f)，同步服用卡培他滨 (825 mg/m^2，Bid)。

常规分割放疗方案放射治疗总量是 45~50 Gy，1.8~2 Gy/ 次，1 次 /d，5 次 / 周，持续 4.5~5.5 周，休息 4~6 周进行手术。此时肿瘤组织坏死和纤维化明显，可以达到缩小肿瘤与降期的目的，提高保肛率、局部控制率、长期生存率；周围组织急性放射反应已经消退，降低了手术难度和并发症。但是此方案也有其缺点，因为放疗间隔时间长，增加了远处转移的机会；对放疗不敏感患者来讲，延误了治疗时机 (2) (Rödel C and Sauer R)。

术前放疗对于直肠癌术后降低局部复发率，提高生存率所取得效果已得到公认，从早期的单纯术前短程放疗至后来提出的术前联合放化疗，许多大型的临床研究证实了这一观点。德国的 CAO/ARO/AIO-94 研究 (3) 首先验证了 50 Gy 与 5-FU 的术前联合放化疗优于直接手术治疗，该项研究发现，在不增加手术并发症的情况下，术前放化疗可以明显降低术后局部复发率 (6% *vs.* 13%)，并提高手术的保肛率。欧洲的 EORTC 22921 研究 (4) 采用 45 Gy 术前放疗联合以 5-FU 为基础的化疗方案，其结果显示，术前联合放化疗较单纯放疗具有更低的局部复发率 (8.7% *vs.* 17.1%) 和更高的完全缓解率 (13.7% *vs.* 5.3%)。法国 FFCD 9203 研究 (5) 的结果同样显示，联合放化疗具有更低的局部复发率 (8.1% *vs.* 16.5%) 和更高的完全缓解率 (11.4% *vs.* 3.6%)。在放疗方案选择方面，长程放化疗在完全缓解率以及降期的效果上，均优于短期放化疗。波兰试验 (6) 中，短程放疗组完全缓解率仅为 0.7%，而长程放化疗组则高达 16%。EORTC22921 试验 (7) 中，长程放化疗较长程单纯放疗也可提高完全缓解率和 N 降期率。

既往文献报道了术前放疗可使肿瘤体积缩小，降低肿瘤分期，提高根治性切除率 (77.3% *vs.* 39.0%，P<0.0005) (6)。术前放疗降低分期的作用与放疗方式有关，尤其与术前放疗和手术间隔长短直接相关。

Crane CH 等 (8) 研究表明，常规分割放疗方案可以使肿瘤充分缩小，部分肿瘤可达到病理学上的完全缓解，完全缓解率为 47.0%。放疗后降期显著的患者预后较好，获得 ypCR 的患者预后极佳，5 年生存率接近 100%，而病理无反应者预后较差 (9)。在欧洲近期的一项研究 (Capirci C) (10) 中，566 例经新辅助治疗达到完全缓解的病例，局部复发率不足 2%，远处转移率为 9%，5 年无病存活率和总存活率分别达到 85% 和 90%。德国的 CAO/ARO/AIO-94 研究，欧洲的 EORTC 22921 研究，法国 FFCD 9203 研究 (3-5) 完全缓解率与采用的放疗和化疗方案有关，短程放疗的 pCR 率较低，约 5%，长程放疗联合 5-FU 的同步化疗可以达到 10%~15%。Mohiuddin M，Ryan DP 报道 (11,12) 如果采用含有奥沙利铂或伊立替康等药物的方案，可使 pCR 率达到 20%~25%。

除了完全缓解和近完全缓解，进展期直肠癌（Ⅱ - Ⅲ期）新辅助治疗后降期为局部早期直肠癌（Ⅰ期，T1-2N0) 同样提示预后改善。这部分患者是否能进行局部切除，以及是否需要辅助化疗，是研究关注的焦点。在众多学者 (9,13,14) 的研究中，放化疗后的早期直肠癌预后良好，对于这部分患者，进行局部的肠壁全层切除即可获得良好的局部控制。NCCN 指南 (15) 目前规定，进展期直肠癌术前新辅助治疗后若降期为Ⅰ期直肠癌，仍需要辅助化疗。这一考虑主要是根据放疗前的分期决定辅助化疗指征。但近年的研究 (16) 已发现，新辅助治疗后降期为Ⅰ期的直肠癌，其预后与未经过放疗 / 放化疗的原发Ⅰ期直肠癌是近似的，因此有学者 (17) 认为，新辅助治疗后 ypⅠ期的患者，可不考虑辅助化疗。

环周切缘 (circumferential resection margin, CRM) 对评估直肠癌患者的预后的重要性已经得到越来越多的学者的认同，成为了 TNM 分期以外另一个至关重要的预后指标。TNM 分期反映了肿瘤的进展程度和生物学行为，而 CRM 则更多地体现了外科治疗的根治度。国外研究者报道 CRM 阳性患者的局部复发率较 CRM 阴性患者明显升高 (18)。而对于术后 CRM 阳性的患者，即使进行补救性的长程放化疗也无法降低局部复发率 (19)。CRM 阳性患者局部复发率显著高于阴性患者。因此，为了尽最大可能减少术后 CRM 阳性而使治疗处于被动境地，对于术前 CRM 阳性的患者应考虑进行新辅助放疗或放化疗。

ACCORD 试验中 (20)，50 Gy/25 f 联合卡培他滨及奥沙利铂，可以降低近 50% 的 CRM 阳性率 (9.9% *vs.* 19.3%，P=0.02)。

经验和教训

常规分隔方案的新辅助放疗可以减少中低位局部进展期直肠癌的局部复发率，提高肿瘤切除率，增加保肛率，已成为直肠癌综合治疗的较佳方式。随着先进影像诊断技术的出现，优化放疗模式的应用，以及与更有效的化疗药物及新配伍方案的联合，有选择地对直肠癌患者采取个体化，合理化的术前放疗，将会进一步提高直肠癌的治疗效果。目前仍有诸多问题尚未得到满意的答案，临床分析和基础研究在预测新辅助治疗敏感性方面还没有取得有效进展，希望能通过新技术筛选出预测因子，使直肠癌的综合治疗模式能够个体化。如何处理治疗后 ypCR 病例将是外科医生所面临的问题，我们希望不久的将来能有前瞻性临床试验为我们提供令人信服的证据。

致谢

声明：所有作者均无利益冲突。

参考文献

1. Peeters KC, Marijnen CA, Nagtegaal ID, et al. The TME trial after a median follow-up of 6 years: increased local control but no survival benefit in irradiated patients with resectable rectal carcinoma. Ann Surg 2007;246:693-701.
2. Rödel C, Sauer R. Neoadjuvant radiotherapy and radiochemotherapy for rectal cancer. Recent Results Cancer Res 2005;165:221-30.
3. Sauer R, Becker H, Hohenberger W, et al. Preoperative versus postoperative chemoradiotherapy for rectal cancer. N Engl J Med 2004;351:1731-40.
4. Bosset JF, Collette L, Calais G, et al. Chemotherapy with preoperative radiotherapy in rectal cancer. N Engl J Med 2006;355:1114-23.
5. Gérard JP, Conroy T, Bonnetain F, et al. Preoperative radiotherapy with or without concurrent fluorouracil and leucovorin in T3-4 rectal cancers: results of FFCD 9203. J Clin Oncol 2006;24:4620-5.
6. Marijnen CA, Nagtegaal ID, Klein Kranenbarg E, et al. No downstaging after short-term preoperative radiotherapy in rectal cancer patients J Clin Oncol 2001;19:1976-84.
7. Bosset JF, Calais G, Mineur L, et al. Enhanced tumorocidal effect of chemotherapy with preoperative radiotherapy for rectal cancer: preliminary results--EORTC 22921. J Clin Oncol 2005;23:5620-7.
8. Crane CH, Skibber JM, Feig BW, et al. Response to preoperative chemoradiation increases the use of sphincter-preserving surgery in patients with locally advanced low rectal

carcinoma. Cancer 2003;97:517-24.
9. Yeo SG, Kim DY, Kim TH, et al. Local excision following pre-operative chemoradiotherapy-induced downstaging for selected cT3 distal rectal cancer. Jpn J Clin Oncol 2010;40:754-60.
10. Capirci C, Valentini V, Cionini L, et al. Prognostic value of pathologic complete response after neoadjuvant therapy in locally advanced rectal cancer: long-term analysis of 566 ypCR patients. Int J Radiat Oncol Biol Phys 2008;72:99-107.
11. Mohiuddin M, Winter K, Mitchell E, et al. Randomized phase II study of neoadjuvant combined-modality chemoradiation for distal rectal cancer: Radiation Therapy Oncology Group Trial 0012. J Clin Oncol 2006;24:650-5.
12. Cancer and Leukemia Group B 89901, Ryan DP, Niedzwiecki D, et al. Phase I/II study of preoperative oxaliplatin, fluorouracil, and external-beam radiation therapy in patients with locally advanced rectal cancer: Cancer and Leukemia Group B 89901. J Clin Oncol 2006;24:2557-62.
13. Guillem JG, Chessin DB, Cohen AM, et al. Long-term oncologic outcome following preoperative combined modality therapy and total mesorectal excision of locally advanced rectal cancer. Ann Surg 2005;241:829-36; discussion 836-8.
14. Engelen SM, Beets-Tan RG, Lahaye MJ, et al. MRI after chemoradiotherapy of rectal cancer: a useful tool to select patients for local excision. Dis Colon Rectum 2010;53:979-86.
15. Engstrom PF, Arnoletti JP, Benson AB 3rd, et al. NCCN Clinical Practice Guidelines in Oncology: rectal cancer. J Natl Compr Canc Netw 2009;7:838-81.
16. Valentini V, Coco C, Picciocchi A, et al. Does downstaging predict improved outcome after preoperative chemoradiation for extraperitoneal locally advanced rectal cancer? A long-term analysis of 165 patients. Int J Radiat Oncol Biol Phys 2002;53:664-74.
17. Huh JW, Kim HR. Postoperative chemotherapy after neoadjuvant chemoradiation and surgery for rectal cancer: is it essential for patients with ypT0-2N0? J Surg Oncol 2009;100:387-91.
18. Nagtegaal ID, van de Velde CJ, van der Worp E, et al. Macroscopic evaluation of rectal cancer resection specimen: clinical significance of the pathologist in quality control. J Clin Oncol 2002;20:1729-34.
19. Marijnen CA, Nagtegaal ID, Kapiteijn E, et al. Radiotherapy does not compensate for positive resection margins in rectal cancer patients: report of a multicenter randomized trial. Int J Radiat Oncol Biol Phys 2003;55:1311-20.
20. Gérard JP, Azria D, Gourgou-Bourgade S, et al. Comparison of two neoadjuvant chemoradiotherapy regimens for locally advanced rectal cancer: results of the phase III trial ACCORD 12/0405-Prodige 2. J Clin Oncol 2010;28:1638-44.

第四章：晚期直肠癌单用氟尿嘧啶类药物联合靶向治疗获长期生存病例

刘静

中国医科大学附属第一医院肿瘤内科

通信作者：刘静，副教授。辽宁省沈阳市和平区南京北街 155 号，中国医科大学附属第一医院肿瘤内科，沈阳 110001。Email: liujing_cmu@hotmail.com.

*病例类型：*无治愈机会的晚期结直肠癌综合治疗（第三类患者）

病史部分

性别、年龄

孙 XX，男，56 岁，PS 评分 0。

既往史、家族史及特殊内科疾病史

既往健康，有肿瘤家族史：父亲 67 岁死于胃癌，母亲 84 岁死于乳腺癌；无特殊内科疾病史。

现病史、诊断及重要的实验室检查（内窥镜、肿瘤标记物、异常血常规、肝肾功、心脏检查等）/ 基因检查

患者 2010 年 1 月因鲜血便伴下腹部不适就诊于当地医院，行直肠指诊发现直肠肿物，行肠镜检查示齿状线近肛缘可见一溃疡性病变，大小约 1.2 cm × 1.5 cm，溃疡底不平，周围结节样环堤；结肠多发息肉。肠镜病理：黏膜内腺上皮中度异型增生癌变。肺 CT 示肺内多发小结节，性质未定。大便隐血 (+)，肝肾功能、骨髓功能正常、心电图正常。术前行局部放疗 10 次，于 2010 年 2 月 22 日行 miles 手术，术中见肿物位于齿状线，大小约 2 cm × 2 cm，II 型，环 1/4 周，侵及肌层，术后病理为（直肠）中分化腺癌，侵外膜，淋巴结 0/3 枚转移。术后序贯局部放疗 12 次，并行 FOLFOX 方案辅助化疗 6 周期，化疗结束行生物治疗并定期复查。

2011 年 1 月复查肺 CT 提示双肺内小结节略有增大，行 PET-CT 检查示双肺多发结节，部分代谢增高，考虑多发肺转移瘤，骶前软组织肿块，代谢增高考虑恶性，转移可能性大。

基因状态：KRAS 基因第 2 外显子 12 及 13 密码子为野生型，UGT1A1*28 及 *6 位点均无变异。

治疗经过和预后

治疗前评估、治疗目标和治疗策略

该病例为伴有不可切除肺转移灶的转移性直肠癌，无自觉症状，治疗目标为控制疾病进展，延长生存时间。治疗策略以延缓疾病进展，提高生活质量为首要考虑因素。

具体诊治经过和疗效评估：根据病人类型，突出该病例的特点和诊治策略

治疗前情况：患者术后 11 个月影像学提示肺转移伴局部复发可能性大，行 CT 引导下骶前软组织肿块穿刺活检，病理示（骶前）肉芽肿性炎症。患者无自觉症状，PS 评分为 0。经济条件良好，对生活质量要求较高。

MDT 讨论意见：评估患者为 rT0N0M1，IV 期（肺转移）。肺转移病灶分散在不同肺叶，为不可切除，肿瘤负荷小，无自觉症状，根据 ESMO 共识可归类为第 3 组患者。肺内病灶为散在多发，不适合手术治疗及放疗等局部治疗，建议全身治疗。患者 KRAS 基因为野生型，可考虑一线单药（或联合）化疗联合靶向治疗（西妥昔单抗或贝伐珠单抗），以延缓疾病进展，延长生存期。

患者于 2011 年 3 月开始接受一线 XELOX 方案联合贝伐珠单抗化疗，具体为：贝伐珠单抗 7.5 mg/kg D1，奥沙利铂 130 mg/m^2 D1，卡培他滨 2,000 mg/m^2/d BID，D1-14，Q3W，共 4 周期。后因对奥沙利铂过敏，第 5 周期改为单药卡培他滨联合贝伐珠单抗继续化疗 4 周期。2、4 及 6 周期评效为 SD，8 周期肺 CT 提示部分病灶增大，评效 PD。一线 TTP 6 个月。

二线行 XELIRI 联合贝伐珠单抗化疗 1 周期，具体为：伊立替康 180 mg/m^2 D1，卡培他滨及贝伐珠单抗剂量同前。患者于静滴伊立替康 30 分钟后出现大汗、腹痛及腹泻，考虑为伊立替康相关急性胆碱能综合症，经停药及阿托品解救后好转。第 2 周期改行单药希罗达治疗 1 周期，后因 III 度乏力拒绝继续化疗，末次化疗时间为 2011 年 11 月。2012 年 3 月复查 PET-CT 提示肺部病灶增多、增大，提示疾病进展。二线 TTP 7 个月。

三线行单药替吉奥联合贝伐珠单抗化疗 6 周期（因担心西妥昔单抗皮疹的毒副反应，拒绝使用西妥昔单抗），具体为：替吉奥 40 mg/m^2 BID D1-14，贝伐珠单抗剂量同前。治疗期间无明显不良反应，2 周期评效 SD，6 周期评效 PD，三线 TTP 5 个月。

四线行单药雷替曲塞联合贝伐珠单抗化疗 8 周期，具体为：雷替曲塞 4 mg/m^2 D1，贝伐珠单抗剂量同前。治疗期间出现 I 度皮疹，I 度乏力及 I 度胃肠道反应。2、4 及 6 周期评效 SD，8 周期后 PET-CT 提示肺部病灶增多、增大，评效 PD，四线 TTP 8 个月。

五线行单药替吉奥联合西妥昔单抗化疗 1 周期，并于外院同步肺内病灶 γ- 刀治疗。

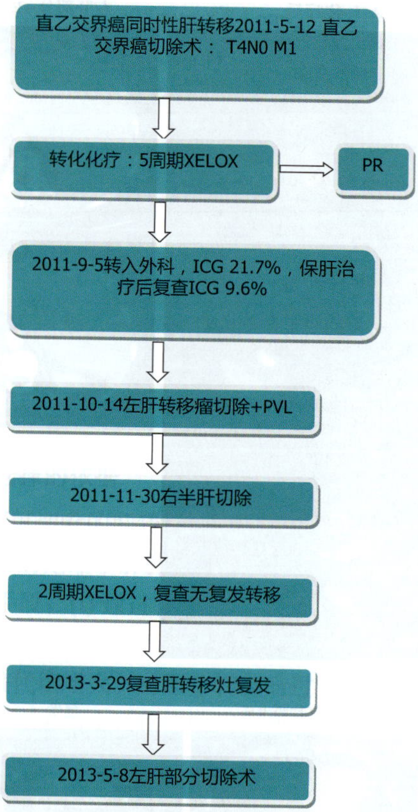

图 2 患者的治疗流程图。

增生的程度来决定手术时机。

门静脉结扎 (PVL) 和栓塞 (PVE) 是目前主要使用的两种门静脉阻塞技术。PVL 是通过外科手术解剖并结扎门静脉分支，通常是门静脉右支，以达到阻断切除侧门脉血流的目的。而 PVE 通常是经皮经肝穿刺后使用栓塞剂栓塞门脉血管，其优点是安全、简便，而且可以栓塞至末梢血管，减少了与对侧肝脏血流交通的可能，因此成为目前最常用的方法。关于 PVL 与 PVE 这两种方法的疗效优劣还存在一些争议，虽然 PVL 的主要缺点在于忽视了肝内左右门静脉交通支的问题，可能会影响门脉血流的充分阻断 (3)。但三个回顾性研究发现，这两种方法在促进肝脏代偿增生的效果方面并未观察到差异 (4-6)。尽管还缺乏相关的随机对照前瞻性的研究，但目前普遍认为，如果通过一期手术完成肝转移癌的切除，一般采用经皮经肝 PVE 的办法相对简便有效，但要注意确定保留侧无病灶；而准备通过二期切除完成手术的病例 (肝两叶多发病灶)，可选择外科结扎门脉的手段，也就是一期手术完成 PVL 同时，切除所有保留侧病灶 (左肝)；二期手术则完成栓塞侧 (右侧) 半肝手术。

无论是 PVL 还是 PVE，两种门静脉阻塞技术均操作简单、安全可靠。2012 年，一篇综述分析 1,791 例完成门静脉阻塞术的患者，门脉阻塞术 (主要是 PVE) 成功率高达

99.3%，大的合并症仅为 2.5%，死亡率为 0.1%，保留侧代偿增生平均达到 37.9% (7)。其多数并发症类似于肝脏穿刺活检，如皮下血肿、出血、胆瘘等，经保守治疗易于恢复，要特别注意避免的并发症是进行 PVE 时栓塞物进入保留侧血管，由此可能会导致严重的肝脏功能衰竭 (8-11)。由于门脉阻塞在提高肝脏切除率方面效果确切，有一些回顾性分析显示大的肝切除术前进行门脉阻塞术的比例达到 27%~63% (12-16)。其中，大部分病人是因为初始不可切除肝转移癌而无法保留足够的残余肝体积。经过足够的肝脏再生，60%~82% 的患者可以完成二次切除。但是，仍有 18%~40% 的患者即使完成门脉阻塞后仍无法手术。其中 80% 是由于肿瘤在肝内或肝外进展，20% 是因为保留侧肝脏代偿不足以达到手术要求。经过门脉阻塞转化为可切除的患者，据文献报道 5 年生存率为 21%~46%，与可切除肝转移癌术后生存率基本一致 (13-16)。Jaeck. D 等人的一项回顾性研究也表明，二期切除肝转移病灶联合门静脉栓塞与一期行肝转移病灶切除的患者，其 1、3 年的生存率并没有差异，分别可达 70% 和 54.4% (17)。综上所述，门脉阻塞不仅安全可行，而且是改善部分初始不可切除肝转移癌预后的有效方法。

化疗药物对肝脏会造成一定程度的损害，因担忧化疗后肝损害可能不利于门静脉阻塞后肝脏代偿增生的考虑，有些学者放弃了门静脉阻塞治疗前的化疗。但有证据表明，化疗并不会成为肝脏再生的障碍。4 个回顾性研究显示，无论是栓塞前还是栓塞后 1 个月使用化疗 (folfox 或 Folfiri)，均不会改变肝脏再生的生理过程 (18-21)。只有 Beal 等人持反对观点，但是他们的研究病例数较少 (15 例)，而且两组病例的栓塞方式和栓塞物不一致，缺乏可比性 (22)。对于靶向药物在门静脉阻塞治疗的应用地位目前还不是很清楚。有人指出，由于肝脏再生过程中促进血管生成是关键因素之一，而贝伐单抗作为抗血管药物，可能不利于肝脏再生，但现有的两个研究并没有得出相似结论 (23,24)。总之，根据现有证据，栓塞前化疗并不影响肝脏的再生过程，肝转移癌门静脉栓塞行术前化疗是可行的治疗方案。

本病例是一名同时性肝转移癌老年患者，就诊时已在外院完成结肠癌切除手术。经影像学评估，肝脏转移癌为初始不可切除，预计手术后残余肝体积 <30%。经 MDT 讨论，决定行 PVL 联合术前化疗，肝转移癌分期切除，从而获得 R0 切除机会。术后 15 个月肝脏转移癌再发，再次行手术切除治疗。目前生存时间为 28 个月，无再次复发。治疗过程中没有发生手术相关并发症，证实了 PVL 联合术前化疗是安全和有效的。

经验和教训

关于初诊无梗阻、出血症状的结肠癌同时性肝转移癌病人，对于原发灶和转移灶是分期切除还是同期切除，仍是业界争论的热点。该病例初诊时结肠癌无梗阻及出血，原发灶为可切除，肝转移癌病灶评估为初始不可切除。因此，应结合肝转移癌的特点做整体考虑，理想的治疗是在转化治疗后，行直乙交界癌切除 +PVL+ 左肝部分切除术，二期再行右半肝切除。在转化治疗的选择上，可以考虑肝转移癌一期局部切除联合深部肿瘤射频治疗，也可能达到 R0 切除的要求。

患者及家属治疗愿望强烈，故于结肠癌切除术后 4 周开始化疗，术后 7 周联合贝伐珠单抗治疗。

患者于 2011 年 7 月 10 日开始希罗达单药化疗，在第 2 个疗程时（即术后 7 周）加用贝伐珠单抗，具体治疗方案如下：

卡培他滨：1.0 g/m^2，Bid，P.O.，D1-14，q3w；

贝伐珠单抗：5 mg/kg，ivd.，q2w。

患者经过结肠癌原发灶切除术、肝转移癌射频消融术，卡培他滨联合贝伐珠单抗治疗 1 年 (2011 年 7 月到 2012 年 7 月)，期间多次复查增强 CT 示肝脏未出现新病灶，肝射频术后病灶无存活表现，腹腔淋巴结较前缩小，肺部小结节稳定，无明显变化，其余部位未出现新的转移灶，达到 PR，肿瘤标志物较治疗前明显下降，CEA 由最初的 246.7 ng/mL 降至 15.30 ng/mL，CA199、CA125 降至正常。病人在治疗过程中生活质量好，无明显血液学及肝肾毒性，无明显恶心、呕吐，无出血、穿孔、高血压、血栓等并发症，仅表现为足部皮肤干裂的 I 度手足综合征表现，经对症治疗后好转。

(iii) 第二次肝转移灶射频消融术

患者于 2012 年 8 月复查肿瘤标志物 CEA 较前升高，由 15.30 ng/mL 上升至 43.2 ng/mL，行 PET-CT 检查，于肝左叶内侧段发现新的孤立转移灶，大小约 2.1 cm × 2.4 cm，余病变稳定。考虑到患者对希罗达联合贝伐珠单抗治疗耐受性好，且除肝脏新发孤立转移灶外，余病灶均较治疗前缩小，故继续保留该方案治疗，针对新发病灶再次给予射频消融治疗。

患者于 2012 年 8 月 20 日行第 2 次肝射频消融术，过程顺利，术后 1 个月复查 CEA 下降至 12.0 ng/mL。

(iv) 继续卡培他滨联合贝伐珠单抗治疗

2012 年 9 月到 2013 年 2 月患者一直应用卡培他滨联合贝伐珠单抗治疗，具体方案同前。治疗期间复查结果病情稳定，患者一直保持较高的生活质量，PS 评分 0~1 分，未见明显毒副反应。

(v) 腰椎转移灶局部姑息放疗，同时继续卡培他滨联合贝伐珠单抗治疗

患者于 2013 年 3 月出现腰部疼痛，伴有右下肢疼痛及麻木感，NRS 评分为 3~4 分，行腰椎 CT 及全身骨扫描检查提示第 4 腰椎转移，其它病灶尚稳定，为缓解疼痛，防止病理性骨折，故给予局部姑息放疗，同时继续卡培他滨联合贝伐珠单抗治疗（药物治疗方案同前），另外加用双膦酸盐及规范癌痛治疗。

放疗剂量：40 Gy/25 次；

唑来膦酸：4 mg/ 次，1 次 / 月。

2013 年 3 月到 2013 年 4 月，经同步放化疗联合靶向治疗等综合治疗后，疼痛症状缓解，下肢麻木感消失，NRS 评分 0 分，无需应用镇疼药物，病情稳定。

(vi) 继续卡培他滨联合贝伐珠单抗维持治疗

2013 年 4 月至今，患者仍应用卡培他滨联合贝伐珠单抗维持治疗，未见 3~4 级毒性反应，未行治疗剂量调整，复查结果提示未见新发病灶，病情稳定，生活质量好，营养状态良好。

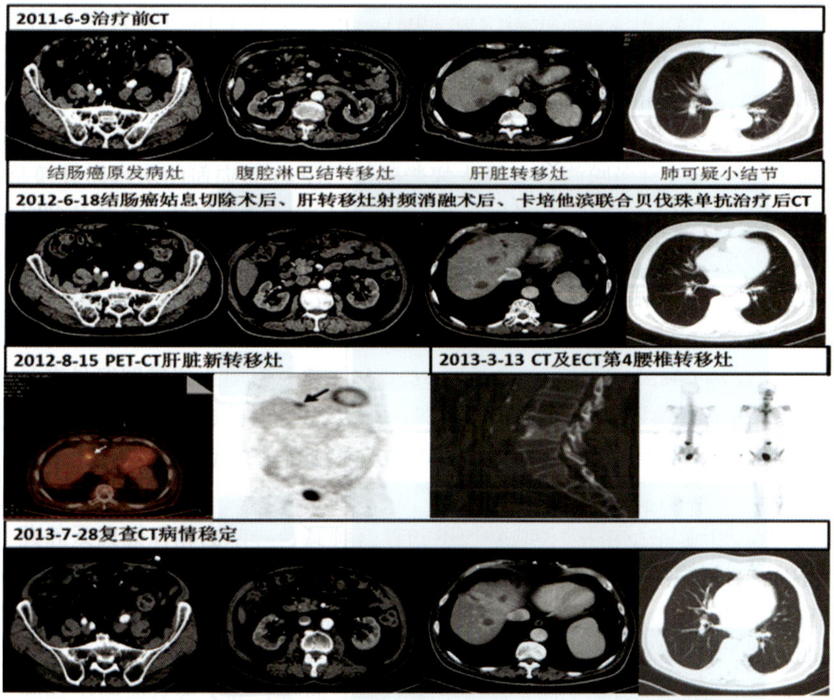

图 1 治疗过程中患者的影像学变化。

病人转归和预后

患者初诊时即为伴有肠梗阻的晚期多发转移结肠癌病人，分别经过原发灶姑息切除术、肝转移灶射频消融术、腰椎转移灶放疗及持续卡培他滨联合贝伐珠单抗等综合治疗，患者梗阻症状解除，疾病控制良好，生活质量好，未见明显毒副作用，到目前已生存 26 个月，继续维持治疗。

特殊影像学检查 (按治疗前后排列对比)(图 1)

治疗流程图 (图 2)

讨论

该病例的主要特点和治疗选择的依据

该患者为初始伴有急性肠梗阻的不可根治性切除晚期多发转移、高龄、体能状态较好的结肠癌患者。经过腹腔镜姑息结肠癌切除术、氟尿嘧啶类单药联合贝伐珠单抗靶向治疗以及射频消融术、姑息放疗等多种局部治疗手段，达到了控制疾病、缓解症状、降

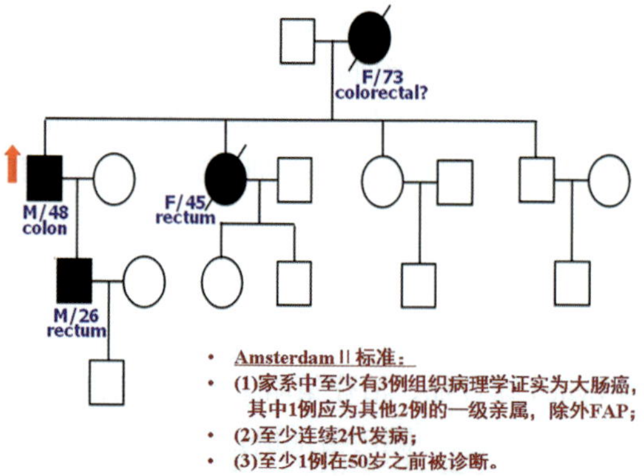

图 1 患者的家系遗传图。

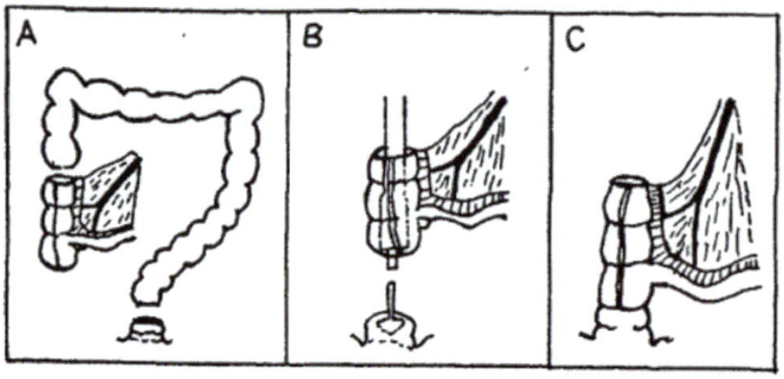

图 2 患者的手术方式图解。

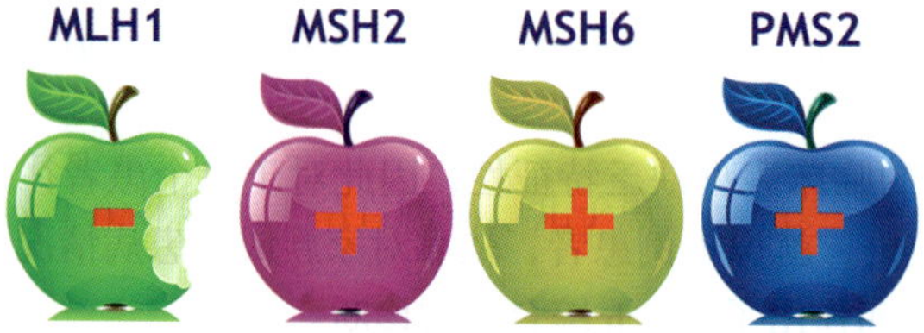

图 3 患者的 MMR 蛋白检测结果。

该患者 MMR 免疫组化检测结果如图 3，*MLH1* 基因的蛋白表达缺失，其余三个基因均正常表达。

进一步检测该患者的外周血 DNA，证实外周血 DNA 中也存在着 *MLH1* 基因的种系突变 (Germline mutation) (图 4)，由此为家系中其他成员的检测提供了检测线索与分子靶标。

因此，根据目前检查结果，该患者可确诊 Lynch 综合征，同时明确是一个 MSI-H 的 II 期结肠癌患者，根治术后无需接受辅助化疗。但是因为接受的是结肠次全切除术，因此术后每年需要检查残余直肠部分。

在对家系成员的进一步基因检测分析中，我们幸运地在家系成员中又发现了两名

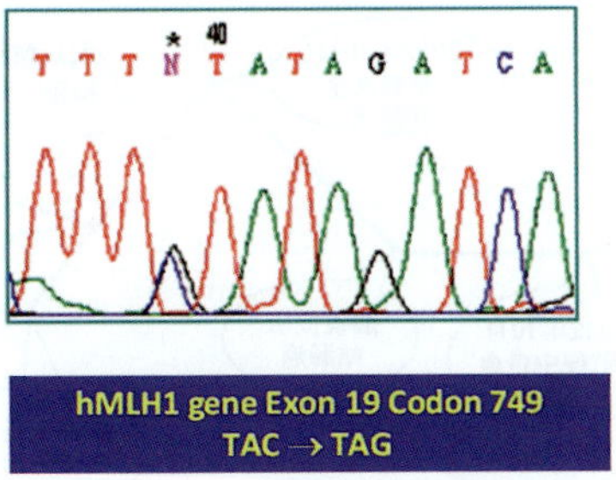

图 4 患者 MLH1 基因种系突变的检测。

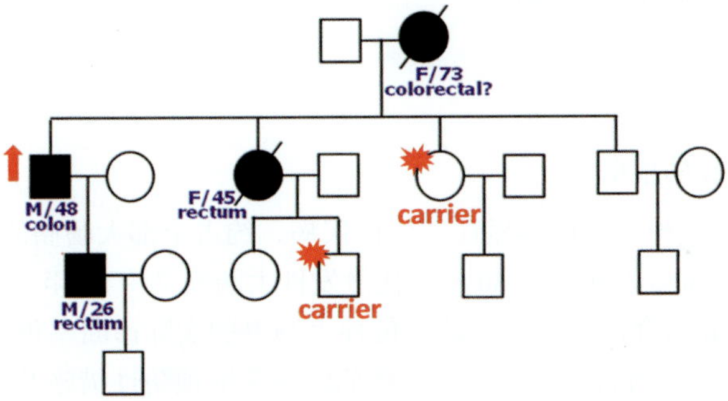

图 5 基因筛查后的患者家系遗传图。

MLH1 突变基因的携带者，如图 5，分别是先证者的妹妹与外甥。

病人转归和预后分析：随访方式和频率、生存期、远期毒性

该患者考虑诊断为 Lynch 综合征，治疗策略上要兼顾治疗性目的与预防性目的，同时还要兼顾个人的治疗与家系成员的随访与干预；这样一例患者的治疗与随访，很能体现出肿瘤三级预防的重要性。

对于一个 Lynch 综合征的家系而言，治疗先证者只是第一步，如何随访监控家系中的携带者和非携带者家属将是更有意义的工作所在，对肿瘤科医生来说，对家系中的携带者和非携带者家属进行积极预防和密切随访从而降低病变风险、提高生存则是更有意义与挑战性的工作。

对于家系中突变基因携带者的家属与非携带者家属的随访与监测策略，详见后面的讨论部分。

治疗流程图（图 6）

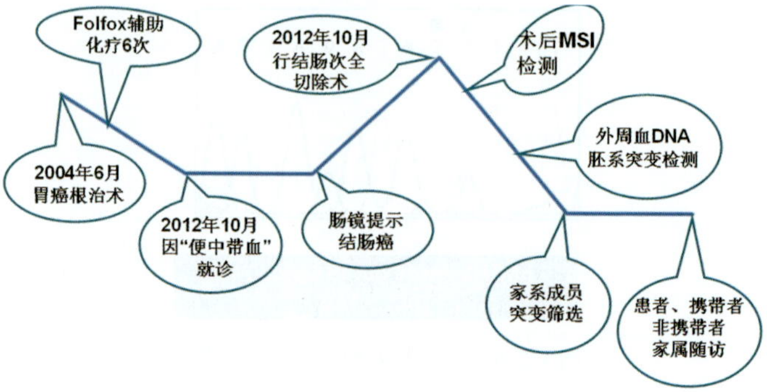

图 6 患者的治疗流程图。

讨论

病例特点和治疗选择的依据

Lynch 综合征是一种常染色体显性遗传性疾病，约占全部大肠癌的 5%~10%，平均发病年龄为 45 岁，约 80% 发病早于 50 岁，比散发性大肠癌早约 20 年。但目前在实际的临床工作中对于 Lynch 综合征以及其他的遗传性大肠癌的实际诊断率很低，许多的遗传性肠癌漏诊了，只治疗了肠癌本身，没有对高危因素采取预防性措施及密切的随访，导致了靶器官的多原发病变发生；更严重的是漏诊了携带突变基因的家系成员，使得原本应该积极预防和密切随访的携带者没有得到很好的疾病监测，肿瘤三级预防的重要作用也无从发挥。

由于 Lynch 综合征的临床表型缺乏特征性，因此对于单个患者往往识别困难，其诊断很大程度上依靠家族史，就像本例患者，依靠对家族成员患病情况的了解和家系图谱的准确绘制从而作出了 Lynch 综合征的诊断。

对于有明确家族史的患者，临床上不容易漏诊，但对于没有明确家族史或家族史不详的患者，临床上该如何减少 HNPCC 的漏诊率呢？

目前对于可疑 Lynch 综合征患者进行基因检测的推荐有越来越宽泛的趋势，从最早的符合苛刻的 Amsterdam 标准建议检测，到后来较为宽泛的 Bethesda 指南，NCCN 有些研究机构甚至建议对于小于 70 岁患者常规进行错配修复基因的检测，因为毕竟从统计数据上看，Amsterdam 标准仍会漏诊约 50% 的遗传病例，Bethesda 指南会漏诊约 30% 左右的 Lynch 综合征患者。

以下是 2012 版 NCCN 结直肠癌筛查指南所推荐的对于没有明确家族史或家族史不详的患者，在什么样的情况下推荐进行 MSI 检测（图 7）：

诊断明确之后下一步就是如何治疗的问题，但对于 Lynch 患者如何选择手术方式这个问题，还是存在着一些争议。有研究指出，在经过 8~13 年的随访后，仅仅行部分结肠切除术的患者发生异时性多原发结肠癌的概率有 11%~45% 之高 (1)，而终身罹患多原发肠癌的风险更是高达 80%；而另一项基于 Markov 决策模型的研究 (2) 则提示：对于行全

NCCN National Comprehensive Cancer Network®

NCCN Guidelines Version 2.2012
Lynch Syndrome

Tumors from individuals should be tested for MSI in the following situations:

- **Colorectal cancer[2] diagnosed in a patient who is less than 50 years of age.**
- **Presence of synchronous, or metachronous, colorectal or other LS-associated tumors,[3] regardless of age.**
- **Colorectal cancer with the MSI-H histology[4] diagnosed in a patient who is less than 60 years of age.**

MSI-H histology: Tumor infiltrating lymphocytes; Crohn's like lymphocytic reaction; mucinous/signet-ring differentiation, or medullary growth pattern

图 7 NCCN 指南对 MSI 检测的推荐。

结肠切除的患者，可提高预期生存时间约 2.3 年。因此笔者认为对于 Lynch 患者选择手术时需要综合考虑手术的治疗当前疾病的目的与预防再发疾病的目的；需要在术后发病风险与患者术后功能、生活质量之间找到一个平衡点；通常我们需要根据患者的首次发病年龄、预期生存时间、对于随访的依从性及家族史等多种因素做出一个综合的判断。虽然目前对于 Lynch 患者的手术方式，较为广泛的推荐是行全结肠切除术，但实际上在北美以及欧洲，Lynch 患者中真正施行全结肠切除手术的比例并不高，这可能与这些国家中患者较为追求生活质量并能坚持较为严格的术后随访有关。

对于一个 Lynch 综合征的家系而言，治疗了先证者只是第一步，如何随访监控家系中的携带者和非携带者家属将是更有意义的工作所在，对肿瘤科医生来说，对家系中的携带者和非携带者家属进行积极预防和密切随访从而降低病变风险、提高生存则是更有意义与挑战性的工作。

对于突变基因携带者，需要明确的两个概念是，(I) 家系中突变基因的携带者只是遗传了患病的基因或风险，而并非遗传了疾病本身，因此并非所有携带者会发生癌；(II) 对于突变携带者，体内每一个细胞都具有多向及早期致瘤的潜能，因而需要进行多个靶器官的监测。以下是 2012 版 NCCN 结直肠癌筛查指南所推荐的多器官监测方案（括号中的数字代表了靶器官终身患病的风险）：

结直肠 (60%~80%)：20 岁起每 1~2 年肠镜检查，40 岁后应每年 1 次；子宫 (40%~60%)、卵巢 (9%~13%)：定期妇科检查（经阴 B 超，CA125)，绝经后或已生育后可考虑预防性 TAH/BSO；胃 (7%~19%)、小肠 (1%~4%)：胃镜、小肠镜、胶囊内镜定期复查；中枢神经系统 (1%~3%)、胰腺 (3%~4%)：由于发病率较低，目前尚无明确的随访指南推荐。

进一步，对于非携带者家属，随访策略则变得异常复杂，需要根据该家属相对应的各级亲属的患病情况及患病年龄进行综合的决断。

以下（图 8）是 2012 版 NCCN 结直肠癌筛查指南所推荐的非携带者家属随访策略：

该随访策略较为复杂，我们举例来说明。我们以家系中先证者的一名弟弟（图中虚线圆圈表示）来进行说明：首先他是 1 名非突变基因携带者家属，其次，对于他而言，该家系中有 3 名一级亲属与 1 名二级亲属罹患大肠癌（图 9)（图中的阿拉伯数字代表亲

FAMILY HISTORY CRITERIA[y]	SCREENING	
1 first-degree relative with CRC aged <50 y[z] or 2 first-degree relatives with CRC at any age[z]	Colonoscopy beginning at age 40 y or 10 y before earliest diagnosis of CRC	Repeat every 3-5 y depending on individual family history[bb]
First-degree relative with CRC aged ≥ 50 y[aa]	Colonoscopy beginning at age 50 y or 10 y before earliest diagnosis of CRC	Repeat every 5 y[bb,cc]
1 second-degree relative with CRC aged <50 y	Colonoscopy beginning at age 50 y	Repeat every 5 y[bb,cc]
≥ 2 second-degree relatives with CRC at any age	Colonoscopy beginning at age 50 y	Repeat every 7-8 y (every 5 y if grandparent with CRC)[cc]
1 second-degree relative and ≥ 2 third-degree relatives with CRC at any age	Colonoscopy beginning at age 50 y	Repeat every 7-8 y[cc]
Grandparent aged >50 y with CRC	Colonoscopy beginning at age 50 y	Repeat every 7-8 y[cc]
Aunt/uncle aged >50 y with CRC or 3 third-degree relatives with CRC at any age	Colonoscopy beginning at age 50 y	Repeat every 10 y
First-degree relative with advanced adenoma(s)	Colonoscopy beginning at age 50 y or at age of onset, whichever is first	Repeat every 7-8 y[cc] or per colonoscopy findings

图 8 NCCN 指南对遗传性大肠癌家系筛查的指南。

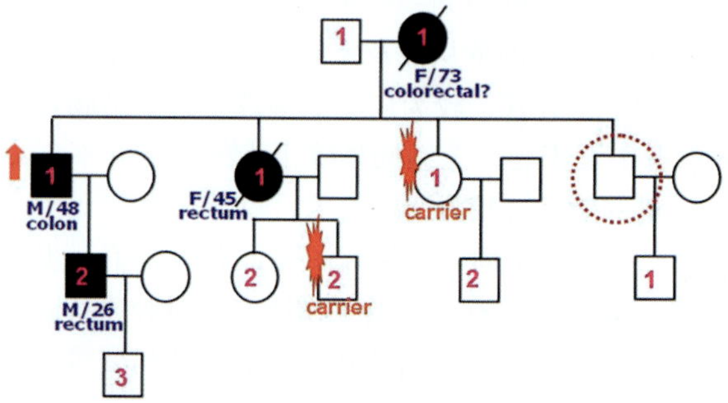

FAMILY HISTORY CRITERIA[y]	SCREENING	
1 first-degree relative with CRC aged <50 y[z] or 2 first-degree relatives with CRC at any age[z]	Colonoscopy beginning at age 40 y or 10 y before earliest diagnosis of CRC	Repeat every 3-5 y depending on individual family history[bb]
First-degree relative with CRC aged ≥ 50 y[aa]	Colonoscopy beginning at age 50 y or 10 y before earliest diagnosis of CRC	Repeat every 5 y[bb,cc]
1 second-degree relative with CRC aged <50 y	Colonoscopy beginning at age 50 y	Repeat every 5 y[bb,cc]
≥ 2 second-degree relatives with CRC at any age	Colonoscopy beginning at age 50 y	Repeat every 7-8 y (every 5 y if grandparent with CRC)[cc]
1 second-degree relative and ≥ 2 third-degree relatives with CRC at any age	Colonoscopy beginning at age 50 y	Repeat every 7-8 y[cc]
Grandparent aged >50 y with CRC	Colonoscopy beginning at age 50 y	Repeat every 7-8 y[cc]
Aunt/uncle aged >50 y with CRC or 3 third-degree relatives with CRC at any age	Colonoscopy beginning at age 50 y	Repeat every 10 y
First-degree relative with advanced adenoma(s)	Colonoscopy beginning at age 50 y or at age of onset, whichever is first	Repeat every 7-8 y[cc] or per colonoscopy findings

图 9 基于 NCCN 指南的家系成员筛查模式。

属的级数），而且 4 名患者中有 3 名发病年龄小于 50 岁，因此符合随访策略的第一条，下图（图 9）中用红色框标示。

经验和教训

Lynch 综合征在大肠癌中的发病率占到 5%~10%，但目前在实际的临床工作中对于 Lynch 综合征以及其他的遗传性大肠癌的实际诊断率很低，许多的遗传性肠癌漏诊了，只治疗了肠癌本身，没有对高危因素采取预防性措施及密切的随访，导致了靶器官的多原发病变发生；更严重的是漏诊了携带突变基因的家系成员，使得原本应该积极预防和密切随访的携带者没有得到很好的疾病监测，肿瘤三级预防的重要作用也无从发挥。

致谢

声明：所有作者均无利益冲突。

参考文献

1 Kalady MF, McGannon E, Vogel JD, et al. Risk of colorectal adenoma and carcinoma after colectomy for colorectal cancer in patients meeting Amsterdam criteria. Ann Surg 2010;252:507-11; discussion 511-3.

2 de Vos tot Nederveen Cappel WH, Buskens E, van Duijvendijk P, et al. Decision analysis in the surgical treatment of colorectal cancer due to a mismatch repair gene defect. Gut 2003;52:1752-5.

第十章：贝伐珠单抗多线跨线治疗 *K-ras* 基因突变型晚期直肠癌

王艇，蔡晓虹

四川省肿瘤医院老年肿瘤内科，成都 610041
通信作者：蔡晓虹，主任医师。四川省成都市武侯区人民南路四段 55 号四川省肿瘤医院老年肿瘤内科，成都 610041。Email: xiaohong_cai@hotmail.com.

病例类型：晚期直肠癌抗血管生成治疗的跨线治疗

病史部分

性别、年龄

李 XX，女，53 岁。PS 1 分。

既往史、家族史及特殊内科疾病史

既往身体健康，无肿瘤家族史，无慢性内科疾病史。

现病史、诊断及重要的实验室检查

患者因“大便带血 1 月余”入院。1 月余前 (2011 年 12 月) 患者无明显诱因出现大便带血，无腹痛、腹泻、便秘等症状。精神、食欲好，体重无变化。入院后肠镜提示：“直肠距肛门 8~10 cm 处见一新生物向腔内隆起，占据管腔约 1/3，表面结节样隆起、糜烂、质脆易出血”。活检病理“< 直肠 > 低分化腺癌”。胸腹部增强 CT“肝内多发占位结节直径 50 mm × 40 mm，双肺小结节性质不明直径 2~3 mm (图 1A)。ECT，头部 MRI 未见明显异常。CEA >80 ng/mL (0~20 ng/mL)。肿瘤基因检测：*K-ras* 基因 E12 密码子突变。*UGT1A1* 基因 6/6 型。

综上诊断：直肠低分化腺癌 cT3N0M1，IV 期。

治疗经过和预后

治疗前评估、治疗目标和治疗策略

本病例为晚期直肠癌，治疗目标为延长生存时间，尽可能将肝脏病灶转化为可切除病灶，治疗以全身化疗与肝脏局部治疗为主。治疗前评估：患者机体状况好，PS 评分 1。

具体诊治经过和疗效评估

MDT 讨论意见：诊断明确 cT3N0M1。肺部小结节性质不明，随访。肝脏病灶不可切除，目前无手术指征，直肠局部暂不予放疗，先行化疗。

患者于 2012.02.01 开始 mFOLFOX6 联合贝伐单抗 5 mg/kg D1，q2w(双数周期行奥沙利铂肝动脉灌注) 化疗。4 周期后复查 CT 直肠上段不规则增厚占位，肝内多发占位较 2012.02 部分缩小 (大者 3.8 cm × 3.5 cm)(图 1B)。RECIST1.0 疗效评估 PR。继续化疗 4 周期后 CT 示肝脏多发占位进一步缩小。评估 SD。CEA 21 ng/mL。毒副作用 I 度骨髓抑制，I 度肝功能异常，II 度周围神经毒性，继发性高血压 II 级。

2012.05 再次 MDT 评估：疗效 PR，双肺小结节性质不确定，肝脏病灶仍不可切除，继续化疗。2012.06 继续化疗，CapeOx 联合贝伐单抗 7.5 mg/kg D1，q3w。2 周期后复查 CT 示肝脏多发占位较前相似 (大者直径 3.4 cm × 2.7 cm) (图 1C)。评估 SD。毒副作用 I 度骨髓抑制，I 度肝功能异常，II 度周围神经毒性，继发性高血压 II 级。患者不能耐受周围神经毒性，2012.07 开始卡培他滨 2 g bid d1-14 联合贝伐单抗 7.5 mg/kg D1，q3w 维持化疗。2 周期后 CT 示肝脏多发占位较前增大 (大者直径 3.6 cm × 2.9 cm)，肝脏右叶新增小结节 (图 1D)。评估 PD。CEA 40 ng/mL。

2012.09 患者换用二线治疗方案：FOLFIRI 联合贝伐单抗 5 mg/kg D1，q2w。4 周期后复查 CT 示直肠上段软组织增厚较前无明显变化，肝脏多发占位较前相似 (大者直径 3.4 cm × 2.7 cm) (图 1E)。评估 SD。CEA 35 ng/mL。继续化疗 4 周期后 CT 提示肝脏多发占位较前增多增大 (大者 4.3 cm × 3.5 cm)(图 1F)。评估 PD。CEA 55 ng/mL。毒副作用 III 度骨髓抑制，II 度肝损害，高血压 II 级。

2012.12 患者换用三线方案：奥沙利铂 130 mg/m^2 D1, 雷替曲塞 3 mg/m^2 D1，贝伐单抗 7.5 mg/kg D1，q3w。2 周期后查 CT 示肝脏多发占位较前增多增大 (大者 5.3 cm × 5.0 cm) (图 1G)。评估 PD。CEA>80 ng/mL。毒副作用 I 度骨髓抑制，I 度肝损害，高血压 II 级。

2013.02 患者于中山大学附属肿瘤医院行右肝后叶转移灶射频消融术，术后行化疗奥沙利铂 130 mg/m^2 肝动脉泵入 D1，氟脲苷 0.2 mg/kg/d 肝动脉持续泵入 14 天，贝伐单抗 7.5 mg/kg D1，q3w。治疗 2 周期后复查 CT 提示肝脏多发占位较前增多增大 (6.7 cm × 5.7 cm)。评估 PD。CEA>80 ng/mL。毒副作用 I 度骨髓抑制，II 度肝损害，喉痉挛，III 度周围神经毒性，高血压 II 级。2013.04 患者肝功能差，继发胆道感染及不全性肠梗阻，抗肿瘤治疗停止，接受最佳支持治疗至今。

病人转归和预后

该患者目前生存时间 18.5 个月，抗肿瘤治疗 14 个月，一线治疗 PFS 7 个月，二线治疗 PFS 4 个月，三线治疗 PFS 2 个月，四线治疗 PFS 1.5 个月。远期毒性，II 级高血压，通过降压药控制较好。

特殊影像学检查 (图 1)

讨论

病例特点和治疗选择的依据

约 50%~60% 的结直肠癌患者在确诊后会出现远处转移，而这些发生转移的患者中有 80%~90% 的患者存在不可手术切除的肝转移 (1)。对于无法手术治疗的肝转移患者，治疗目标则为控制疾病进展，延长生存期。

多项临床研究显示，*K-ras* 基因 (12、13 密码子) 突变的晚期结直肠癌患者对 EGFR 单克隆抗体如西妥昔单抗的治疗不敏感 (2-4)。抗血管生成药物贝伐珠单抗对于晚期结直肠癌的疗效却不受 *K-ras* 基因状态的影响，贝伐珠单抗联合标准化疗方案已经成为了晚期结直肠癌患者的标准一线选择。Meta 分析显示，在一线化疗的基础上联合贝伐珠单抗延长了晚期结直肠癌患者的 PFS 以及 OS(5)。N016966 研究中在以奥沙利铂为基础的化疗方案中加入贝伐单抗，延长了晚期结直肠癌患者的 PFS，OS 达到 21.9 个月；亚组分析显示 CapeOx 方案联合贝伐珠单抗 PFS 可能优于 FOLFOX 方案 (6)，但一线贝伐珠单抗联合 FOLFIRI 尚缺乏大型临床研究支持 (7)。因 V308 研究已证明 FOLFIRI 与 FOLFOX 方案在晚期结直肠癌的治疗上可以交替互为一二线 (8)，同时肿瘤的血管新生是伴随肿瘤持续存在的现象，一线进展贝伐珠单抗联合化疗进展后是否需要继续使用抗血管生成药物，在以往的研究仅一些非严格设计的 IV 研究中似乎有获益。而近期发表于 *Lancet* 的 TML 研究显示，一线贝伐珠单抗联合化疗进展的转移性结直肠癌患者，二线换用交替化疗方案并持续应用贝伐珠单抗比单纯二线化疗组 PFS 延长 1.5 个月，OS 延长 1.6 个月，有统计学差异 (9)，提示抗血管生成药物的跨线治疗是合理的二线治疗选择。

本例患者为 *K-ras* 突变型，一线选择贝伐珠单抗联合含奥沙利铂方案是首选。在多线治疗中，该病人一直接受贝伐珠单抗的持续跨线治疗，生存时间已超过 18.5 个月。在使用贝伐珠单抗的 13 个月里。发生了常见的高血压 II 度，药物治疗可控制，并没有发生严重的贝伐单抗相关性不良反应，安全性较好。

经验和教训

晚期结直肠癌患者疾病进展后继续使用贝伐单抗能够带来生存获益。在一线治疗达到较好的缓解时尽早采取局部的射频消融，或许能够进一步延长 PFS 甚至 OS。在推荐患者进行局部灌注化疗时应权衡利弊。寻找恰当的时机行直肠放疗对于提高生存质量可能有一定意义。

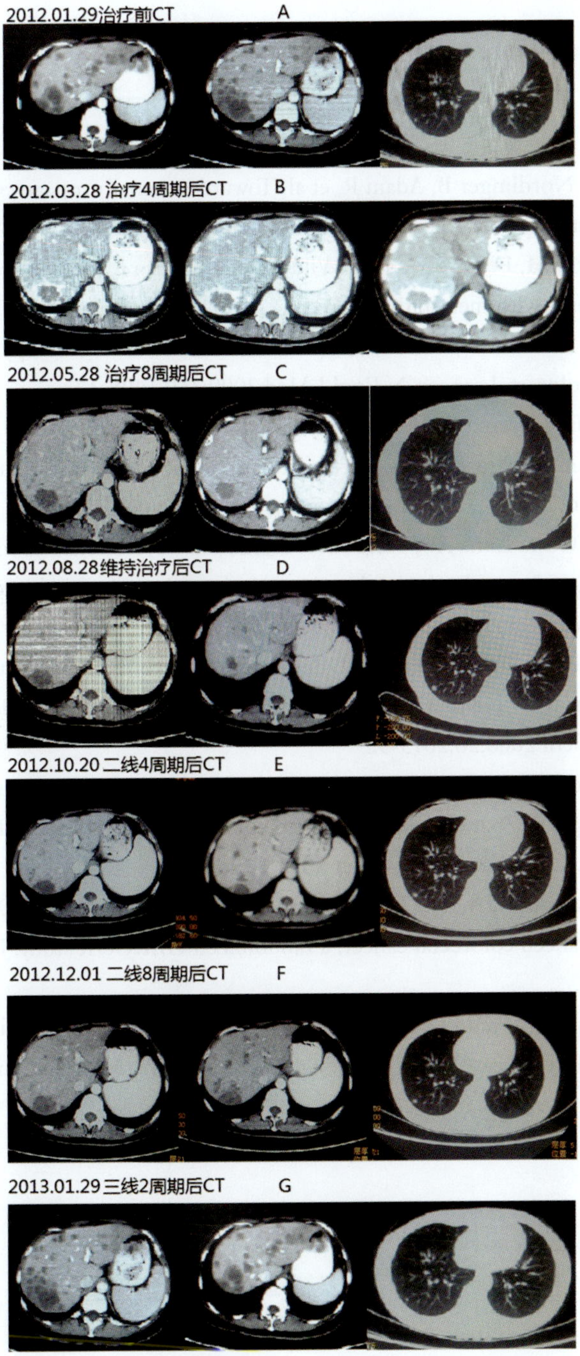

图 1 患者治疗过程影像学变化。

致谢

声明：所有作者均无利益冲突。

参考文献

1. Van Cutsem E, Nordlinger B, Adam R, et al. Towards a pan-European consensus on the treatment of patients with colorectal liver metastases. Eur J Cancer 2006;42:2212-21.
2. Amado RG, Wolf M, Peeters M, et al. Wild-type KRAS is required for panitumumab efficacy in patients with metastatic colorectal cancer. J Clin Oncol 2008;26:1626-34.
3. Van Cutsem E, Köhne CH, Hitre E, et al. Cetuximab and chemotherapy as initial treatment for metastatic colorectal cancer. N Engl J Med 2009;360:1408-17.
4. Bokemeyer C, Bondarenko I, Makhson A, et al. Fluorouracil, leucovorin, and oxaliplatin with and without cetuximab in the first-line treatment of metastatic colorectal cancer. J Clin Oncol 2009;27:663-71.
5. Macedo LT, da Costa Lima AB, Sasse AD. Addition of bevacizumab to first-line chemotherapy in advanced colorectal cancer: a systematic review and meta-analysis, with emphasis on chemotherapy subgroups. BMC Cancer 2012;12:89.
6. Saltz LB, Clarke S, Díaz-Rubio E, et al. Bevacizumab in combination with oxaliplatin-based chemotherapy as first-line therapy in metastatic colorectal cancer: a randomized phase III study. J Clin Oncol 2008;26:2013-9.
7. Petrelli F, Borgonovo K, Cabiddu M, et al. FOLFIRI-bevacizumab as first-line chemotherapy in 3500 patients with advanced colorectal cancer: a pooled analysis of 29 published trials. Clin Colorectal Cancer 2013;12:145-51.
8. Tournigand C, André T, Achille E, et al. FOLFIRI followed by FOLFOX6 or the reverse sequence in advanced colorectal cancer: a randomized GERCOR study. J Clin Oncol 2004;22:229-37.
9. Bennouna J, Sastre J, Arnold D, et al. Continuation of bevacizumab after first progression in metastatic colorectal cancer (ML18147): a randomised phase 3 trial. Lancet Oncol 2013;14:29-37.

第十一章：初始不可切除同时性结肠癌肝转移的综合治疗

陈烨，邱萌

四川大学华西医院腹部肿瘤科，成都 610041

通信作者：邱萌，副教授。四川省成都市武侯区国学巷 37 号四川大学华西医院腹部肿瘤科，成都 610041。Email: qiumeng33@hotmail.com.

病例类型：初始不可切除的同时性结直肠癌肝转移的治疗

病史部分

性别、年龄

张 XX，男，40 岁，PS 评分 1。

既往史、家族史及特殊内科疾病史

无特殊，无肝病史。

现病史及重要的实验室检查

患者因腹痛 7 个月于 2011-3 入院。入院前 7 个月患者无明显诱因反复出现进食后脐下疼痛，进行性加重，于大便后疼痛缓解，伴大便干结，未见便血。于当地行腹部彩超提示“肝脏多发占位”，入院行全腹部增强 CT 示：结肠肝曲癌伴肠周淋巴结转移、肝内多发转移（图 1A）。胸部 CT 未见异常。纤维肠镜活检示（横结肠）查见腺癌。KRAS/BRAF 基因检测为野生型。CEA 94.80 ng/mL，CA199 558.10 U/mL。ALT，AST I 度异常升高，血常规、心电图正常。综上诊断为结肠肝曲腺癌伴肠周淋巴结转移、肝转移 cT4aN2M1a，IV 期。

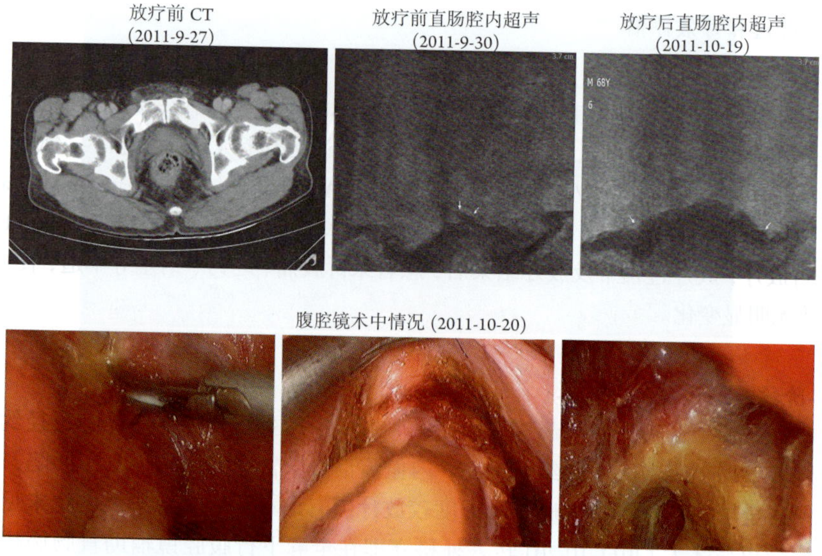

图 2 放疗前后影像对比和术中情况。

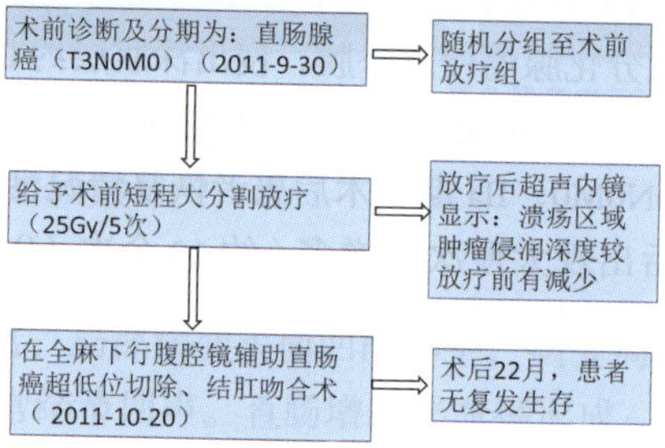

图 3 患者的治疗流程图。

讨论

直肠癌术前放疗的依据

局部复发是困扰直肠癌治疗效果的主要问题之一，据文献报道直肠癌的局部复发率为 3%~50%，中位局部复发率约为 18.8%。目前的大部分研究证据均表明在中低位直肠癌，特别是分期为 T3-4 或 N+ 的病人中，术前进行新辅助放疗或放化疗可以有效减少患者术后的局部复发率 (1-6)。与术后放疗相比，已有临床研究结果证实：术前新辅助放疗可以获得更低的肿瘤 3 年局部复发率，急性和长期的毒副反应更少，并提高了手术挽救括约肌的可能性，从而可进一步改善低位肿瘤患者的术后功能 (2,6)。因此，目前 NCCN 指南和 ESMO 指南都推荐对于此类患者应给予术前新辅助治疗后再给予手术治疗。

术前放疗模式的选择

术前新辅助放疗的模式目前主要有两种，即术前短程大分割新辅助放疗 (preoperative short-course radiotherapy) 和术前长程常规分割新辅助放疗 (preoperative long-course radiotherapy)。前者的剂量分割方式为 25 Gy/5 次，连续 5 天照射，然后于 1 周内手术；后者的剂量分割方式为 45-50 Gy/25-28 次，放疗结束后 4~8 周手术。

两种放疗模式各有优缺点。短程放疗的优势在于术前的治疗阶段较短期，患者依从性更好、治疗费用更少、放疗副反应更轻，可降低复发风险；而劣势是获得降期的可能性较小。而术前长疗程放疗或同步放化疗的优势在于：缩瘤作用明显，尤其在同步化疗辅助下，可能增加病理完全缓解率，改善可切除性，在低位直肠肿瘤中保护潜在的肠 / 括约肌功能，降低局部复发的风险，以及延长长期生存时间等。既往荷兰的一项以 TME 为基础的大型随机对照试验 Dutch 试验证实了术前短程放疗加手术比单纯手术局部复发率降低，随访 12 年后单纯手术组局部复发率为 11%，放疗组为 5% (4)。而英国的 MRC CR07/NCIC-CTG C016 试验将入组患者被分为术前放疗组和术后选择性补充放疗组，对术前未放疗，术后环周切缘 (circumferential resection margin，CRM) 阳性患者进行术后补充放疗，同时术后加入了辅助化疗，结果仍然证实术前短程放疗能够降低术后局部复发率 (3 年局部复发率 4.4% *vs.* 10.6%，P<0.0001)，提高术后 3 年无病生存率 (77.5% *vs.* 71.5%，P=0.013)(2)。目前已有 4 个大型前瞻性随机对照试验比较了两种放疗方案的治疗效果。Polish 试验纳入了 316 名患者，比较短程放疗和长程放化疗在保肛率上是否有差异，随访 4 年后长程组保肛率为 58%，而短程组 61% (P=0.570)，长程组局部复发率为 14.2%，短程组为 9.0%(P=0.170)，4 年总生存率无差异，而在急性毒副反应方面，短程组 3 级以上 3.2%，长程组为 18.2%(P<0.001) (7)。

因此，ESMO 指南认为：短期的放疗和同步放化疗在那些不需瘤体缩小及直肠系膜筋膜无浸润 (MRF-) 的肿瘤中作用相同，但短期放疗更简单，更经济；而对于局部进展期肿瘤 (即 MRF+ 或 cT4 期)，必须进行术前同步放化疗。

本例患者的治疗特点

NCCN 指南和 ESMO 共识对于 T3-4 或 N+ 的直肠癌均统一推荐新辅助放疗，但没用明确指出哪些病人更获益或不获益。我们认为应对 T3-T4a 期的直肠癌患者进行细分，对术前系膜浸润可疑阳性或有可疑淋巴结转移的患者，术前新辅助放疗可能能够发挥较好的局部控制效果，而对术前系膜浸润阴性及且无淋巴结确切转移的患者，术前新辅助放疗可能不是必须的。因而我们在前期研究的基础上，根据术前分期检查系膜浸润深度及淋巴结转移状况将 T3-T4a 中低位直肠癌细分为高危和低危组，设计并启动了一项多中心的 III 期随机对照临床研究，来探讨在不同复发危险度的病人群体中进行术前新辅助放疗的指征。而关于放疗方式的选择，国内关于术前短程放疗的研究极少，且由于本研究并不涉及无法切除的 T4b 病例，也不探讨保肛率提高的问题，所以选择了可操作性更强、患者依从性更好、花费更少的短程大分割放疗模式。

本例患者经过随机分组，进入了低危术前放疗组。关于放疗技术，我们均采用了 IMRT 或

VMAT 技术以期尽可能的保护患者的正常器官、减小放疗副反应。关于放射治疗靶区，参考了 ESMO 指南，即 CTV 包括肿瘤原发灶，直肠系膜区、骶前、髂内、闭孔淋巴结区、以及部分髂外淋巴结区。

在放疗前后，我们均对患者进行了直肠腔内超声检查，结果提示：溃疡区域肿瘤浸润深度较放疗前有缩小。如前所述，短程大分割放疗由于放疗结束至手术的时间间隔很短，因此肿瘤无法获得充分的退缩。但是，本例患者却在放疗结束后的短时间内通过腔内超声观察到了肿瘤的缩小，这种现象在既往的文献中少有报道。

致谢

声明：所有作者均无利益冲突。

参考文献

1. Folkesson J, Birgisson H, Pahlman L, et al. Swedish Rectal Cancer Trial: long lasting benefits from radiotherapy on survival and local recurrence rate. J Clin Oncol 2005;23:5644-50.
2. Sebag-Montefiore D, Stephens RJ, Steele R, et al. Preoperative radiotherapy versus selective postoperative chemoradiotherapy in patients with rectal cancer (MRC CR07 and NCIC-CTG C016): a multicentre, randomised trial. Lancet 2009;373:811-20.
3. Improved survival with preoperative radiotherapy in resectable rectal cancer. Swedish Rectal Cancer Trial. N Engl J Med 1997;336:980-7.
4. van Gijn W, Marijnen CA, Nagtegaal ID, et al. Preoperative radiotherapy combined with total mesorectal excision for resectable rectal cancer: 12-year follow-up of the multicentre, randomised controlled TME trial. Lancet Oncol 2011;12:575-82.
5. Bonnetain F, Bosset JF, Gerard JP, et al. What is the clinical benefit of preoperative chemoradiotherapy with 5FU/leucovorin for T3-4 rectal cancer in a pooled analysis of EORTC 22921 and FFCD 9203 trials: surrogacy in question? Eur J Cancer 2012;48:1781-90.
6. Sauer R, Liersch T, Merkel S, et al. Preoperative versus postoperative chemoradiotherapy for locally advanced rectal cancer: results of the German CAO/ARO/AIO-94 randomized phase III trial after a median follow-up of 11 years. J Clin Oncol 2012;30:1926-33.
7. Bujko K, Nowacki MP, Nasierowska-Guttmejer A, et al. Long-term results of a randomized trial comparing preoperative short-course radiotherapy with preoperative conventionally fractionated chemoradiation for rectal cancer. Br J Surg 2006;93:1215-23.

第十三章：贝伐珠单抗跨线治疗晚期乙状结肠癌

黄鼎智

天津肿瘤医院，消化肿瘤内科，天津 300061

通信作者：黄鼎智，副教授，副主任。天津市河西区宾水道天津肿瘤医院消化肿瘤内科，天津 300061。Email: dingzhih72@163.com.

病例类型：晚期结直肠癌的综合治疗——抗血管生成的跨线治疗

病史部分

性别、年龄

郭 XX，女，72 岁，ECOG 评分 1。

既往史、家族史及特殊内科疾病史

高血压病史 5 年，口服氨氯地平 5 mg qd，血压控制平稳，130~140/75~90 mmHg。否认肿瘤家族史，否认其他慢性内科疾病史。

现病史、诊断及重要的实验室检查（内窥镜、肿瘤标志物、异常血常规、肝肾功、心脏检查等）/ 基因检查

患者因“左下腹疼痛 2 月，粘液血便 1 月”于 2011 年 4 月 26 日就诊于某三甲综合性医院，行结肠镜示：进镜 35 cm 乙状结肠可见管腔狭窄，肿物占据肠腔全周，肠腔狭窄内镜不能通过。咬检病理：可见少量管状绒毛腺瘤组织癌变。

术前检查：胸片：双肺纹理增多，右上肺钙化。术前盆腔 MRI 检查示：乙状结肠上段管壁增厚，管腔狭窄，浆膜面模糊，周围可见多发小结节影。腹部超声：肝脏未见明确占位，腹膜后未见肿大淋巴结。CEA 29 μg/L（正常值 0~6 μg/L），CA199、CA242、CA724 正常范围。血常规、肝肾功能、电解质、尿常规、血凝常规无明显异常。便常规 + 潜血 (–)。心电图：左室高电压。术前分期：cT4N1M0 III 期，无明显手术禁忌证。

手术：2011 年 5 月 5 日行姑息性乙状结肠癌切除术，术中见：乙状结肠上段肿物，直径约 5 cm，侵出浆膜，腹膜表面可见多发粟粒样结节，遂行姑息性乙状结肠癌切除术。术后病理：中分化腺癌，侵出浆膜，切端 (–)，肠系膜淋巴结转移癌 8/15 见癌转移，腹膜结节 (+)。KRAS 野生型。

治疗经过和预后

治疗前评估、治疗目标和治疗策略

该病例为晚期乙状结肠癌伴腹膜播散，无根治性手术指征，行姑息性原发灶切除。治疗以控制肿瘤，延长患者生存为目的，同时改善生活质量。

具体诊治经过和疗效评估：根据病人类型，突出该病例的特点和诊治策略

2011-6-1 就诊于肿瘤专科医院，入院检查：胸部、腹盆腔 CT(平扫 + 强化) 基片未见明确可测量病灶，三大常规、生化检查正常。心电图：左室高电压。PS 评分 1 分。

MDT 讨论意见：根据影像学及术后病理评估患者为 pT4aN2bM1 IV 期，伴腹膜多发播散，无再次根治性手术指征，无可测量病灶，全身化疗为主要治疗手段，可以联合靶向药物提高疗效。

患者于 2011-6-5 至 2011-7-3 行 3 周期贝伐珠单抗联合 FOLFOX6 方案化疗，具体是：贝伐珠单抗 5 mg/kg D1，奥沙利铂 85 mg/m^2 D1，亚叶酸钙 200 mg/m^2 D1，5-FU 400 mg/m^2 D1，5-FU 2,400 mg/m^2 CIV 46h D1-2，q2w。治疗过程中见 I 度消化道反应和 I 度高血压，加服卡托普利 12.5 mg bid 血压控制较平稳。3 周期化疗后 2011-7-15 复查 CT 提示肝多发小低衰灶，最大直径 1.2 cm，肺部未见明显占位，PET-CT 确认多发肝转移，考虑疾病进展。与 2011-7-28 至 2011-11-26 行贝伐珠单抗联合 FOLFIRI 方案化疗 9 周期，根据 RECIST 1.1 标准判效 PR，遂改为贝伐珠单抗 7.5 mg/kg ivd D1，Q3W 维持治疗 2 周期，2012-3-24 复查 CT 提示肝脏病灶较前明显增大，疾病进展。

病人转归和预后

后患者入组西妥昔单抗对比帕尼单抗临床试验至 2012-5-14 疾病进展，目前最佳支持治疗中。

特殊影像学检查 (按治疗前后排列对比) (图 1)

治疗流程图 (图 2)

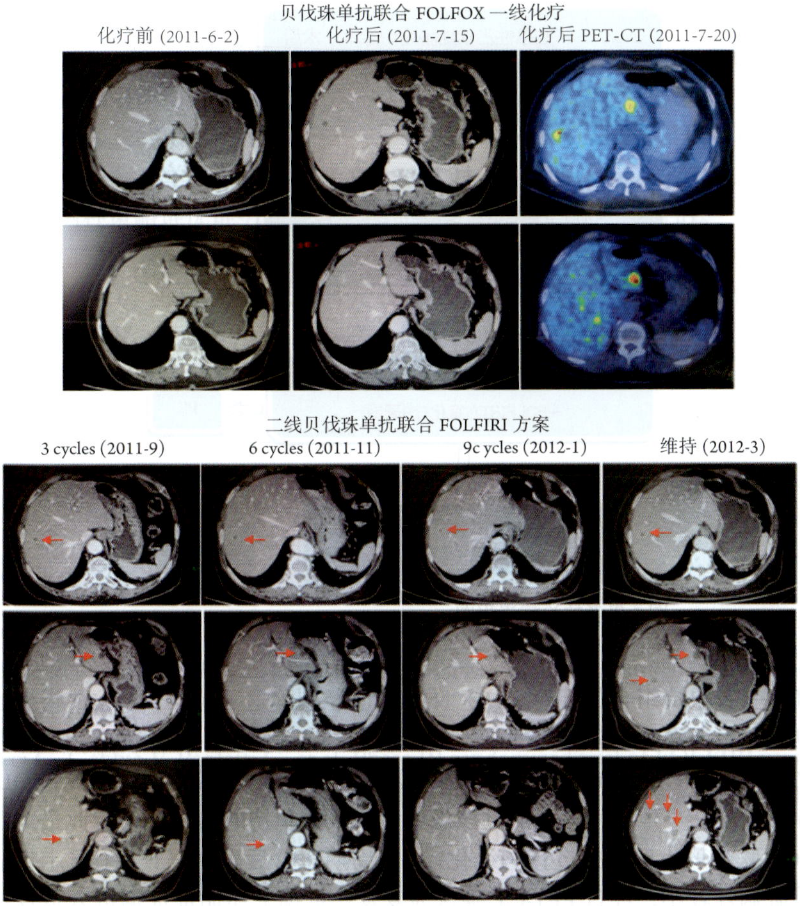

图 1 治疗过程中患者肝脏影像学资料。

讨论

病例特点和治疗选择的依据

该患者为 IV 期乙状结肠癌，伴腹膜多发播散，无法实施 R0 切除，并且也不存在转化的可能。在切除原发灶后，应以姑息性全身化疗为主要治疗手段。PS 为 1 分，可以耐受联合化疗。晚期结直肠癌 FOLFOX 和 FOLFIRI 两个方案一线化疗疗效相似 (1,2)，但是毒性反应特征不一样。前者神经毒性和血小板下降更常见，而后者腹泻、恶心呕吐、黏膜反应和脱发等毒性发生率更高，该患者根据毒性特点选择了 FOLFOX 方案。靶向药物与标准化疗联合可以进一步提高疗效，但是与化疗药物的配伍应更具针对性。COIN 研究 (3)、NORDIC VII 研究 (4) 显示西妥昔单抗联合奥沙利铂未能带来晚期结直肠癌生存的进一步延长。尽管有学者将 COIN 研究中的阴性结果归咎于研究中的 XELOX 方案，NORDIC VII 的阴性结果归咎于静脉推注 5-FU，但是这些解释不足以让人放弃对奥

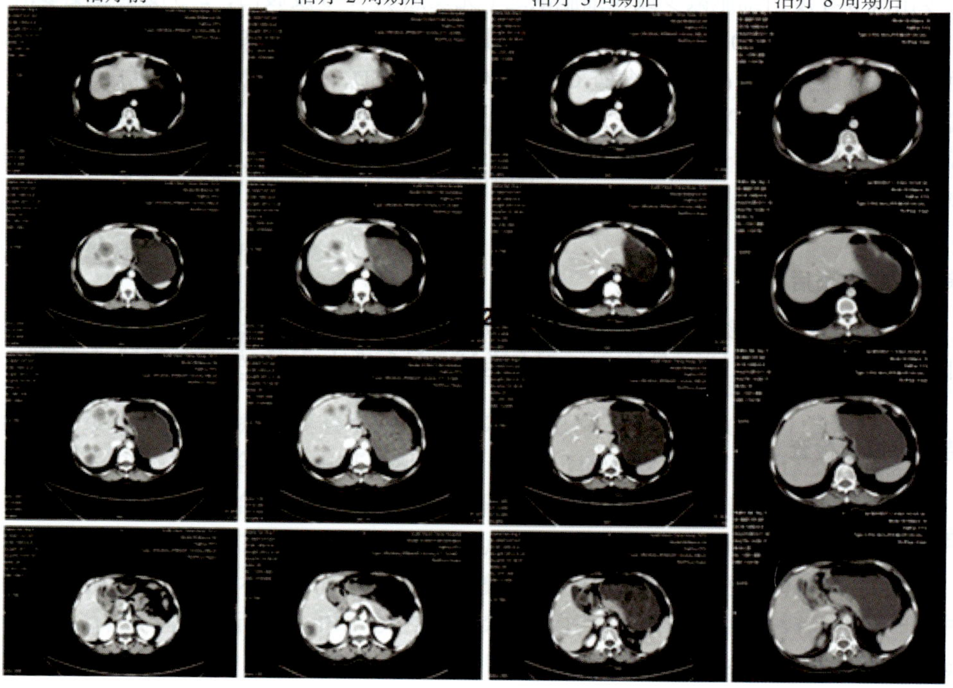

图 1 患者治疗过程中肝脏病灶的影像学变化。

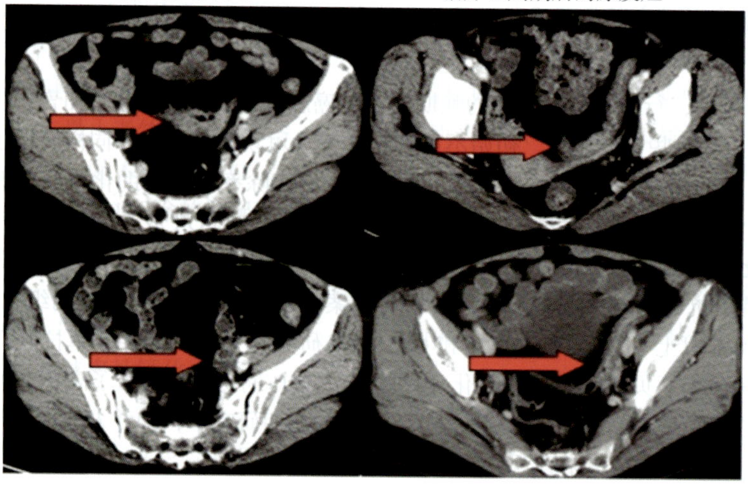

图 2 患者治疗过程中肠道原发病灶的影像学变化。

患者术前评估时 PET/CT 情况

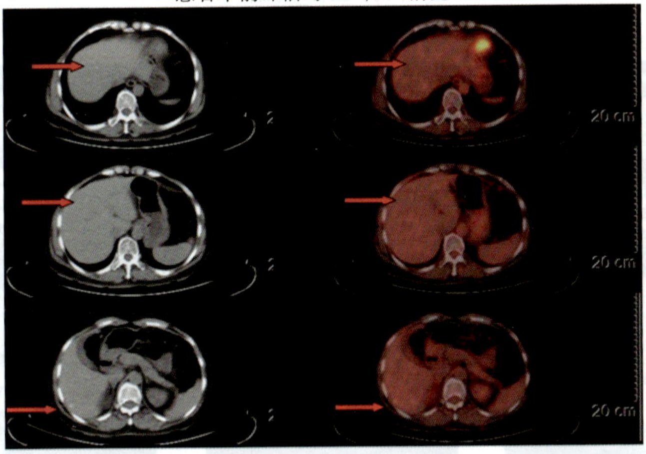

图 3 患者治疗前肝脏 PET/CT 的改变。

患者术前评估时 MRI 显示肝脏病灶及原发灶情况

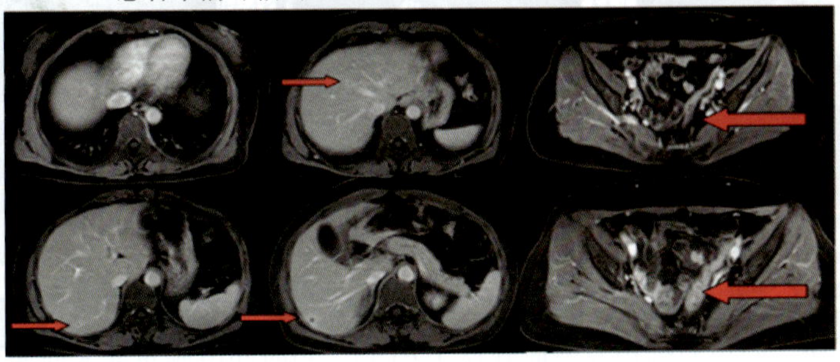

图 4 转化治疗后、手术前的影像学资料 (肝脏和原发灶)。

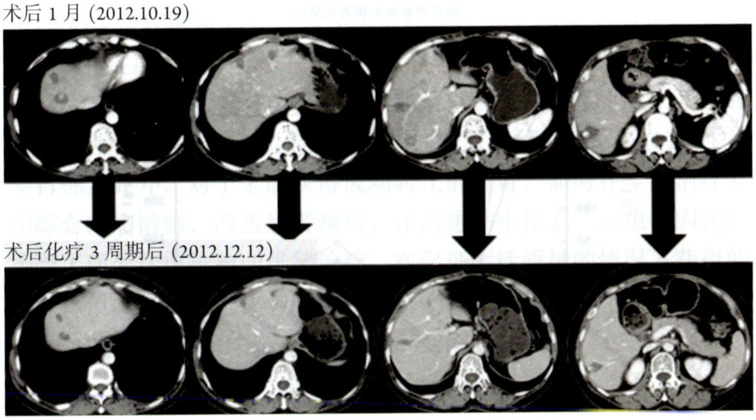

图 5 手术后肝脏的影像学资料 1。

行 mFOLFOX6 辅助化疗，2 周期后因 III 度腹泻，调整为 FOLFOX4，共行 10 周期，于 2010 年 10 月结束。后每 3 月复查 CEA，每 6 月复查 CT。2011 年 5 月复查发现 CEA 54.60 ng/mL，复查 CT 示肝内多发低密度影伴周边强化，与旧片比较为新增病灶，多系转移，吻合口未见明显异常，胸部未见异常（图 1）。骨髓、肝肾功能、心电图均正常。患者 PS 评分为 0。综上诊断为直乙状结肠交界处中分化腺癌术后肝转移（T4aN2M1a，IV 期）。

治疗经过和预后

治疗目标和治疗策略

为不可切除肝转移，标准 FOLFOX 方案辅助化疗半年进展，属 ESMO 指南第 2 类患者，需尽快控制肿瘤，行高强度姑息治疗。

具体诊治经过和疗效评估

MDT 会诊意见：双肝多发占位，数目较多，术后很快转移，预后差，为不可切除病灶，建议首选化疗。

因距离 FOLFO4 辅助化疗结束仅半年，考虑患者对此方案耐药，于 2011 年 5 月 18 日始 FOLFIRI 化疗，同时检测肿瘤组织 *KRAS* 基因为野生型，但患者最初未选择靶向治疗。化疗 4 周期后复查 CEA 升高至 315.60 ng/mL，CT 示肝脏病灶明显增大，最大直径 4.3 cm，无新发病灶。RECIST 1.0 疗效评估为 PD（图 2）。于 2011 年 8 月 3 日开始行伊立替康（180 mg/m^2 q2w）联合西妥昔单抗（周疗），4 周期后复查 CT 示肝内病灶较旧片明显缩小，最大直径 3.2 cm，包块内有高密度影（图 3）。血 CEA 降至 169.50 ng/mL。疗效评估为 PR。继续原方案治疗共 12 周期，每 4 周期复查 CT，疗效评估为持续 PR（图 4），末次治疗前 CEA 降至 6.02 ng/mL。治疗期间出现 III 度皮疹，II 度肝功能异常，II 度骨髓抑制，II 度乏力，I 度腹泻，I 度贫血。

第二次 MDT 会诊意见：肿瘤明显缩小，部分小病灶性质待定，考虑为可切除或交界可切除肝转移病灶，部分病灶可能无法 R0。

因已经过 22 周期化疗，患者最终放弃手术和继续静脉化疗、靶向治疗，返当地医院服用替吉奥胶囊维持治疗约 2 月后自行停止改服中药治疗，于 2012 年 10 月去世。

病人转归和预后分析

患者为规范辅助化疗结束半年肝转移，对奥沙利铂和伊立替康耐药，三线治疗 PFS 超过 7 月，转移后生存时间为 17 月。

特殊影像学检查（按治疗前后排列对比）（图 1–4）

治疗流程图（图 5）

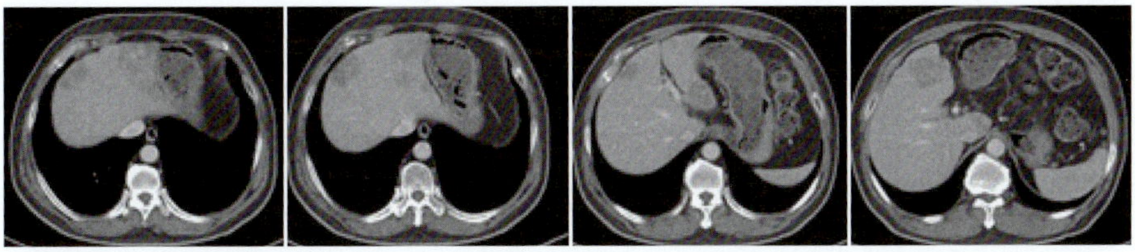

图 1 FOLFIRI 治疗前 CT。

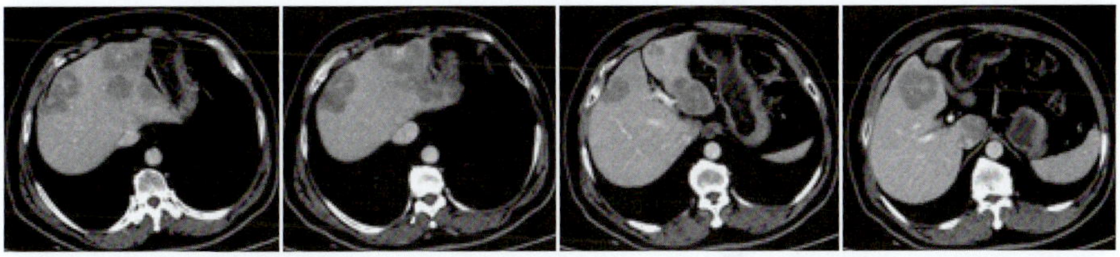

图 2 FOLIRI 治疗失败后 CT(三线基线)。

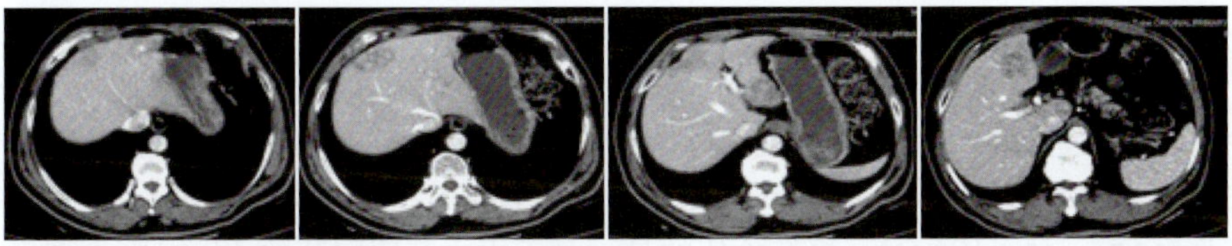

图 3 伊立替康联合西妥昔单抗治疗 4 周期后。

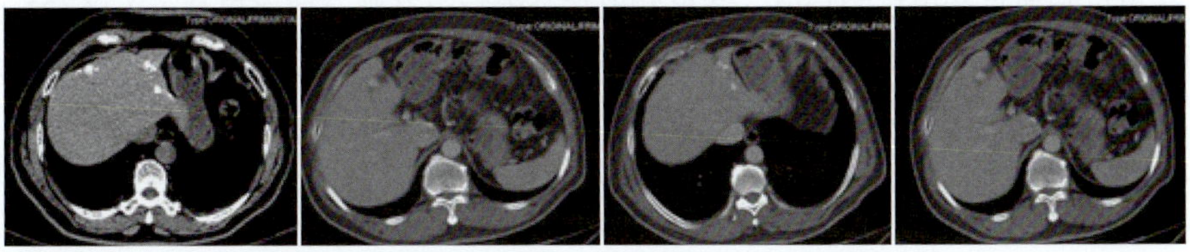

图 4 伊立替康联合西妥昔单抗治疗 12 周期后。

讨论

病例特点和治疗选择的依据

晚期结直肠癌有效的化疗药物有限，在氟尿嘧啶类药物基础上联合奥沙利铂或伊立替康是标准的一、二线化疗方案。根据 V308 研究结果：FOLFOX 和 FOLFIRI 可互为一、二线治疗 (1)，该患者在规范辅助化疗 (FOLFOX) 后半年即进展，FOLFIRI 就是目前 NCCN 指南推荐的二线基础化疗，可联合贝伐单抗或西妥昔单抗。但在 FOLFOX 和 FOLFIRI 均失败后，继续单纯化疗的有效率不足 2% (2)。

靶向治疗的出现，为化疗耐药的患者提供了更好的选择。EPIC 研究比较了在一线

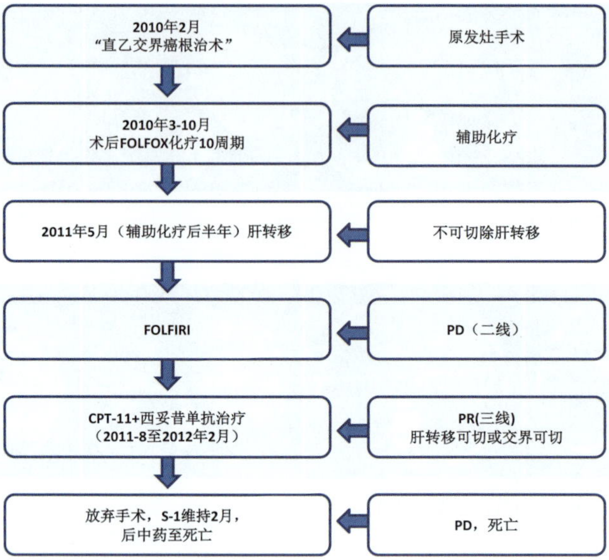

图 5 患者的治疗流程图。

奥沙利铂方案进展后 FOLFIRI 联合西妥昔单抗与 FOLFIRI 的疗效，结果显示西妥昔单抗联合 FOLFIRI 有更好的 PFS (4.0 *vs.* 2.6 月) 和客观有效率 (16.4% *vs.* 4.2%)，但总生存没有获益 (10.7 *vs.* 10.0 月) (3)。更有价值的是，对于伊立替康耐药的 *KRAS* 野生型患者，西妥昔单抗可能有逆转耐药的作用。BOND 研究比较了在伊立替康进展后伊立替康联合西妥昔单抗与西妥昔单抗的疗效，结果发现联合治疗组客观有效率提高了 1 倍 (22.9% *vs.* 10.8%)，PFS 延长了 2.6 月，OS 延长了 1.7 月 (4)。本病例也充分证明了西妥昔单抗逆转伊立替康耐药作用，获得了 PR 和超过 7 个月的疾病进展时间。

此外，目前结直肠癌肝转移获得长期生存的唯一方法是手术治疗，将不可手术的肝转移转化为可切除或潜在可切除肝转移是内科治疗的重要目标。绝大多数转化成功发生在一线治疗，但根据欧洲的资料显示二、三线治疗中也有部分病人能够行肝转移切除，BOND 研究中伊立替康联合西妥昔单抗的客观有效率达到 22.9%，为后线治疗中的转化提供了可能。本病例就是在三线治疗中获得了 PR，也成功转化为了可切除或交界可切除肝转移，为局部治疗提供了机会。

经验和教训

该患者为耐奥沙利铂和伊立替康的 *KRAS* 野生型，PS 评分佳，可以承受强度治疗。在伊立替康耐药后三线治疗选择伊立替康联合西妥昔单抗是 NCCN 指南推荐的方案。该患者获得了超过 7 个月的三线 PFS，且肝转移灶转化为可切除或交界可切除。因患者本人意愿拒绝接受手术治疗，是该病例的遗憾，但化疗总体还是延长了患者的生存。

致谢

声明：所有作者均无利益冲突。

参考文献

1. Tournigand C, André T, Achille E, et al. FOLFIRI followed by FOLFOX6 or the reverse sequence in advanced colorectal cancer: a randomized GERCOR study. J Clin Oncol 2004;22:229-37.
2. Lim DH, Park YS, Park BB, et al. Mitomycin-C and capecitabine as third-line chemotherapy in patients with advanced colorectal cancer: a phase II study. Cancer Chemother Pharmacol 2005;56:10-4.
3. Jonker DJ, O'Callaghan CJ, Karapetis CS, et al. Cetuximab for the treatment of colorectal cancer. N Engl J Med 2007;357:2040-8.
4. Cunningham D, Humblet Y, Siena S, et al. Cetuximab monotherapy and cetuximab plus irinotecan in irinotecan-refractory metastatic colorectal cancer. N Engl J Med 2004;351:337-45.

AME
Publishing Company
Academic Made Easy, Excellent and Enthusiastic
欲穷千里目，快乐搞学术